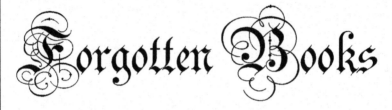
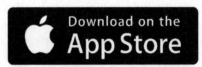
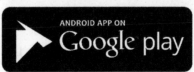

ISBN 978-0-483-82939-8
PIBN 10416588

1 MONTH OF
FREE
READING

at
www.ForgottenBooks.com

English
Français
Deutsche
Italiano
Español
Português

www.forgottenbooks.com

Mythology Photography **Fiction**
Fishing Christianity **Art** Cooking
Essays Buddhism Freemasonry
Medicine **Biology** Music **Ancient
Egypt** Evolution Carpentry Physics
Dance Geology **Mathematics** Fitness
Shakespeare **Folklore** Yoga Marketing
Confidence Immortality Biographies
Poetry **Psychology** Witchcraft
Electronics Chemistry History **Law**
Accounting **Philosophy** Anthropology
Alchemy Drama Quantum Mechanics
Atheism Sexual Health **Ancient History**
Entrepreneurship Languages Sport
Paleontology Needlework Islam
Metaphysics Investment Archaeology
Parenting Statistics Criminology
Motivational

LA HIGIENE PÚBLICA DE PARÍS

EN 1900

CON UN ARSENAL

DE LOS APARATOS DE DESINFECCIÓN MÉDICA Y QUIRÚRGICA MÁS RECOMENDABLES
PRESENTADOS EN LA EXPOSICIÓN INTERNACIONAL DE 1900

MEMORIA

PRESENTADA

AL EXCMO. SR. MINISTRO DE LA GOBERNACIÓN

POR

D. CARLOS DE VICENTE Y CHARPENTIER

DELEGADO SANITARIO EN PARÍS, POR REAL ORDEN DE 26 DE JULIO DE 1900,
INSPECTOR DE SANIDAD DE LA PROVINCIA DE MADRID

EDICIÓN OFICIAL

MADRID
ESTABLECIMIENTO TIPOGRÁFICO DE FORTANET
IMPRESOR DE LA REAL ACADEMIA DE LA HISTORIA
Calle de la Libertad, núm. 29

1901

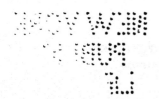

EXCMO. SR.:

El ilustre antecesor de V. E. en el Ministerio de la Gobernación, se dignó honrarme, el día 29 del mes de Julio pasado, con una Comisión Sanitaria en París, de tanta importancia por su amplitud, por lo delicado y complejo de las cuestiones de Higiene pública con ella relacionadas, que desde el primer momento consideré esta misión muy superior á mis escasas dotes científicas y á mis talentos de higienista. La acepté, sin embargo, en la esperanza de poder suplir, en parte, estas graves deficiencias poniendo en juego una voluntad firme, una labor constante y un gran entusiasmo por la ciencia, pero temo fundadamente, en el momento de someter mi insignificante trabajo al ilustrado juicio de V. E., que esta esperanza mía fué ilusoria.

El tiempo muy limitado que debía permanecer en aquella capital para dar término á la labor impuesta, me obligaba á elegir entre dos extremos que se presentaban, es decir, entre el estudio detallado y concienzudo de sólo una de las cuestiones sanitarias, ó el del mayor grupo posible de éstas presentándolas en sus líneas generales, en forma meramente expositiva, omitiendo todo comentario, todo juicio crítico, limitando el trabajo á la exposición más clara posible de lo bueno y de lo útil de los procedimientos higiénicos que allí se practican, escogiendo de preferencia aquellos más ventajosamente aplicables á las necesidades de nuestro país.

El estudio profundo, copiosamente documentado, minuciosamente analítico, hubiera interesado quizá á los higienistas, á los médicos y á los hombres de ciencia en general, es decir, á todos los convencidos y conocedores de la importancia de la Higiene en la vida social, pero no coincidían con semejante resultado ni el espíritu de la Real orden recibida ni las condiciones impuestas por la Comisión. Elegí, por tanto, sin vacilar, el estudio expositivo de un grupo de problemas de saneamiento, consignando las soluciones llevadas á la práctica por el Municipio de París.

Después de adoptada esta decisión, al compendiar y redactar los resultados de mis observaciones he huído de toda pretensión demasiado científica, he procurado exponerlos en una forma sencilla, sin aspiraciones literarias, empleando un lenguaje para todos comprensible y muy parco en terminología técnica.

Al imponerme esta conducta me guió el propósito de convertir la presente Memoria oficial en un elemento de propaganda en favor de la Higiene, muy desatendida por la opinión pública no convencida aún de su importancia en la vida ni de los saludables resultados que ofrece.

Al visitar la Exposición de 1900, al recorrer la inmensa cantidad de documentos, libros, folletos, informes, planos, estadísticas, proyectos, modelos, etc., etc., referentes al saneamiento de poblaciones allí expuestos; al considerar que hasta las naciones más insignificantes y más pobres contribuyeron con entusiasmo y con fe á la realización de las grandes obras en defensa de la salud pública á que se refieren esos documentos, es cuando pude apreciar, en toda su amplitud y alcance, la rápida y grandiosa evolución de todas las sociedades civilizadas en favor de la Higiene, considerada como impotente, á la cual nadie . prestaba atención hace poco más de treinta años.

Esta ciencia, libre ya de sus antiguos tanteos empíricos, causa de su descrédito, gracias á los sólidos fundamentos científicos que le procuró Pasteur, dándola un carácter experimental, marcha sobre un camino ancho y seguro, y el público cobró tanta confianza en ella, se extendió tanto la opinión en su favor, que desde hace más de diez años son aceptados sin protestas los grandes sacrificios que impone la realización de sus preceptos.

En España, ciertamente se viene marcando esta evolución, pero se presenta con tanta lentitud y tan grande indolencia, que urge el empleo de todos los medios disponibles para avivarla.

Es necesario adquirir el convencimiento de que las autoridades gubernativas ni las municipales no son las más culpables de la falta de Higiene de un pueblo, sino el pueblo mismo, que por no comprender la magnitud ni el alcance del bien que reporta al individuo y á la colectividad, no sólo no la pide, sino que rechaza el más leve sacrificio en su favor.

Los progresos en el saneamiento realizados en Francia no han sido impuestos por los Gobiernos á la masa social, son más bien debidos á la cultura de una nación que pide garantías y protección para la salud pública, comprendiendo cada individuo que al solicitarlas en nombre de la colectividad satisface un legítimo egoísmo respecto á la seguridad de la suya propia.

· Esa persuasión del bien del individuo relacionado con el bien público es la que, por todos los medios, debe inculcarse en la sociedad española; el egoísmo bien manejado constituye una palanca de más fuerza y de mejores resultados que las leyes Sanitarias más severas y mejor meditadas.

En este sentido debe dirigirse una activa propaganda sujeta á las condiciones de un programa razonado y sencillo, al alcance de las clases populares que pueden considerarse como los mayores enemigos inconscientes de la Higiene. En dicha propaganda se deben tratar puntos concretos, esencialmente prácticos, en la forma más fácil y sencilla al alcance de todas las inteligencias.

Teniendo en cuenta que la base de la Higiene pública moderna considera la persecución del contagio como problema principal, la difusión de estos conocimientos se facilitará limitando dicho programa á su definición, exposición de sus agentes, medios de propagación, enfermedades microbianas, procedimientos para evitarlas; á estos puntos deben contraerse las conferencias en las sociedades de obreros, escuelas de adultos, las cartillas y periódicos populares que se destinen á esta divulgación de conocimientos indispensables hoy á toda nación civilizada.

Mientras no penetre en el pueblo y aun en la clase media la idea del temor al contagio como medio de propagación de las enfermedades infecciosas, los tísicos continuarán contaminando á cuantos les rodeen; los decretos obligando la declaración de las enfermedades transmisibles, serán desobedecidos, por imponerse las familias á los médicos, únicos responsables; las estaciones de desinfección instaladas por el Municipio quedarán poco menos que desiertas, y no se establecerá ninguna por iniciativa particular; las gentes seguirán consumiendo leche de vacas tuberculosas sin cuidarse de si el dueño del establo se resiste ó no al ensayo fisiológico de estos animales por la inyección de tuberculina; en una palabra, todos los decretos, todas las leyes quedarán incumplidas por la apatía y la indiferencia de los que no reconocen su utilidad.

Sin la base esencialísima de la persuasión no se hubiera podido realizar en París el Saneamiento de las habitaciones ni el Encasillado sanitario, dos obras que demuestran palpablemente la disposición favorable de aquella ciudad culta. Los propietarios de las casas, la servidumbre, los empleados, los inquilinos han contribuido todos con la mejor voluntad á la formación de los expedientes sanitarios.

Si la evolución en favor de las reformas de saneamiento se hubiera limitado á la sola acción del Municipio, París tendría hoy grandes vías de circulación, un alcantarillado perfecto, mucha limpieza en los mercados, mataderos, espléndidos campos de depuración de aguas inmundas, etc., etc., obras muy necesarias é importantes, pero en cambio, si no se hubiera contado con las excelentes intenciones de la mayoría de la población no tendría como tiene hoy más de 30 establecimientos particulares de desinfección, sin contar con los cuatro municipales que funcionan sin cesar, no podría remediar la insalubridad de las casas y domicilios por faltarle el apoyo de los propietarios é inquilinos, no conocería uno solo de los focos de enfermedades infecciosas existentes en la ciudad, cuestiones todas de la más alta importancia por relacionarse directamente con la destrucción ó la disminución del contagio, objetivo principal de los higienistas modernos.

El Gobierno y los Municipios tienen el deber de practicar las reformas necesarias á la defensa de la vida pública, pero también es preciso que la vida privada comience á protegerse ella misma contra los riesgos de las enfermedades infecciosas que se cultivan, más que en parte alguna, en los domicilios, poniendo en práctica en cada casa los preceptos impuestos por la ciencia

para la destrucción de los gérmenes infecciosos; una vez adquirido el convencimiento por todos y cada uno de la necesidad de
esta defensa racional, que debería ser instintiva, las instalaciones
públicas y particulares de desinfección, las investigaciones sanitarias, la declaración obligatoria de las enfermedades transmisibles, alcanzarán su máximo de utilidad; el público, temeroso
de adquirirlas, hará uso de las leyes y de los decretos de sanidad para imponerse al industrialismo de mala fe que compro-
mete su salud y su existencia con alimentos sofisticados ó
infectados.

Las grandes reformas higiénicas, como las realizadas en
París, son necesarias á la salud pública; la aireación y la luz
profusas, la dotación de agua abundante y sana, la destrucción
de grandes focos de infección, la eliminación fácil y pronta de
los residuos de la vida doméstica y urbana, son realmente imprescindibles; pero por sí solas no resuelven, sino en menor
parte, el problema del saneamiento de la ciudad, si no se
acompaña del apoyo moral y material de la población.

Estas son las impresiones recibidas al estudiar detenidamente
el mecanismo de la evolución francesa en favor de la Higiene y
que someto al ilustrado juicio de V. E. como resumen de mis
observaciones.

Si V. E. las considera dignas de fijar su atención, este modesto trabajo habrá alcanzado un premio muy superior á sus
escasos méritos.

Dios guarde la vida de V. E. muchos años.

Madrid, 1.º de Diciembre de 1900.

CARLOS DE VICENTE.

Excmo. Sr. Ministro de la Gobernación.

ILMO. SEÑOR:

Vista la Memoria oficial elevada á este Ministerio por el Dr. D. Carlo
de Vicente, dando cuenta del resultado de la Comisión sanitaria qu
se le confiara en París con fecha 26 de Julio de 1900;

Considerando que el importante trabajo del Dr. Vicente, más qu
una Memoria, es un libro utilísimo en el que se exponen los principa
les problemas de saneamiento de las poblaciones, con la solución qu
á los mismos ha dado la ciudad de París y los juicios que al auto
sugieren los distintos métodos consagrados por la experiencia;

Considerando que por la forma clara y sencilla de su exposició
resulta un elemento de propaganda en favor de la Higiene pública qu
conviene aprovechar para tan alto fin, convencido el Gobierno de qu
el interés personal es más eficaz en estas materias que las leyes sani
tarias más severas y mejor meditadas;

Considerando, por último, que son dignos de aprecio el celo, labo
riosidad é inteligencia demostrados por el Dr. Vicente en la Comisió
que se le ha confiado;

S. M. el Rey (q. D. g.), y en su nombre la Reina Regente, se ha ser
vido disponer se signifique al Dr. D. Carlos de Vicente que, con el fi
de propagar en nuestro país los útiles conocimientos de Higiene públic
que en su Memoria se contienen, se publicará ésta en tirada de m
ejemplares por cuenta del Estado, con cargo al art. 3.º del cap. 11 d
presupuesto vigente destinado á impresiones de esta índole.

De Real orden lo comunico á V. I. para su conocimiento y efecto
oportunos.

Dios guarde á V. I. muchos años.—Madrid 4 de Enero de 1901.

Ugarte.

Ilmo. Sr. Subsecretario de este Ministerio.

LA HIGIENE PÚBLICA DE PARÍS

EN 1900

Higiene de la vía pública.

Revestimiento de las calles y plazas.—Pavimentación con las piedras cerámicas de
L. Garchy.—Barrido y recogida de basuras caseras.—Decretos de la policía de
Berlín.—Carro Kinsbrener.—Riegos y desinfección de la vía pública.—Urinarios
y retretes.—Destino final de las basuras caseras.—Gastos de construcción ó instalación de un horno para la incineración de inmundicias.—Eliminación de materias fecales y aguas sucias.—Depuración de aguas inmundas por los sistemas
Dibdin Cameron, Reig Aulage, Rothe Roeck.

El trazado de las nuevas calles de París y la modificación de
las antiguas corresponden á una época en que la higiene gozaba
de poco crédito; así se explica que en estas reformas presidiera
la idea de mayor comodidad y amplitud de la circulación—
la preocupación de llegar á la mayor belleza de las avenidas y
grandes vías—buscando como principio y término de ellas los
mejores puntos de vista, y se relegase á un segundo lugar la orientación y la altura de los edificios en proporción con la anchura
de las calles. Para llegar al resultado estético y de comodidad, se
empleó, como medida de anchura de la vía, la correspondiente á
un carruaje (2,50 m.), adoptándola como unidad y atribuyendo
á las calles de primero, segundo y tercer orden respectivamente,
6, 4 y 2 anchuras de carruajes, en lugar de adecuar estas dimensiones á la altura de las casas que forman la calle, con lo cual se
favorece la luz, la aireación y la soleación tan necesarias á
la salud.

Las calles, las avenidas, los jardines y paseos todos, deben
considerarse como el verdadero árbol respiratorio de la ciudad,
en el cual las vías de circulación ejercen las funciones de los

1

bronquios, llevando el aire á las viviendas y reproduciéndose en ellas cambios parecidos á los que se verifican en las vesículas pulmonares, es decir, la renovación del aire puro y la expulsión del gastado.

La vía pública es una fuente de aire, de luz y de sol, tres elementos indispensables á la salud, por tanto á la higiene corresponde fijar las condiciones para obtener en el mayor grado los beneficios de su acción.

Veamos cuál es la última palabra de la ciencia en esta materia.

Se han ocupado de ella recientemente Adolfo Vogt (Berna), C. Flüge (Berlin), E. Clement (Lyon), en notables publicaciones. H. Weyl (Berlín), ha presentado en el X Congreso Internacional de Higiene de 1900, una comunicación relativa á la higiene de la vía pública, en la que trata de este asunto, y E. Trelat (Paris), un informe muy completo.

Para evitar una extensión exagerada, impropia de este trabajo puramente de exposición, sólo presentaremos las conclusiones de estas publicaciones.

Sientan como principio que

1.° Para asegurar una eficaz aireación de la ciudad, es preciso que la superficie libre de construcciones (calles, paseos, plazas, jardines, solares, etc.) sea, cuando menos, igual á la superficie edificada.

2.° Reconocida la acción del sol como indispensable para la salubridad pública, estos autores declaran ser preciso que bañe las fachadas para combatir la humedad atmosférica sobre ellas condensada y para trasmitir cierto grado de calor á las paredes, y que además penetre en las habitaciones durante el mayor número posible de horas.

Si se admite la soleación como base de la anchura de las calles, se impone la necesidad de tomar en cuenta no solo la orientación sino también la altura de los edificios. La división de las calles en orientales y ecuatoriales que se impondría, sería puramente teórica en una ciudad construída y de imposible realización práctica aun en el planeamiento de una población nueva; por tanto, el cálculo de la anchura de la calle debe fundarse preferentemente en la aireación.

El eminente higienista Arnould opina que esta orientación no es necesaria cuando la vía es ancha, poco profunda, y cuando las manzanas y los edificios no se adosan por su fachada ó fondo posterior, dejando, por el contrario, espacios libres más anchos que la altura de las construcciones.

En París se han adoptado las siguientes proporciones entre la latitnd de las calles y la altura de los edificios, impuestas por el Reglamento del 23 de Julio de 1884.

En las calles de menos de 7,80 m. de ancho, la altura máxima de los edificios será de 15 m.

En las de 9,95 m., la altura mayor 20 m.

Las de 18, 20 y más metros de ancho, la altura de los edificios no pasará de 20 m.

Además, para asegurar la suficiente ventilación, este Reglamento impone dimensiones á los patios y patinillos de las casas.

A pesar de la activa gestión de la Comisión municipal del saneamiento de la habitación y de la enérgica campaña de otras asociaciones apoyadas por la autoridad del Municipio, los propietarios de los edificios en construcción oponen una resistencia pasiva á las ordenanzas municipales en lo referente á la luz, aireación y sol; en las nuevas casas, las habitaciones son cada vez más reducidas, más bajas de techo para multiplicar su número, y poder hacinar y superponer el mayor número posible de inquilinos, sin cuidarse para nada de las condiciones de salubridad.

París aumenta considerablemente de año en año; pero no en extensión, si no más bien en altura, que es el peor modo de crecer. Las autoridades municipales no deben limitarse á lamentar la inobediencia de los propietarios y ceder ante esa resistencia pasiva, sino gestionar para que los Parlamentos discutan y promulguen las leyes necesarias para reducir á la obediencia á los que eluden los preceptos de la higiene cuando son contrarios á sus intereses.

El hacinamiento escandaloso que se observa en París aun en les barrios lujosos, es un peligro también porque favorece la formación y desarrollo de focos en los casos de enfermedades infecciosas ó pestilenciales.

Revestimiento de las calles y plazas.

Las condiciones generales que debe reunir el pavimento de las vías de comunicación han sido formuladas .por Heuser y Blassieus (Strassenbefestigungund Strassenreiningung. D. Sierteljahrsschff-f-ceff. Gesundheilspfge, xx, 1899), y adoptadas en el Congreso de Frankfort por todos los higienistas de varias naciones, son las siguientes:

«La superficie debe ser lo más lisa posible, impermeable y dura; debe presentar una incurbación regular de una á otra acera formando el lomo de la calle, para que el agua deslice rápidamente á las regueras de la acera y á la boca de la alcantarilla, evitando así la acumulación de barro.»

Existen en París diferentes clases de revestimiento, las principales son:

Calles arrecifadas (Mac-Adam).

Idem empedradas ó adoquinadas.

Idem asfaltadas.

Idem pavimentadas con madera ó entarugadas.

Sólo haremos mención de estos dos últimos sistemas por ser los más recientes y los únicos que llenan satisfactoriamente las indicaciones adoptadas por el Congreso de Francfort.

Al final de este párrafo expondremos las líneas generales.de un nuevo pavimento de la vía, llamado á sustituir el asfalto y la madera y que está en estudio en Ginebra, París, Lyon, etc.

No todas las calles de una ciudad pueden revestirse con asfalto y pavimentos lisos; Heuser opina que no convienen en vías de una pendiente de 1 por 60. En efecto, todas sus ventajas desaparecen ante el grave inconveniente de los accidentes producidos por la caída de los caballos que no encuentran suficiente apoyo en el terreno resbaladizo.

En cambio en las calles llanas y en las de poca pendiente ofrece muchas ventajas cuando está bien construído. Con el pavimento liso se evita el ruido ensordecedor de la circulación de carruajes que molesta á los enfermos y á los personas dedicadas á trabajos intelectuales; las ruedas, deslizándose sin obs-táculo sobre el piso, exigen menos esfuerzo de los caballos, las ballestas y las ruedas sufren menos deterioro por la supresión de las sacudidas y de la trepidación.

En un pavimento liso, la limpieza es fácil y rápida, los lava-dos son eficaces y con poco gasto de agua se arrastra el barro, el estiércol de los animales se recoge bien y por completo; cuando esta superficie lisa presente rugosidades accidentales, el estiércol comprimido por las pisadas de los caballos y los calces de las ruedas puede incrustarse en estas rugosidades y al fer-mentar producir un olor insoportable como sucede en la parte de la rue Auber frente á la Ópera, donde por más tentativas que se han hecho aún existe una cierta extensión donde el estiércol forma casi parte integrante de la superficie del asfalto.

La brillantez del pavimento le hace resbaladizo sin duda alguna para los caballos de tiro; en los primeros tiempos de su instalación en París, los accidentes eran muy frecuentes y los cocheros protestaban contra este sistema de revestimiento; pero los caballos, demostrando una vez más su admirable inteligen-cia, han adaptado su modo de pisar á las condiciones del suelo, y es curioso ver la seguridad y elegancia con que trotan largo sobre estas superficies que brillan como el cristal. En época de hielos las superficies de asfalto lisas ó rugosas son igualmente resbaladizas, y es necesario extender sobre ellas una ligera capa de arena menuda.

Al asfaltado, como al entagurado, se les ha atribuído graves inconvenientes, entre otros, su poca·duración, su elevado pre-cio y lo costoso de su conservación.

Efectivamente, en las muchas pruebas que durante más·de treinta años se hicieron del asfaltado y más de quince del enta-rugado de madera, los resultados fueron deplorables; á los pocos meses de su construcción aparecieron desigualdades en la su-perficie, baches, grandes grietas en la capa de asfalto; sin embargo de ésto, el Municipio continuaba invirtiendo sumas considerables tanteando procedimientos en vista del buen resul-tado que este sistema daba en Londres. En 1872 el Munici-pio pidió operarios especialistas á la Compañía *Improved vood paviment* de Londres, la cual envió á París una brigada encargada de trabajar delante de los obreros de la Villa, construyendo el revestimiento de madera de un trozo de calle, sistema de construcción perfectamente aplicable al pavimento de asfalto.

Toda la dificultad residía en el firme y en la manera de construirlo; aun siendo el subsuelo de París bastante sólido, por ser un terreno arcilloso, compacto y no arena movediza como el de Madrid, se necesita una profunda capa de firme artificial para asegurar la inmovilidad del terreno, condición indispensable para cualquier sistema de pavimento.

Desde esta época se ha podido adoptar en París este sistema de revestimiento de la vía.

La extensión de las calles y plazas cubiertas con madera pasa de 400.000 m.', y da resultados inmejorables. Este pavimento se desgasta á razón de un milímetro por año en las vías de mayor circulación, y puede llegar el desgaste hasta 5 ó 6 cm. sin necesidad de reparación, cuando la capa de madera conserva un nivel igual. Cuesta tanto en Londres como en París, de 15 á 20 francos el metro cuadrado, y dos francos anuales para su conservación.

Pavimentación de la vía pública con las piedras cerámicas de L. Garchy.—Este sistema, por sus excepcionales condiciones higiénicas, por su economía y duración, está llamado á sustituir con ventaja los sistemas de pavimentos lisos conocidos hasta el día.

Esta piedra artificial, en forma de adoquines de poca altura y de baldosas, posee todas las cualidades físicas y químicas del vidrio excepto la transparencia.

El adoquín tiene las siguientes proporciones: 12 × 50 × 25 y un espesor de 3 cm., la baldosa para las aceras tiene las mismas dimensiones y 2 cm. de espesor.

El pavimento de la calle cuesta 17,50 pesetas el m.' colocado (sin el firme).

El de las aceras 15 pesetas colocado (sin firme).

La base de la composición de esta piedra es la sílice, el carbonato y el sulfato de cal, como el vidrio; pero con una disposición molecular distinta, viene á ser un vidrio desvitrificado por un sistema ideado por el ingeniero ceramista M. Garchy, fundado en la dosificación especial de sales y un procedimiento de cocción en ciertos hornos.

Antes se fabricaba la pasta con trozos de vidrio y cascos de botella, pero hoy se emplean las arenas del mar.

Se está ensayando desde hace tiempo el nuevo procedimiento en algunas calles de Lyon y de Ginebra con gran resultado, según certifican los alcaldes de ambos Municipios.

Todas las estaciones del ferrocarril Metropolitano de París están embaldosadas con esta piedra, algunos patios del hospital de la Salpetrière y varios establecimientos públicos y privados.

Según informe de la Escuela de Ingenieros civiles de París, la dureza de este material resiste presiones de 2,023 kg., por c. c., en cambio, los más duros apenas resisten 650.

La acción corrosiva del agua regia sobre ella, es nula.

Soldados unos con otros los bordes de los ladrillos con cemento compuesto de silicato de cal y polvo de vidrio, presenta una solidez, una impermeabilidad y una igualdad de superficie que permite no sólo los lavados con pequeña cantidad de agua, sino la posibilidad de desinfectar con líquidos antisépticos caros en tiempo de epidemia, operación á la que se ha renunciado en París por el derroche inútil de estos líquidos que se pierden en la alcantarilla.

Las fábricas que funcionan actualmente, son las de

Creil (Oise), Francia.—Pont Saint Esprit, íd.—Bousquet d'Orb (Herault), íd.—Tassin la demi lune (Rhone), íd.—Peuzig (Alemania).—Castleport (Inglaterra).—Saint Gobain (Bélgica).—Krasnogorofka (Rusia).

Fábricas en formación:

Milán (Italia).—Bruselas (Bélgica). — Ginebra (Suiza). —Cartagena (España) (1).—Christianía (Noruega).

---

(1) El Sr. D. Esteban Mínguez, propietario de la fábrica de cristal de Valacinos, posee la patente exclusiva en España.

Es tanto el consumo de esta materia para las aplicaciones á la arquitectura y revestimiento de la vía pública, que estas fábricas no podrán satisfacer las numerosas demandas hasta el establecimiento de otras nuevas.

Barrido y recogida de basuras caseras y de la vía pública.

Depósitos particulares de basuras.—Sistemas de cajas.—Decreto de policía.—Carro de limpieza.—Incineración.

Sin temor de incurrir en exageración se puede afirmar que París es la ciudad más limpia del mundo, y ésto es debido á que ·la mayoría de sus habitantes rinden culto á la limpieza; el Municipio, ayudado por esta sana inclinación, no repara en sacrificios para que París conserve su fama.

El personal encargado de la limpieza es muy suficiente: está compuesto por 3.290 barrenderos, 345 barrederas mecánicas, 550 carros de limpieza, 1.000 caballos y 163 obreros, sin contar con los capataces y barrenderos temporeros necesarios en las épocas de grandes lluvias ó nieves.

Se emplean cada día 61.332 m.³ de agua sólo para la limpieza.

La extensión del barrido diario asciende á 14.500.000 m.²

El servicio de limpieza y utilización de sus productos se hace por contrata.

El barrido se efectúa de tres á seis de la mañana en verano y de cuatro á siete en invierno.

Hasta hace poco tiempo se hacía esta operación con tan escaso cuidado que se llenaban de nubes de polvo todas las calles de la ciudad precisamente durante las horas de mayor circulación de las cocineras, panaderos, carniceros con grave exposición del contacto de toda especie de microbios con la carne, el pan y las provisiones de todo género de alimentos. Actualmente precede al barrido un ligero riego con mangas ó con cubas para disminuir el polvo sin producir barro.

Este verano, el Ayuntamiento ha hecho pruebas de una ba-
rredera mecánica movida por la electricidad, provista de una
regadera para humedecer el piso antes de barrerlo; á pesar de
mis intentos para presenciar estas pruebas no he podido lograr
mis deseos, y lo único qne puedo decir por referencia es que
han obtenido un resultado satisfactorio.

Sin entrar en los detalles de construcción de los diferentes
modelos de barrederas mecánicas, diremos que estas máquinas,
bien manejadas, dejan perfectamente limpias en poco tiempo
las vías asfaltadas, entarugadas y, en general, todas las calles
de superficie lisa, pero que dan pésimos resultados en las arrecifadas y en las adoquinadas por la aglomeración de barro entre
los intersticios de las piedras y en los baches.

Dispuestas en montones las basuras de la vía, y colocados á
distancia conveniente, entre seis y siete ó siete y ocho de la
mañana, según la estación, desaparecen los barrenderos, dejando el paso á los carros de la limpieza. Estos carros son mayores
que los de Madrid, pero igualmente repugnantes y defectuosos.
Dentro de esta gran caja abierta va el carretero que elige, distribuye y apisona con los pies la basura entregada por dos
barrenderos y una barrendera que la envian al carro casi siempre
con pala, á pesar de estar mandado que se vacíe en el carro mismo la caja de ordenanza de la basura casera. Esta operación
así practicada produce polvo y olores nauseabundos y malsanos.

Las inmundicias de la vía pública y caseras de una ciudad
han sido calculadas por los higienistas belgas Peterman y Richard en 130 á 150 kg. por individuo y año, y se componen de
730 kg. de materia inorgánica y 270 de residuos inorgánicos por
cada 1.000 kg. de materia seca.

Según Du Mesnil se producen en París cada día (verano) 2.208
toneladas de basuras domésticas y de la vía pública, que representan la carga máxima de 221 vagones de ferrocarril.

Hasta 1871 los vecinos de París estaban autorizados para depositar las basuras en montones, frente á su domicilio, con la sola
condición de hacerlo de cuatro á seis de la mañana. Resultó que
siendo más cómodo sacar la basura á la calle á las altas horas
de la noche, aun las vías más lujosas y céntricas ofrecían el re-

pugnante y peligroso espectáculo de una turba de traperos que en su rebusca esparcían las inmundicias en la forma que les acomodaba.

Se dictaron varias Ordenanzas al efecto de remediar este mal, pero ninguna dió resultado, hasta que el Prefecto, M. Poubelle, en 1884, secundado por todas las autoridades y la policía, obligó á cada vecino á recoger la basura en una caja cerrada de zinc ó palastro (de la que dió un modelo), y á depositar esta caja frente á los domicilios y fuera de la acera á las horas marcadas, siendo de obligación de los barrenderos vaciarla directamente en el carro.

Los 14.000 traperos que viven agrupados en Aubervilliers y Gennevilliers y que sacan más de 8 millones de francos anuales de esta industria, opusieron tan enérgica resistencia á esta orden, amenazaron á las autoridades de tal modo, que por conducto de los diputados de sus distritos llegaron á una transacción, por la cual el Prefecto les permitía vaciar estas cajas para la rebusca á condición de volver á envasar su contenido.

Las tapaderas desaparecieron, la pereza de los barrenderos que encontraron más fácil recoger la basura con escoba y pala que el trabajo de izar las cajas al carro, toleraron los montones de los traperos al lado de las cajas vacías y continuó el mal olor y el polvo como antes.

Sin embargo, esta medida contribuyó cuando menos á formar costumbre, que es el desideratum de la higiene, y en muchos barrios de París se pueden ver alineadas al borde de la acera y llenas las Poubelle, como las llaman en París, dando á las cajas de inmundicias el nombre del Prefecto que las impuso, por una venganza pueril.

Este sistema de cajas ha sido adoptado hace tiempo en algunas ciudades de Alemania é Inglaterra, y con su empleo se evitan muchos inconvenientes; pero queda una cuestión por resolver, y es dónde y en qué forma se deben reunir estos depósitos hasta ser recogidos por los carros.

En algunas ciudades cada domicilio dispone de un conducto que termina en una especie de basurero colocado en el patio, donde se acumulan todos los detritus traídos por este ancho tubo de comunicación. Este sistema ha sido rechazado por los higienistas porque por muy lisas que sean las paredes del tubo, siempre queda en él alguna materia susceptible de fermentación, dando lugar á emanaciones peligrosas.

En Alemania, sobre todo, las basuras, bien sea en cajas cerradas ó en cualquiera otra forma, se depositan en los patios de las casas.

En algunos barrios de Londres las cajas de metal adoptadas se colocan dentro de un pequeño pozo abierto en la calle cerca de la acera y cubierto con una fuerte placa de hierro, como lo indica la fig. 1.ª

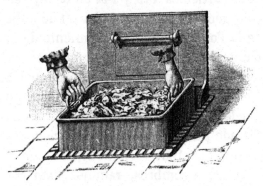

Fig. 1.ª

Nunca podrá esta placa impedir que el agua de riego ó de lluvia penetre en la caja y que se mezcle con las inmundicias, por lo cual este sistema debe rechazarse como defectuoso.

El procedimiento más práctico es el de conservar en cada domicilio el depósito de basuras bien cerrado, y cada veinticuatro horas depositarlo en la calle, poco antes de la llegada de los carros, como se hace en París. En vez de acumular estas inmundicias en los patios formando un foco malsano, es preferible que estén separadas en cada uno de los domicilios donde serán mejor vigiladas.

No sólo en París sino en todas las capitales y ciudades de Europa se transportan las basuras en los carros abiertos que las recogen sembrando á todo lo largo de los trayectos dentro de la población el polvo y las emanaciones que despiden aumentados por las sacudidas y trepidaciones.

El Congreso de higiene de París de 1889 (Sección 2.ª) reconoció todo el peligro de este sistema de transporte y expuso el deseo de remediarlo.

La Asamblea denominada *Unión alemana para la higiene pública*, que tuvo lugar en Magdeburgo en 1894, aprobó el informe del Dr. Reinck (de Hamburgo) en el que se dictan reglas para la recogida y transporte de las basuras; la Administración Comunal de Berlín convirtió en decretos las siguientes conclusiones del informe:

Decreto de policía.—En virtud de los artículos 5.° y 6.° de la ley de Policía administrativa de 11 de Marzo de 1850, y de los artículos 143 y 144 de la ley referente á la Administración general del país, fecha 30 de Julio de 1883, el presidente de la Policía, con el asentimiento de la Administración Comunal de Berlín, decreta lo siguiente:

El art. 100 del Reglamento de policía de las calles, de 7 de Abril de 1867, tal como fué publicado en 27 de Agosto de 1886, queda derogado, y á partir del 1.° de Julio de 1895 será reemplazado por las siguientes prescripciones:

Artículo 100. Los detritus caseros, tales como las cenizas, escorias, escombros, ramujos, tamaras, barreduras, deshechos de carnes, pescados, los huesos, grasas, trapos, etc., sólo podrán ser depositados en la vía pública contenidos en recipientes perfectamente cerrados y poco permeables.

Los carros empleados en la recogida y transporte de dichas materias serán, asimismo, cerrados é impermeables, provistos de tapaderas, cajas, etc., de cierre hermético, sin que se puedan abrir durante todo el trayecto del transporte, á excepción de los carros destinados al de cajas de basuras caseras, herméticamente cerradas.

Sólo se permitirá vaciar directamente al carro los recipientes de basura cuando éstos y el mecanismo del carro estén dispuestos de manera á evitar el polvo y los malos olores en la operación del travase, á condición de no alterar lo más mínimo la limpieza de la calle.

Artículo 100 *a*. La prescripción del art. 100 se refiere asimismo al traslado y recogida de materias fecales, á excepción del estiércol seco de caballo, y se refiere en general á todas las materias de mal olor.

Berlín 30 de Enero de 1895.

El presidente de Policía,
BARÓN DE KICHTHOFEN.

Como consecuencia de este decreto, el presidente de Policía publicó otro adicional en los siguientes términos:

El presidente de la Policía, de acuerdo con la Administración comunal, informa al público, que

1.° El sistema de carros Kinsbrener

2.° El sistema Gedul y Compañía

respondan enteramente á las prescripciones dictadas para evitar todo desprendimiento de polvo y olores en las calles durante las operaciones de recogida y traslado de basuras é inmundicias.

Berlín 2 de Marzo de 1897.

El presidente de Policía,

FRIEDHEIN.

El 21 de Diciembre del mismo año el Prefecto Von Windheim dió un decreto confirmando el anterior y admitiendo como único sistema para la limpieza los carros Kinsbrener Gedul y Compañía y el de Eger, desde el 1.° de Mayo de 1898.

El sistema Kinsbrener se emplea en Berlín desde Junio de 1895 con los mejores resultados.

En Austria, Inglaterra, Bélgica y Francia, principalmente, los higienistas y las autoridades municipales han fijado su atención en este asunto importante del saneamiento de la ciudad. En todas estas capitales se verifican pruebas de sistemas de carros cerrados y si en París no se ha adoptado aún el carro Kinsbrener, cuyas ventajas se han evidenciado en repetidos ensayos, es por respeto á los derechos del actual contratista de limpiezas, á quien no se puede imponer una reforma no prevista en su contrato con el Municipio.

Los sistemas Gedul y Egel, de Alemania, y el de Hastwich, de Viena, obedecen en la construcción de sus carros á principios semejantes al de Kinsbrener, sin ofrecer ninguna ventaja sobre este carro adoptado por las autoridades de Berlín; por lo tanto, y con el objeto de no extender exageradamente este asunto, sólo nos referiremos á este último después de una breve descripción del presentado á la municipalidad de Ginebra y que presenta ciertas ventajas.

Este carro se compone de una caja rectangular de palastro,

herméticamente cerrada por todos los lados, de modo á no permitir salida alguna á los líquidos que pueda contener. En la parte superior cierran perfectamente la caja dos series de seis trampas á cada lado, compuestas de planchas del mismo metal. Los lados de la caja tienen una altura de 1,70 m. sobre el nivel del piso: está montada sobre cuatro ruedas, y el carro está tirado por dos caballos.

Puede contener 6 m.^{x} de inmundicias, y sus dimensiones son:

Anchura de cubo á cubo de las ruedas.	2	metros.
Largo total......................	4,50	—
Peso de la caja.................	900	kilogramos.
Idem de ejes, ruedas etc., ...	600	—
Idem de la materia contenida........	3.600	—

Constituye un aparato sólido y no muy pesado, y su coste es de 1.500 pesetas próximamente.

Carro Kinsbrener.—Consiste en un gran colector rectangular de hierro, herméticamente cerrado por todas partes. En la cara superior de esta caja existen á derecha ó izquierda de la superficie ó techo, dos aberturas cuadradas cerradas por una trampa de hierro que se mueve horizontalmente, por deslizamiento, por un sistema de corredera; sobre esta trampa debe adaptarse la tapa de la caja, depósito de basuras caseras (fig. 2.ª), que tiene iguales dimensiones.

Este depósito no tiene cubierta fija en el patio de la casa, donde se acostumbra á colocarlo, esperando la llegada del carro, sino una placa de hierro fijada á la pared por medio de goznes; al ser recogido por los barrenderos, se le coloca una tapa especial que se abre y cierra horizontalmente por medio de una corredera igual á la del colector y que sirve para vaciarla de modo que no se produzca polvo; para éste efecto, se engancha el depósito en los ejes 1-1, sobre un costado

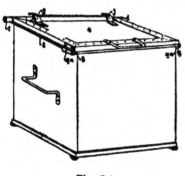

Fig. 2.ª

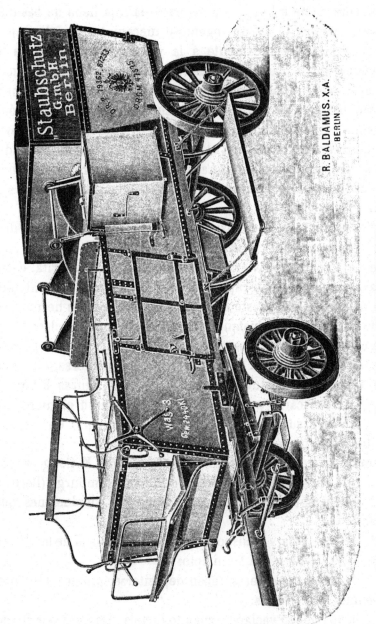

R. BALDAMUS. X.A.
BERLIN.

Fig. 3.ª—CARRO KINSBRENER.

del colector, al nivel del borde exterior de la trampa, y por un movimiento de báscula describiendo un semicírculo sobre estos ejes se superpone á la trampa del carro la caja llena de basura. Después, por medio de un ingenioso mecanismo, las dos tapas se descorren automáticamente á la vez hacia el centro de la parte superior del carro, y la basura pasa al colector sin producir olor' ni polvo. Por el mismo mecanismo las dos tapas vienen deslizándose paralelamente—hasta ocupar su primitiva posición, quedando cerradas la tapa y la trampa;—después por un movimiento semicircular inverso al primero, la caja queda en condiciones para ser descolgada. La empresa del carro Kinsbrener pone á disposición de cada inquilino un depósito de estos sin exigir retribución.

En el interior del carro existe un rastrillo con el cual se distribuye la basura por capas uniformes, moviéndolo desde el pescante cada vez que se vierte una caja en la forma descrita. Estas operaciones se ejecutan rápida y fácilmente, sin esfuerzo alguno y sin polvo ni olor, puesto que los dos aparatos están herméticamente cerrados en el instante de pasar la basura al colector.

La caja que forma la parte posterior del carro y que no está cerrada, se reserva para los metales, vidrios, maderas, etc., que no manchan ni producen emanaciones. Las figuras 3.ª y 4.ª representan el carro en su posición normal y en el momento de volcar la basura por medio de un mecanismo de báscula sencillo y que no requiere esfuerzo.

Para terminar, diremos que en el reciente X Congreso de higiene de París en 1900 Th Weyl, de Charlottemburgo (Berlín), presentó un notable informe seguido de las conclusiones que copiamos.

1.ª La recogida y transporte de las inmundicias de la vía pública, corresponde á los Municipios.

2.ª Las basuras caseras deben depositarse, preferentemente, en recipientes cerrados.

3.ª Estos deben vaciarse, cuando menos, una vez por semana, por cada domicilio.

4.ª No se permitirá la rebusca de los traperos en los patios ni calles por razones de higiene y de estética.

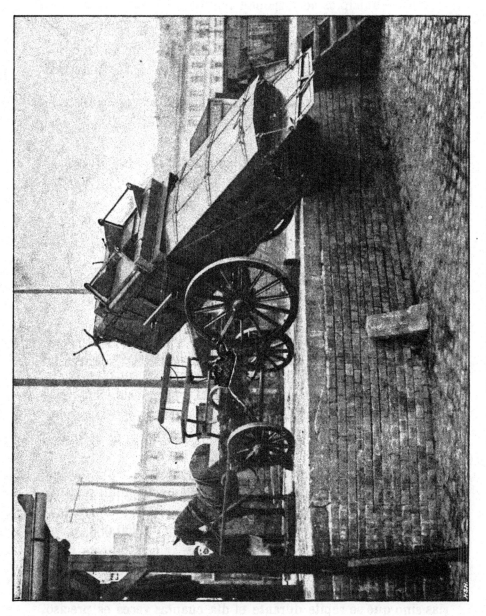

Fig. 4.ª—EL CARRO KINSBRENER VOLCADO.

5.ª Para el transporte de basuras se emplearán únicamente carros cerrados con el objeto de suprimir el polvo.

A los Municipios corresponde indicar los sistemas de carros que obedezcan á estos principios de higiene, y denunciar con algunos años de anticipación los que no llenen estas indicaciones, para que los contratistas no sufran lesión en sus intereses al retirarlos del servicio público.

Los depósitos de materias fecales llamados *depotoir* por los franceses, son altamente nocivos para la salud pública y deben prohibirse.

En el caso de ser imprescindibles por razones locales, se impone la necesidad de recubrir la inmundicia depositada con una capa de tierra de 0,50 cm. por lo menos.

Riegos y desinfección de la vía pública.

El riego tiene dos objetos muy importantes: evitar el polvo por medio de una lluvia fina, sin producir charcos, y lavar la calle, proyectando sobre la calzada, aceras, rinconadas de las casas, un chorro copioso de agua con presión suficiente para arrastrar al alcantarillado el barro, basuras y todo género de detritus orgánicos ó inorgánicos que no haya logrado eliminar el barrido.

En París se regaba antes casi exclusivamente con cubas de diferentes modelos,—pero desde 1877 se vienen multiplicando las bocas de riego con manga de tal modo, que el año 1884 sólo se regaban con el primitivo sistema 5.800.000 m.ª y 2.500.000 con manga,—hoy la superficie regada de este modo último es mucho mayor.

El riego contra el polvo no está sujeto á horas reglamentarias sino que se repite durante el día cuantas veces es preciso, sobre todo en las vías de gran circulación.

En verano se puede decir que es un servicio permanente cuyo desempeño no causa la menor molestia al público por el cuidado y la inteligencia con que se hace y porque no se producen charcos malsanos y molestos.

Los lavados de la vía se verifican en las primeras horas de la mañana de una manera periódica.

Con el objeto de desinfectar las calles se ensayaron hace muchos años diferentes mezclas antisépticas en disolución, mezcándolas al chorro de la manga, pero sin resultado práctico; así que la desinfección empleada en la actualidad la desempeñan los copiosos lavados.

Urinarios y retretes públicos.

La exagerada circulación de transeuntes en la vía pública y las considerables distancias que separan los barrios de París, imponen la necesidad de un servicio de urinarios y retretes públicos gratuitos establecidos por el Municipio además de los ofrecidos por los cafés é instalaciones particulares á cambio de una pequeña retribución.

En París los urinarios distribuidos en número suficiente, sobre todo en las vías de gran circulación, dejan poco que desear por el solo hecho de estar bien cuidados, condición que convierte en bueno cualquier sistema de urinario ó retrete por malo que sea.

Están constituidos por celdas que forman alrededor del kiosco un pentágono regular. La pared del fondo de la celda así como las dos laterales se componen de placas de pizarra, hasta cierta altura.

El kiosco está situado en el borde de la acera para no estorbar la circulación y le rodea una pantalla de palastro que no llega al nivel del piso para permitir la circulación del aire. Sobre el plano de pizarra que compone la pared del frente de la celda, corre constantemente una capa de agua que sale por los agujeros de un tubo de cobre situado horizontalmente á cierta altura de este plano. El agua mezclada con la orina, pasa por un conducto y se vierte en la alcantarilla. La capa de água está regulada para evitar que salpique ó que forme charcos en el piso del urinario, el sumidero está cubierto con un enrejado que detiene los cuerpos que pudieran obstruir el desagüe.

El Municipio contrata esté servicio siendo de cuenta del contratista la construcción de los kioscos y el gasto de su alumbrado. Para resarcirle de estos dispendios le permite instalar sobre la parte superior del urinario una construcción destinada á los anuncios que le autoriza á explotar, exigiendo una cantidad por cada uno que lo utiliza.

Las Sociedades de anuncios pagan por término medio de 65 á 70 francos anuales por cada kiosco.

La descomposición de la orina, sobre todo durante la época de calor, constituye una grave dificultad para la limpieza de los urinarios.

A pesar de la capa constante de agua y de los lavados frecuentes, no se evitan por completo las emanaciones amoniacales. Este inconveniente es debido en gran parte á la orina detenida en la asperidad de la placa sobre la que se proyecta atacándola en su constitución química. Con el tiempo estos depósitos se hacen más extensos y mayores como lo demuestran las grandes manchas—amarillentas y rojas de uratos que presentan estas placas de pizarra.

Fundado en esta observación y para evitar este inconveniente, Emilio Ritter (1883), propuso la sustitución del aceite al agua de los urinarios.

En las estaciones de San Lázaro y Montparnasse y en los urinarios de la Exposición de 1900, se ha ensayado este procedimiento extendiendo con una brocha sobre el plano de pizarra, una capa de aceite residual de ciertas fábricas. Es evidente que se suprimen las emanaciones amoniacales, pero éstas son sustituidas y no con ventaja por las del aceite, mucho más nauseabundas.

La mejor manera de evitar este defecto sería emplear para el revestimiento interior de las celdas una materia dura, lisa, brillante, inatacable por los elementos de la orina y que no presentara intersticios, ángulos ni rincones donde ésta pudiera depositarse.

Lo preferible sería que fuese de una sola pieza; pero aun compuesta de varias había medio de darle muy satisfactorias condiciones, cimentando las juntas con silicato de potasa y polvo de vidrio. Para su construcción se podría emplear la loza, el gres pulimentado, y mejor que nada la piedra vítrea de Garchy.

En las fábricas de esta piedra, se puede dar al vidrio desvitrificado la forma que se desee.

Esta piedra podría tener 1 m. de alto por 60 ó 70 cm. de ancho y su precio sería seguramente menor que el de los planos de pizarra.

En los urinarios, como regla general, se debe evitar el contacto de la orina con superficies que no tengan agua corriente. Por esta razón sería útil que la que resbala del plano cayera á un depósito fabricado con esos mismos materiales, loza, gres, etc., con suficiente cantidad de agua para diluirla. Este depósito, situado en la parte superior del urinario, estaría cubierto por una reja, podía mantenerse lleno al mismo nivel, regulando la entrada y salida de agua.

Hace algunos años sólo existían cuatro retretes públicos en París, el de la Cite—el de la plaza de la Bolsa, el de la Magdalena y el de la Avenida de les Campos Elíseos—estos fueron construidos por un contratista que los explotaba, pagando al Ayuntamiento un arriendo determinado. La tarifa máxima era de 25 céntimos por persona. Consistían en un barracón de madera de buen aspecto, cubierto por un tejado de zinc. Contenía seis retretes, tres de señora y tres de caballero, cada uno con su depósito de agua y un sifón, estaban admirablemente cuidados y nada más se podía desear con respecto á la limpieza.

Hoy se han multiplicado notablemente estos barracones, en cada esquare hay uno, están instalados con lujo y con la más exquisita limpieza, los retretes son en su mayoría del moderno sistema de torrente y de sifón, vierten directamente á la alcantarilla. Cada uno de estos establecimientos está cuidado con gran esmero por una mujer.

El precio es de 15 céntimos, con derecho á hacer uso del lavabo, cada instalación tiene un retrete gratuito, no tan lujoso, pero igualmente cuidado que los otros.

En los cafés y restaurants de primer orden, no cabe mayor lujo, ni más comodidad, ni mayor limpieza, la remuneración queda á la voluntad de cada cual: suelen darse 15 céntimos por persona.

En los pasajes y en la mayor parte de las vías de gran circulación, existen instalaciones de empresas particulares en perfectas condiciones é igual precio.

En cambio, en los cafés, restaurants, fondas y otros establecimientos de tercero y cuarto orden, son lugares infectos é inmundos, focos de emanaciones perjudiciales á la salud, contra los cuales poco ó nada ha logrado la Comisión de domicilios insalubres.

Lo mismo en Francia que en España, la causa principal del estado vergonzoso de los retretes depende del público que los frecuenta, y este público no se puede separar en clases más ó menos ilustradas ó acomodadas y clase pobre; todos por igual, aunque no con la misma frecuencia, demuestran que la limpieza no es instintiva en la raza humana, sino hija de la educación y de la costumbre. Por este motivo no es posible conservar en estado de limpieza un retrete público sin una persona encargada de vigilarlo y cuidarlo. Todo mecanismo, por perfecto que sea, que tienda á suprimir esta vigilancia, resultará inútil, pero con ella cualquier procedimiento ó sistema será bueno.

Para contribuir á crear esta costumbre de limpieza, el Municipio debería comenzar dando el ejemplo con instalaciones vigiladas en todos sus establecimientos y dependencias; debería obligar á los dueños de cafés, chocolaterías, restaurants, etc., á construir retretes ventilados, bien alumbrados, con sistemas hidráulicos modernos, vigilados constantemente por una persona, otorgando en cambio el derecho de exigir una módica cantidad por individuo que lo frecuente, imponiendo multas cuando aparecieran defectos de limpieza.

En las Universidades y escuelas públicas el mal es mayor si cabe, y toda la responsabilidad recae precisamente en personas que por su ilustración deberían respetar y acatar los preceptos de la higiene.

El Estado no debería consentir el deplorable descuido de los retretes de las estaciones secundarias y aun alguna de las principales.

En París se desarrolla todo el esfuerzo posible para corregir este defecto gravísimo, cuando menos en las dependencias del Estado y del Municipio, en los Liceos y en otros establecimientos de su dependencia.

Los urinarios públicos de París no están libres de anuncios; pero sin llegar al escándalo de los repugnantes letreros que tapizan el interior de los de Madrid. Estos letreros han llegado á tal grado de inmoralidad, que no se puede hablar de ellos más que para pedir que se supriman en nombre de la higiene y de la moral.

Destino final de las basuras caseras.

Peligro de sus emanaciones.—Su composición química.—Destrucción por el fuego.— Horno Horsfall.—Presupuesto de su instalación.

Las emanaciones de las materias en putrefacción, los gases mefíticos que no alteran demasiado el aire respirable y los malos olores, no son causa evidente de enfermedades determinadas, y aparte la acción de los microbios, no se conoce afección producida por sólo el desaseo y la suciedad; pero por otro lado está plenamente demostrado por Aesi, Mattei y Charrín, que estos miasmas predisponen al individuo á adquirir fácilmente enfermedades infecciosas. Los conejos, las ratas y las cobayas sujetas á experiencia por estos higienistas, no ofrecieron resistencia al bacilo de la tifoidea, y sucumbieron antes que los animales que habían respirado aire atmosférico puro.

Por lo tanto, se deben alejar de la habitación y de la ciudad lo más rápidamente posible todos los detritus de la vía pública y de la vida doméstica.

Hasta ahora, en París, se acumulaban en depósitos demasiado próximos á la ciudad las basuras rechazadas por los labradores, por ser un abono pobre y caro. Estos depósitos han sido reconocidos como perjudiciales por todos los higienistas unánimemente, fundándose en numerosos experimentos.

William Booth Sert, ingeniero de la ciudad de Boston, ha demostrado que existen materias orgánicas en plena descomposición en montones de basura depositados diez años antes.

Peterman analizó cuatro montones de basuras en Bruselas, y encontró por cada kilogramo de materias:

Substancia orgánica..................	307.500	Primer depósito de
Cenizas..................	692 500	cinco meses.
Substancia orgánica.......	297 500	Segundo depósito
Cenizas.........	702.500	de once meses.
Substancia orgánica.......	327.500	Tercer depósito de
Cenizas..................	672 500	tres años.
Substancia orgánica.......	266.500	Cuarto depósito de
Cenizas.....................	733 500	nueve años.

Los cuatro montones presentaron al análisis:

Ázoe	4.470
Carbono, hidrógeno y oxígeno.	295 530

Esta considerable cantidad de 'materias putrescibles no sólo puede infectar el vecindario, sino que puede corromper las capas subterráneas de agua, los pozos, fuentes, etc., infiltrándose á través del terreno permeable.

Antes, las basuras de París tenían un valor como abono de huerta y campos que no tiene ahora; en aquella época se conocían apenas los buenos resultados de los abonos minerales, que son mejores y más baratos. Además, en las basuras modernas han desaparecido las cenizas de carbón vegetal, tan ricas en sales utilizables; el hecho es que, descartadas las materias elegidas por los traperos, casi toda la basura que queda tiene que ser depositada por el Ayuntamiento en pésimas condiciones de salubridad.

Los detritus de los mercados y mataderos encuentran buena salida, y los contratistas se los disputan.

A imitación de lo hecho años antes en algunas ciudades de

los Estados-Unidos é Inglaterra, se pensó en la incineración de las basuras domésticas y urbanas; se trató de ensayar un horno destructor, pero los ingenieros Sres. Journet y André calcularon que París necesitaba 200 de estos hornos, cuyo precio ascendía á 30.000 francos cada uno, y se desechó el pensamiento.

También se ha ensayado la neutralización por cocción del sistema Arnold, pero sin resultado.

Continúa la dificultad en dar destino conveniente para la salud pública á las enormes cantidades de basura que aumentan en períodos cortos de tiempo en proporción al aumento de población, y el Ayuntamiento ya no puede disponer de terrenos para depósitos sin alejarse á grandes distancias, aumentando notablemente el precio de transporte de estas materias, siendo tal el conflicto, que se puede asegurar que llegará un momento en que se aceptarán los precios de la incineración, que se rechazaron por demasiado elevados.

Tratándose de una cuestión de gran importancia y de un procedimiento de porvenir seguro en época relativamente próxima, nos creemos en el deber de presentar en sus líneas generales el mejor sistema de incineración, el de Horsfall, que funciona desde hace años en Inglaterra con los mejores resultados, exponiendo un proyecto Horsfall de instalación en Ginebra, en el que se demuestra la inexactitud de los cálculos de Journet y André.

De todos los hornos ensayados en los Estados-Unidos, Inglaterra y Alemania (sistemas Figer, Healey, Twaiter, Deforse, Helonis, etc.), durante estos últimos veinte años el único que ha dado inmejorables resultados ha sido el horno Horsfall de Leed (Inglaterra), cuyo privilegio para todo el continente europeo posee la «Compañía Nacional de Obras de Utilidad Pública y Saneamiento», residente en París.

Un horno, destinado á incinerar de 80 á 90.000 kg. de basura, necesita disponer de doce celdas contiguas, formando dos hileras de seis celdas por cada lado, provistas de un hogar y de una rejilla de 30 pies cuadrados, y detrás del hogar una gran placa de palastro destinada á la desecación. Las rejillas deben construirse con el mejor hierro y dejando poco espacio entre sus barras, con objeto de impedir la caída en el cenicero de las materias antes de su completa incineración.

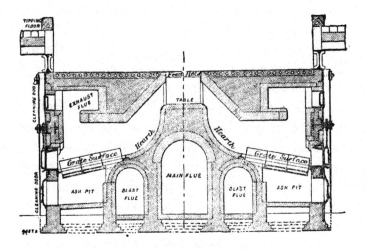

Fig. 5.ª—Horno Horsfall.

Sobre la plataforma del piso superior del edificio se abre una compuerta, por la que se vierten las inmundicias sobre una especie de meseta y de ahí se esparcen por los dos grandes espacios laterales para entrar en la gran cámara central y en las laterales, penetrando por la parte superior de la bóveda.

En el centro del edificio hay una cámara *(main flue)* revestida, como los demás compartimientos, con ladrillos refractarios, y que lleva el nombre de «Cámara de los Colchones»; en ella se destruyen los colchones, trajes, etc., infectados, los animales muertos, las carnes, pescados y alimentos descompuestos. El tiro de aire indispensable á la combustión se obtiene por medio de ventiladores de aire seco colocados en los hornos, dispuestos de modo que todo el aire necesario á la combustión pase por debajo del hogar, y de aquí á las chimeneas de aspiración.

La única salida de los productos de la combustión se encuentra por encima de la compuerta destinada á la extracción de los residuos de la hulla, y por tanto, estos gases y los producidos por la desecación de la basura se queman completamente en el horno mismo antes de su expulsión.

La parte exterior del edificio está construída con ladrillos de la mejor calidad y bien trabadas sus junturas; la interior esta revestida de ladrillo refractario escogido. Las diferentes partes de cada celda y las unas con las otras, se consolidan con vigas de hierro laminado de 12 por 3 ¼ pulgadas y con traviesas de 8 por 4 pulgadas sujetas todas ellas por clavijas del mismo metal de ½ pulgada de diámetro.

El calor producido por la combustión puede utilizarse instalando cerca del horno dos generadores que pueden producir de 13 á 14 kg. de vapor como fuerza motriz de gran rendimiento.

Para demostrar lo inexacto y exagerado del precio que se ha atribuído á este procedimiento de destrucción de las basuras (Cadesh-Combustión de las inmundicias, *Revue Scientifique*, 1897), presentaremos el plan económico de la instalación de Ginebra, propuesto al Ayuntamiento por la Compañía Nacional de Obras de utilidad pública y saneamiento de París.

Gastos de construcción y de instalación de un horno para la incineración de inmundicias, compuesto de 12 celdas.

FRANCOS

Capítulo 1.°—Depósito de polvo (Deischamber)............	84.000
Utensilios de hogares........................	9.500
	93.500
Cap. 2.°—Ventiladores Sulger.......................	2.000
Mampostería para los mismos......................	500
2 generadores Nieyer..........................	18.800
Fontanería, fumistería, tubos, etc..................	3.750
Chimeneas fuera de los hornos.................... .	5.500
	30.550
Cap. 3.°—Edificio para los hornos, máquinas, oficinas, servicios según planos........................	113.000
Obras para la preparación del solar..................	1.000
Cuadras para 25 caballos........................	22.500
	136.500

FRANCOS

Cap. 4.º—Chimenea de fábrica de 40 m. 28 250

28.250

Cap. 5.º—Concesión á la Compañía constructora del 5 por 100
     sobre 172.000............................· 8.600

8.600

Cap. 6.º—Máquina de vapor de 200 caballos de fuerza con
     todos sus accesorios y el 10 por 100 de. 39.000

39.000

Cap. 7.º—Grúa de 6.000 kg. de fuerza....... .... 10 000
    Trituradora y tamizadora............................ 8 000

18 000

Cap. 8.º—Luz (4 arcos y 8 incandescentes)............... 2.500
    Instalación de agua............................ .. 2 500

5.000

Cap. 9.º—Compra de 24 caballos á 1.200 francos.. .. .. 28.800
    Guarniciones.................................... 3.600
    12 carros á 1.500 francos........................... 18.000

50.400

Recapitulación.

FRANCOS

Capítulo 1.º.............................	94.700
Idem 2.º................................	30.750
Idem 3.º................................	136 500
Idem 4.º................................	28.250
Idem 5.º..	8.600
Idem 6.º.	39 000
Idem 7.º	18.000
Idem 8.º...............................	5.000
Idem 9.º...............................	50.400
TOTAL GENERAL	411.200

Explotación.

1.º—SERVICIO DE HORNOS.

FRANCOS

3 ordenanzas-vigilantes para el servicio de grúa á 5 fr.....	15
3 turnos de 2 hombres para el servicio de hornos, á 4 fr.....	8
3 de 3 hombres para el de los hogares, á 4,50..............	13,50
3 de 1 hombre (trituración), á 4 fr.................	4
	40,50
Para los tres turnos, 3 × 25,50...................	76,50
Por día de 24 horas...................... .. .	91,50
Por 313 días: 313 × 91,50 = 28.639,50................. ...	29.000
2 hombres para la limpieza del domingo........	500
Conservación de hornos y accesorios.................	7.000
	36 500,00

2.º—SERVICIO DE MÁQUINAS DE VAPOR Y GENERADORES.

Maquinistas y fogoneros...........................	3.600
Composturas y conservación...............	6.000
Agua...................................	540
	10.140

3.º—LUZ Y CUADRA.

Lámparas de arco é incandescentes.....................	2.000
1 jefe de cuadra......................................	2 500
2 guardas mozos de cuadra, á 100 fr.................. .	2 400
12 carreteros á 110 fr.............................	15.840
24 caballos, manutención, veterinario, etc..........	22.000
	44 740

5.º—AMORTIZACIÓN É INTERÉS.

Generadores y accesorios, 30.750 al 5 por 100..............	1 530
Máquinas, 39.000 al 5 por 100.	1.950
Grúa, trituradora, carros, 36.000 al 5 por 100.	1.800
24 caballos, 28.800 al 10 por 100......................	2 880
Sobre todo el capital, 4,7 (40 años).....................	19.000
	27.160
Seguros, contribución................................	2.460

Recapitulación.

FRANCOS

1.—Horno...........................	36.500
2.—Máquinas generadoras...............	10.140
3.—Alumbrado.........................	2.000
4.—Cuadra............................	42.740
5.—Amortización é intereses..............	27.160
6.—Seguros, contribución................	2.400
Barrenderos	76.000
Escobas, palas, etc..........	3.000
TOTAL GENERAL.............	199.940

Resultado.

FRANCOS

Coste del nuevo servicio de limpieza.. ....·...	200.000
Pérdida de los materiales utilizables de la basura..........	35.000
	235.000

A deducir.

Por alquiler de los actuales depósitos de basura............	1.000
Por alquiler de los caballos fuera de las horas de servicio...	25.000
Ingresos de la fábrica por ventas de substancias aprove-	
chables...	12.000
	38.000
Coste después de esta deducción....................	197.000
Presupuesto actual de limpieza.........................	210.000
Coste del nuevo servicio.........................	197.000
DIFERENCIA.............	13.000

Aun suponiendo que los anteriores cálculos sean demasiado favorables, resulta que un servicio municipal de este género no costaría más caro que el actual sistema de limpiezas, con notables ventajas para la higiene y el aseo de la ciudad.

Eliminación de materias fecales y aguas sucias caseras.

Pozos negros y depósitos filtrantes.— *Tout à l'egout.*—Sus dificultades.—Sus peligros.—Clausura de los grandes colectores.—Depuración del agua del alcantarillado.—Campos de depuración.—Purificación de aguas inmundas por los sistemas Cameron, Reig Anlage y Rothe.

Este es un punto delicado de la higiene de París en el cual, á pesar de los constantes esfuerzos de la Municipalidad, no se ha llegado ni con mucho á lo exigido para el saneamiento de la ciudad; sin embargo de ésto, es preciso reconocer que en estos últimos años han sido grandes los progresos realizados.

En época no remota apenas existía alcantarillado; las materias fecales y las aguas sucias se recogían en un pozo negro ó en una cloaca; cuando éste se llenaba venían los carros depósitos y por medio de bombas se vaciaba el pozo y su contenido era llevado á Bondy, donde se utilizaba para la obtención de amoníaco y abonos agrícolas. Cuando las alcantarillas funcionaron en mayor escala, llevando á los grandes colectores estas aguas y vertiéndolas en el Sena, se pensó en la separación de las materias fecales para disminuir la contaminación del río. Con el objeto de evitar la operación de limpieza de los pozos negros, se idearon aparatos especiales que, puestos en comunicación con la alcantarilla, sólo dieran paso á los líquidos, reteniendo las materias sólidas. El servicio de limpieza quedaba reducido á la sustitución de estas tinas filtrantes llenas por otras vacías y lavadas pudiendo ser trasladadas á los carros destinados al efecto sin necesidad de destaparlas, con lo cual se reunían las mejores condiciones higiénicas. Luego los carros las transportaban á los inmundos depósitos de Bondy, donde eran vaciadas y limpiadas.

Con este procedimiento se suprimieron las fosas fijas, pero no se suprimió la infección del Sena con el nuevo procedimiento.

Desde este momento comenzó el Ayuntamiento de París á

preparar su campaña del *tout à l'égout,* activando las obras del nuevo alcantarillado, que es grandioso, demasiado grandioso al parecer de los higienistas.

En la red de alcantarillado existen 13 órdenes de alcantarillas, desde la más pequeña, de 1,30 m. de ancho por 2,10 de alto, hasta los grandes colectores, de 3,60 m. de ancho por 4,40 de alto.

Se ha modificado la mayor parte de la red antigua y se ha dirigido toda esta canalización hacia los tres grandes colectores: el del boulevard Saint Marcel, que se une al colector de Asniere en Levallois Perret; el de Asniere, que se vierte en el Sena antes de llegar al puente de este último pueblo, y el colector del Norte, que recoge las aguas de tres distritos para verterlas al río á la altura de Saint Denis.

La Municipalidad de París, comprendiendo que una alcantarilla construída con malos materiales, que permita el estancamiento de las aguas sucias formando charcos, favorables á la fermentación, es peor que la ausencia total de ella, ha construído espaciosos canales fáciles de limpiar y dotados de una buena ventilación (que en los canales más pequeños debe venir de los tubos de bajada de las casas). En algunas ciudades se impone á los propietarios la adaptación de un sifón en la parte inferior de la cañería de bajada que, al suprimir la ventilación de la alcantarilla y cerrar la salida á los gases, expone á que éstos, al encontrar menos resistencia en los sifones particulares de cada piso, rompan este obstáculo y se difundan por las habitaciones. Este sifón ha sido condenado en el último Congreso de higienistas alemanes celebrado el año 1897, y debe ser abandonado y de ninguna manera impuesto por los Ayuntamientos.

La alcantarilla ha sido construída de modo á evitar recodos, ángulos é irregularidades que dificulten la circulación de las materias líquidas. El cauce ó fondo, compuesto con material de primera calidad, es perfectamente liso, impermeable, de forma semicircular para favorecer el libre curso de los líquidos y sólidos. Los conductos de bajada de los domicilios se ingertan directamente con la alcantarilla, sin más sifones que los particulares de cada casa. En una palabra, el Municipio ha realizado la obra

— 33 —

inspirándose en las condiciones generales que debe reunir toda alcantarilla: circulación rápida y continua de las aguas inmundas, supresión de toda causa de estancación, y la mayor ventilación posible.

Otra de las condiciones indispensables para lograr la eliminación rápida y prevenir la fermentación es la dotación suficiente de agua; la alcantarilla mejor construida puede ser perjudicial por esta falta.

Las inmundicias concentradas constituyen un serio peligro, por fermentar fácilmente; bien diluidas en suficiente cantidad de agua resisten más á la descomposición, y con una velocidad de corriente nada más que mediana se evita la acumulación de los cuerpos sólidos que contiene en el fondo del canal. Esta acumulación, además de producir estancaciones pestilenciales, ejerce una acción destructiva sobre el fondo del cauce y sobre la mampostería, dando lugar á infiltraciones capaces de infeccionar venas y capas subterráneas de agua potable, y causar enfermedades infecciosas. Quizá la fiebre tifoidea del verano de 1899 en Madrid haya obedecido á la estancación de materias fecales por falta de agua necesaria á la rápida eliminación.

Las aguas caseras, el exceso de las de riego, las residuales de la industria no son suficientes para asegurar la cantidad de agua necesaria á la dilución y arrastre de las materias de la alcantarilla; es preciso para remediar este mal dotar cada retrete con la cantidad suficiente para disgregar y diluir desde el primer momento las materias fecales antes de su fermentación. Estas materias se calculan en 1.260 g. diarios por individuo, y se ha fijado en 10 litros por persona y día la cantidad de líquido necesario para el logro de este objeto.

Las observaciones de Frankland, los experimentos de Boutamy y Descourt, los de Durand Claye, etc., etc.. demuestran el peligro de la concentración de las materias fecales bajo el punto de vista de los gérmenes de enfermedades infecciosas y la toxicidad de los gases que producen. (Alfredo Durand Claye. *Observaciones de los ingenieros del servicio municipal de París referente á los proyectos presentados por MM. A. Girard y Brouardel*, París.)

El proyecto del *toul à l'éyout* encuentra alguna résistencia de parte de los propietarios de casas, por la obligación que se les impone de reformar por su cuenta el defectuoso sistema actual de retretes y realizar las obras necèsarias á la supresión de fosas fijas y movibles que se emplean actualmente. Las casas en las cuales este sistema del *todo á la alcantarilla* funciona no representan ni la vigésima del total de las de París. El Ayuntamiento, por su parte, no demuestra gran premura por la realización completa del sistema, porque comprende que para llegar á la verdad este saneamiento necesita, dadas las pocas pendientes de las calles de la población, una enorme cantidad de agua de que actualmente no puede disponer.

La opinión general de la población es favorable al sistema, pero la generalidad comprende que á su realización rápida se opone la falta de corrientes de agua de suficiente fuerza.

En 1872 el Consejo Municipal de París, alarmado por la creciente infección y alteración de las aguas del Sena desde Clichy hasta los alrededores de Mantes y preocupado por las frecuentes epidemias de fiebre tifoidea, estimuló y favoreció los ensayos de la depuración del agua por medio de la utilización agrícola que se venían practicando desde 1866 en Clichy y autorizó los experimentos que en gran escala se practicaron en Gennevilliers.

Aceptado definitivamente este procedimiento de depuración por la acción del suelo permeable combinada con los efectos fisiológicos de la vegetación, activó de tal manera sus trabajos, que en 1898 se depuraron, sólo en Gennevilliers, 38.148.300 m.^{3} de agua del alcantarillado.

El art. 6 de la ley del 10 de Julio de 1894 dice así con respecto al saneamiento del Sena:

«La Villa de París deberá terminar en el período de cinco años, á partir de la fecha de la promulgación de la presente ley, todas las obras necesarias para asegurar la depuración de la totalidad de las aguas del alcantarillado por la acción del suelo combinado con el aprovechamiento agrícola (epandage).»

En 10 de Julio de 1899 se cerró el gran colector de Asniere, único que vertía en el río, y con esta medida el Ayuntamiento ha dado un importante paso en favor de la salud pública de París.

Desde ese momento el Sena dejó de arrastrar el agua y materias fecales de las alcantarillas, y el *rien á la Seine* fué un hecho, quedando sin realizar por completo el tan deseado *tout à l'égout*.

Como hemos dicho, se practicaron experimentos en seis hectáreas de terreno en Gennevilliers. Este arrabal de París está poblado de huertas, y el Ayuntamiento, no creyendo oportuno adquirir tierras para continuar los experimentos, invitó á los hortelanos á emplear el agua sucia en sus cultivos.

En 1872 había 51 hectáreas en explotación; poco á poco fué en aumento el pedido de aguas por los hortelanos. En fin de 1879 el cultivo se elevó á 900 hectáreas, utilizando cerca de 4 millones de metros cúbicos de agua de alcantarillado.

En vista de este buen resultado, el Consejo Municipal levantó un empréstito para desarrollar en mayor escala este procedimiento de depuración.

Creó nuevas fábricas de elevación de aguas sucias, prolongó la canalización general y la secundaria, adquirió los campos de depuración de Ascheres y los de irrigación de Mery, Pierrelaye y Carriere Triel, que funcionan desde hace seis años.

El canal principal que alimenta estos campos parte de Clichy, donde se reunen el gran colector de Asniere (orilla derecha del Sena), el de Marceau (orilla izquierda) y el nuevo colector de Clichy.

El gran colector del Norte conduce el agua (sin necesidad de elevarla) á Gennevilliers por medio de dos galerías que cruzan el arrabal de Saint-Ouen.

El conducto general recorre una distancia de 85 km., y domina 8.000 hectáreas de tierra; su sección circular en todo el trayecto varía de 3 m. de diámetro interior (un tubo único) á 1,10 m. (distribuidos en cuatro conductos); luego se subdivide en canales secundarios que conducen el agua á los diferentes campos de depuración.

En Gennevilliers, la red de distribución comprende:

1.° Conductos de mampostería ó de cemento de 1 m. de diámetro, otros de 0,60 y 0,45, en una longitud de 55 km.

2.° Ochocientos diez y siete conductos más pequeños provistos de válvulas que distribuyen el agua sobre la superficie del terreno; las tierras se riegan por medio de surcos ó regueros bastante profundos, para que el agua sucia no toque las hojas ni los tallos de los vegetales y sólo bañe las raíces.

A unos 4 m. de profundidad del terreno funcionan tubos de drenaje que recogen el agua filtrada y depurada para conducirla al Sena.

Estos tubos miden una extensión total de 11.908 km.

En las huertas de Gennevilliers se cultiva toda clase de hortalizas, que los hortelanos llevan á los mercados de París para su venta.

La irrigación por las aguas de la alcantarilla produce legumbres de un aspecto admirable, como se ha visto en la Exposición; se distinguen de todas las demás por su tamaño y lozanía; sin embargo, he tenido ocasión de confirmar la observación de un gran número de personas, las cuales aseguran que al entrar en una casa donde se cuecen verduras de esta procedencia, se nota un olor penetrante y desagradable que recuerda el medio en que crecieron y se desarrollaron estos magníficos vegetales.

Más demostrativo es el hecho de los hortelanos de Gennevilliers, que, terminada la venta, van á otro mercado á comprar verduras de las cultivadas por los medios ordinarios para el consumo de sus familias.

El cultivo de verduras por este procedimiento es muy criticable: preferible sería la explotación de prados artificiales y árboles frutales, como hace el Ayuntamiento en su propiedad de Achères. El contacto inevitable del vegetal con los gérmenes del agua sucia tiene que ser muy expuesto.

No creemos oportuna la descripción del sistema de regado de Achères por ser en todo parecido al de Gennevilliers.

La extensión de terreno irrigada con el agua del alcantarillado es la siguiente:

Gennevilliers.	900	hectáreas.
Achères.........................	1.000	—
Mery-Pierrelaye..	2.150	—
Carrière Triel....................	950	—
TOTAL..................	5.000	hectáreas.

Estos cuatro campos depuraron en 1899 18.000.000 de m.ᵉ de agua de las alcantarillas.

En el siguiente cuadro aparecen los resultados de los análisis comparativos del agua del alcantarillado antes y después de la depuración.

Análisis químico y bacteriológico del agua del alcantarillado antes y después de su depuración.

	GRADO hidrotimétrico.		Cal.	Ácido sulfúrico.	Cloro.	Materia orgánica.	RESIDUO seco á 180°	ÁZOE		BACTERIAS por centímetro cúbico.
	Total.	Después de la ebullición.						Nítrico.	Amoniacal.	
AGUA DE LA ALCANTARILLA										
Colector de Asniere.........	36	17	165	122	50	34.9	630	2.2	16.7	11.750.000
AGUA DEPURADA										
Drenage de Gennevilliers......	62	33	309	265	74	1.2	1.071	27.3	»	1.175
Drenage de Noyers (Achères)	40	15	216	81	51	0.9	663	15.3	»	1.88
Drenage de Garenne (Achères)	43	17	239	108	62	1.8	741	15.0	»	23.50

Las obras de este grandioso proyecto han costado cerca de 40 millones de francos al Municipio de Paris.

Desde 1889, las experiencias de Berlín, Friburgo, Breslau, Magdebourgo y las de Paris y Reims (Informe de F. Launay al Congreso de Higiene de 1900) vienen demostrando y afirmando la excelencia de este procedimiento de depuración de aguas del alcantarillado con hechos prácticos indiscutibles.

Depuración de aguas inmundas por los sistemas Dibdin Cameron, Reig Anlage y Rothe Roeckner.—En la Exposición de 1900 se ha presentado un modelo de Cameron, sistema que funciona en Exeter (Inglate-

rra) «The Septic tank», como le llaman sus inventores, mere-
cedor de especial mención por su sencillez y buenos resultados.
Presenta la ventaja de poderse emplear para grandes cantidades
de agua, como en las ciudades ó para pequeñas como la producida en una casa de campo.

El principio de este sistema consiste en obtener la depuración por los medios naturales, es decir, por la evolución biológica que se verifica en todo líquido en putrefacción; los únicos
medios mecánicos que se emplean en este método son los
indispensables para obtener la sucesión metódica de iguales
volúmenes de agua sucia que haya de ser depurada y enviada
á los estanques de filtración.

El mecanismo de la acción biológica consiste en la peptoni-
zación y disolución de la materia orgánica y su transformación
por la acción de los microbios aerobios, los cuales llegan á
consumir todo el oxígeno y mueren por falta de medio nutri-
tivo.

Más adelante se demostrará esta afirmación con los análisis
comparativos de los notables químicos de Londres, J. H. Pear-
main y C. I. Moor.

La instalación de este sistema se compone de un depósito
subterráneo de portland de una capacidad un poco mayor que
la que ocuparía toda la cantidad de aguas sucias producidas en
un día. Antes de dar entrada á estas aguas en el depósito, se
dejan reposar en otro depósito más pequeño el tiempo necesario para que se acumulen en el fondo las arenas y cuerpos pesa-
dos. Con el objeto de evitar confusiones llamaremos cámara á
este primer depósito.

La cámara y el depósito están unidos de modo que el líquido
pase desde la parte inferior de la cámara á la superior del depósito en el cual no deja ningún sedimento; el agua sucia se
acumula lentamente en un recipiente aforado y de aquí pasa á
uno de los diferentes filtros. Estos tienen 1,60 m. de profundidad y una capacidad de 106 m.³ De cada cinco filtros, cuatro
están compuestos de trozos de arcilla y uno de cok menudo y
escoria de hierro.

En el depósito séptico de los Sres. Cameron y Dibdin es

donde comienza la depuración del agua sucia—allí se prepara
convenientemente para ser luego filtrada y privada de su materia orgánica.—Este agua, al salir del filtro se conserva indefinidamente sin señales de putrefacción aun encerrada en una botella mal tapada, lo cual demuestra que está desprovista de
materias orgánicas y de gérmenes de fermentación.

En la Exposición figuran dos modelos de instalación para
una ciudad, uno compuesto de ocho filtros y un aparato de distribución alternativa para llenar y descargar el agua en cada uno
de los depósitos; estos modelos funcionan del modo siguiente.

Las aguas sucias pasan por un colector principal á las cámaras de decantación, y de aquí á los depósitos sépticos con todas
las materias sólidas en suspensión que puedan contener, en
este momento comienza la liquefacción de la materia orgánica;
después pasa el agua á los filtros.

En cada grupo de filtros hay uno sólo en actividad. Una vez
lleno un filtro, el líquido no sale de él hasta tanto se haya
llenado el siguiente. El contacto prolongado que resulta de la
inamovilidad del líquido en contacto con la capa filtrante asegura la completa destrucción de la materia orgánica.

Desde el momento en que el segundo filtro está lleno, el
primero se vacía automáticamente y permanece así hasta que
se llena el tercero. De este modo la capa filtrante tiene suficiente
tiempo para airearse convenientemente.

A cierta altura del filtro séptico hay una pequeña lámpara en
la que se queman los gases desprendidos por las aguas del alcantarillado y que se aprovechan para el alumbrado; en Belleisle
y Exeter (Inglaterra) las fábricas de depuración utilizan esta luz.

La influencia de este tratamiento de las aguas de alcantarilla,
se demuestra comparando el análisis de estas antes y después
de entrar en el depósito.

Agua sin depurar.

Las siguientes cifras representan el tanto por cien mil de la
materia analizada. Cada columna de números corresponde á la
fecha de cada uno de los seis análisis:

ANÁLISIS 1.°

Mayo, día	23	24	31	2	3	8
Substancias sólidas	51.4	8.14	88.6	68.5	88.5	111.4
Idem minerales	30.0	47.1	44.3	37.1	38.5	41.5
Pérdida al rojo	21.4	34.3	44.3	34.4	50.0	65.5
Cloro	7.8	7.5	8.3	9.8	7.8	10.4
Dureza	10.7	12.8	11.4	10.0	11.4	11.4
Nitritos	»	»	»	»	»	»
Nitratos	»	»	»	»	»	»
Amoníaco salino	6.2	6.2	4.0	7.5	6.0	7.5
Idem albuminoideo	0.8	1.1	0.8	0.64	1.3	1.5
Oxígeno absorbido	2.0	4.3	6.5	4.7	6.8	12.5

ANÁLISIS 2.°

Agua depurada al salir del depósito.

Mayo, día	23	24	31	2	3	8
Substancias sólidas	48.5	54.3	55.5	54.3	52.8	57.1
Idem minerales	32.8	34.3	37.1	35.6	35.6	34.3
Pérdida al rojo	15.7	20.0	18.4	18.7	17.2	22.8
Cloro	7.0	6.8	6.5	5.7	6.7	6.7
Dureza	12.8	12.8	12.8	12.8	12.8	12.8
Nitritos	»	»	»	»	»	»
Nitratos	»	»	»	»	»	»
Amoníaco salino	3.2	4.6	5.0	2.4	4.0	5.0
Idem albuminoideo	0.6	0.3	0.7	0.35	0.54	0.9
Oxígeno absorbido	1.3	2.2	1.8	1.5	1.4	1.7

ANÁLISIS 3.°

Agua depurada al salir del filtro.

Mayo, día	23	24	31	2	3	8
Substancias sólidas	40.0	45.7	45.7	45.7	45.7	47.1
Idem minerales	37.7	34.3	37.1	37.1	32.8	36.5
Pérdida al rojo	4.3	11.4	8.6	8.6	12.9	11.6
Cloro	7.8	7.1	6.1	6.0	6.0	7.0
Dureza	15.7	14.3	14.3	15.7	14.3	14.3
Nitritos	»	»	»	»	»	»
Nitratos	1.18	1.18	1.18	1.3	1.1	1.2
Amoníaco salino	1.0	2.5	0.9	1.5	2.2	2.1
Idem albuminoideo	0.07	0.14	0.3	0.10	0.14	0.2
Oxígeno absorbido	0.4	0.61	0.43	0.51	0.34	0.48

RESUMEN.

	Agua depurada.	Agua del depósito.	Agua del filtro.
Substancia sólida.	81.4	58.8	45.0
Idem minerales	40.4	35.0	37.7
Pérdida al rojo	41.3	18.7	9.4
Cloro	8.6	6.5	6.4
Dureza	14.4	12.8	14.4
Nitritos	»	»	»
Nitratos	»	»	1.3
Amoníaco salino	6.3	4.3	1.65
Idem albuminoideo	1.5	0.67	0.15
Oxígeno absorbido	6.1	2.0	0.47

En el agua sin depurar, la cantidad de cloro es de 8,6 por 100.000, y después de depurada y pasada por el filtro se reduce á 6,4. Para hacer un cálculo más exacto del grado de depuración, las cifras referentes al amoníaco albuminoideo y al oxígeno absorbido, deben reducirse á una unidad normal de cloruro según propone el Dr. S. Rideal. Sin esta modificación la depuración sería más aparente que efectiva.

En el siguiente cuadro se expone el tanto por ciento de la depuración reducida á la unidad de cloro, con referencia á las cifras medias de los seis análisis de agua sin depurar y las seis de agua al salir del filtro:

Pérdida al rojo	77.3	70.0
Amoníaco albuminoideo	85.0	80.0
Oxígeno absorbido	92.3	90.0

En confirmación de las ventajas del procedimiento, expondremos el resultado de los análisis de diferentes químicos, en cuanto á la eliminación de albuminoideos y de substancias oxidables:

QUÍMICOS	Amoníaco albuminoideo.	Substancias oxidables.
Dibdin y Husdchison	62.2	80.9
Dupér	84.9	88.3
Pearmain y Moor	80.0	90.0
Perkins	64.4	78.7
Rideal	77.0	82.0

En la Exposición figura otro sistema de depuración de aguas sucias: el alemán de Reig Anlage, que se funda en los mismos principios de destrucción microbiana anteriormente expuestos; es decir, acumulación y reposo de estas aguas, que luego son purificadas á través de tres filtros, uno de grava, otro más fino de cok y el filtro depósito de oxidación que se compone de capas alternas de grava y cok.

La depuración de Reig no requiere empleo de fuerza mecánica ni adición de substancias químicas.

El método clarificador de aguas de alcantarilla de Rothe Roeckens, también presentado en la Exposición, es muy complicado y funciona á la manera de las balsas de sedimentación.

El agua pasa por un filtro de arena, de allí á un canal mezclador, donde se incorpora íntimamente con una cantidad de tierra porosa muy pulverizada ó con una turbina ó lidita. A esta mezcla se añaden óxidos metálicos en disolución muy extendida. Las aguas de este modo tratadas, pasan al aparato clarificador. Después, por una disposición mecánica complicadísima en la que se aprovecha la ley del nivel de los líquidos en los tubos comunicantes, llega el agua á un depósito que, al llenarse, pone á flote una gran campana que desempeña las funciones de un gasómetro. Produciendo la expulsión del aire interior, el agua llena la campana por la acción de la presión atmosférica y sale por la cúpula para penetrar en un depósito ya depurada y en disposición de verterse al río sin peligro de alterar la pureza de las aguas.

A pesar de su complicación, este sistema funciona en Tegel (cerca de Berlín), en Postdam, Spandau, Baden Baden, etc., y goza de crédito en Alemania.

Mataderos.

En París existen cuatro. En el de Grennelle se matan novillos, bueyes, vacas y carneros; en el de Fourneau sólo se sacrifican cerdos y en el de la Villette, que puede considerarse como un modelo digno de imitación, se mata toda clase de reses. Este establecimiento ocupa una superficie considerable de terreno y reune las condiciones reconocidas por los higienistas como indispensables á todo matadero.

La aireación, la luz y el espacio nada dejan que desear; no se encuentra un solo local estrecho y oscuro, se dispone de una gran cantidad de agua, condición muy útil para suplir el empleo de los desinfectantes tóxicos manejados para el saneamiento de otros establecimientos y que en este podrían dar lugar á intoxicaciones; su alcantarillado está perfectamente acondicionado para el alejamiento rápido de las aguas sucias. Además posee edificios independientes para las operaciones de limpieza, preparación de intestinos, pieles, cuernos, pezuñas, etc., y un depósito al aire libre de todo género de desperdicios que no deben permanecer en él más que un limitado número de horas.

Los pabellones, las naves de matanza, y colgadero de cerdos, están alejados de las dependencias de la matanza de novillos, bueyes, carneros y terneros.

A los lados de una ancha calle de 60 m. formada por las fachadas de dos pabellones, están situados los locales donde se sacrifica, desuella y limpia la res bovina; las dimensiones de estos locales son de 12 á 15 m. de largo por 8 ó 10 de ancho, la altura de techo es considerable.

Las paredes de estos degolladeros están recubiertas hasta la altura de 2 m. por un cemento liso é impermeable fácil de lavar copiosamente.

El piso está recubierto por losas duras, lisas y cogidas sus juntas con cemento para suprimir las grietas y evitar las infiltraciones de materias y líquidos orgánicos; tiene una inclinación hacia el centro, donde se encuentra el desagüe al sumidero protegido por una reja que impide el paso de los cuerpos que pudieran obstruirle.

Por una ley de Marzo de 1879, quedó severamente prohibido el derramamiento de sangre sobre el suelo; el matarife, antes de abrir la carótida y herir el corazón, coloca debajo del cuello del animal un receptáculo plano de metal donde se recoge la sangre. Esta, el estómago, intestinos, pulmones, etc., pasan al pabellón de la Tripería. Una vez desolladas y preparadas se colocan las reses unas al lado de otras en el colgadero donde se exponen á la venta.

Las vísceras, cabezas, patas. etc., colocadas en vagonetas que circulan sobre rails á lo largo de la fachada del edificio, cubiertas por el gran alero del tejado que las protege contra la lluvia, pasan al depósito de basuras y desperdicios, donde se vacían y lavan los estómagos y los intestinos. Después de bien limpias, todas las vísceras, cabezas, patas, etc., pasan á la tripería donde la mayor parte de estos desperdicios son sometidos á la cocción.

El pabellón de la tripería está bien dispuesto para facilitar los lavados, sus paredes impermeables y el piso de piedra permite la limpieza diaria con grandes cantidades de agua. En la época de calor se emplea como elemento desinfectante una disolución de cloruro de calcio en la proporción de 4 kg. por 200 litros de agua. Los fogones y hogares para la cocción están totalmente aislados con cristales para evitar la difusión de los humos, estos son arrastrados al exterior por el tiro de una elevada chimenea.

Los utensilios destinados á estas operaciones de cocción son de cobre, interiormente estañados, y se conservan en perfecto estado de limpieza.

Como medida de gran importancia y de resultados útiles se recomienda á los inspectores veterinarios que examinen con el mayor detenimiento las vísceras de los animales sacrificados, no sólo en los colgaderos, sino especialmente en la tripería antes de cocerlas.

El depósito de basuras, donde se acumulan los materiales

contenidos en el aparato digestivo y los desperdicios sin valor, es objeto de minuciosa atención en lo referente á limpieza y desinfección. Está alejado de los demás pabellones del matadero.

Los detritus son conducidos en carros revestidos de zinc interiormente, para evitar que los líquidos manchen el piso durante los trayectos que tengan que recorrer.

El estiércol y las materias de desecho se transportan á los depósitos de inmundicias de la Villette, á espaldas del matadero.

Además de los edificios destinados á las operaciones de la matanza y de los colgaderos para la venta, existen otros locales indispensables al buen servicio del establecimiento.

Para dar albergue á los animales que no han podido ser sacrificados el mismo día de su llegada, existen en distintos pabellones, cerrados, bien aireados, establos para los novillos, bueyes y terneras, apriscos para los carneros, y en lugar apartado y aislado cochiqueras para los cerdos.

Los pabellones donde se sacrifica el ganado de cerda y las naves donde se cuelgan en canal, á pesar de los constantes cuidados de limpieza y de las buenas condiciones higiénicas de los locales, el aire saturado del mal olor característico de estos animales se hace irrespirable hasta en los patios de más de 70 m. de largo por 30 ó 35 de ancho.

Las aguas sucias del matadero pasan á la alcantarilla y de allí á los campos de depuración sin caer al Sena la menor cantidad.

Las inmundicas sólidas son recogidas por los contratistas que las transportan á los depósitos particulares situados fuera de París, donde son utilizadas por sus propietarios ajustándose al reglamento de policía é higiene. Las materias no aceptadas por los contratistas se envían al depósito de la Villette, próximo al matadero.

Los principales elementos de desinfección empleados en este establecimiento son el agua en exagerada abundancia, la aireación y la limpieza. En determinados locales se emplea el cresilol al 1 por 100, el cloruro de calcio, y nunca los desinfectantes tóxicos; en la mondonguería y en el depósito de inmundicias se emplean en determinados casos los chorros de vapor y el agua hirviendo, sirviéndose de un aparato locomóvil con el cual se obtiene el agua á una elevada temperatura mezclada con líquidos antisépticos.

Se presentan grandes dificultades al hacerse precisa la desinfección de una superficie manchada con productos viscosos y otras substancias muy adherentes; así como los gérmenes artificialmente cultivados en caldos y aun en gelatina son destruídos con relativa facilidad por la poca protección que encuentran en el líquido que los rodea, los microbios contenidos en una ganga mucosa consistente ó en otras substancias orgánicas adherentes, son difíciles de destruir por ser necesario liquidar previamente estas materias protectoras para alcanzar al microbio.

Por este motivo se debe emplear el agua caliente para la transformación de estas materias únicamente, pues el calor del agua, aun á más de 100° al salir de la manga, se enfría rápidamente y pierde su poder microbicida y sólo se podrá contar con el líquido antiséptico que contiene para la destrucción de los gérmenes.

La bomba de Genest reune estas condiciones y se compone de una caldera de vapor, de poco peso y rápida vaporización, para alimentar el chorro de agua caliente; un depósito de solución antiséptica dispuesto de modo que permita la mezcla del chorro de agua con el de esta solución y de un tubo de cautchou provisto de una lanza.

La caldera, montada sobre cuatro ruedas, puede alimentar convenientemente cuatro lanzas para proceder á cuatro desinfecciones simultáneas.

Antes de proyectar el agua caliente sobre las manchas adherentes, conviene lavarlas con agua fría.

Este aparato es muy ligero y puede ser transportado de un lado á otro por dos hombres.

Su gasto en combustible es de 4 kg. de carbón por hora y por lanza.

Mercado de ganados.

Está situado cerca del Matadero de la Villette, del que le separa el canal del Ourque. Los dos establecimientos ocupan una superficie de 218.000 m.ª Delante de la rue de l'Allemagne, y limitada por una larga reja, se encuentra una extensa plaza adoquinada, en la que existe una combinación de vallas para el recuento del ganado.

A derecha é izquierda se elevan dos pabellones de dos pisos destinados á las oficinas de la Administración, Consumos y Sanidad. En el fondo de la plaza aparecen tres grandes cobertizos, construidos sobre columnas de hierro. A la izquierda de la fila de cobertizos forman una larga calle los edificios de mampostería, cerrados y cubiertos, destinados á establos, apriscos, cuadras, depósito de utensilios y aparatos de saneamiento; los estercoleros están situados á distancia conveniente de estos pabellones.

El cobertizo central es el mayor; tiene 250 m. de largo por 100 de ancho; está destinado á la venta de novillos, bueyes y terneras.

A todo lo largo de este cobertizo, á derecha é izquierda, á 70 ú 80 cm. sobre el suelo, hay un sólido barrote de hierro sujeto por las columnas del edificio: sirve para inmovilizar los animales atándolos por los cuernos, de modo que la cabeza quede unida al barrote y ordenados de este modo formen una fila apretada de una regularidad perfecta, disposición que facilita el examen del comprador y la del veterinario inspector. La limpieza con que son presentados estos hermosos novillos llega hasta tal extremo, que se destina una persona para lavar uno por uno los animales que lo necesiten. Entré las dos filas de novillos hay una calle de más de 3 m., para el tránsito de compradores y vendedores.

En el cobertizo de la derecha se verifica la venta de cerdos.

Se divide en corrales cercados con vallas de madera, formando lotes; el piso está adoquinado y cubierto de paja, cada propietario tiene un lote donde encierra los cerdos que desea vender. Allí son examinados por los inspectores veterinarios, sobre todo para averiguar la existencia de los cisticercos. Este es un examen difícil porque requiere la apertura de la boca del animal para reconocer la lengua.

. El cobertizo de la izquierda, donde se exponen los carneros á la venta, está dispuesto de modo diferente á los otros dos. Cada propietario dispone de un espacio limitado por barras de hierro. Se subdivide este corral en pequeños compartimientos paralelos por medio de unas escaleras de madera dejando entre una y otra un espacio igual al largo del cuerpo del carnero. Con ayuda de los perros de ganado, dos ó tres hombres obligan á estos animales á penetrar en los compartimientos colocándolos en filas apretadas y regulares, con las cabezas en la misma dirección para simplificar su examen.

Los novillos, bueyes y carneros, permanecen sujetos é inmóviles sin comer ni beber desde las siete ú ocho de la mañana hasta las cuatro ó cinco de la tarde del mismo día. Los vendidos pasan al Matadero y los no vendidos á los establos y apriscos.

En el cuadro de la entrada de ganado correspondiente al 23 de Setiembre de 1900 figuraban las siguientes cifras:

2.885 novillos al precio de 0,90 á 1,50 francos kilo.
2.242 terneras   »   1 20 á 1,90   »
22.343 carneros   »   1.30 á 2,10   »
6.522 cerdos   »   1,16 á 1,50   »

A las diez de la mañana siguiente el ganado no vendido desaloja los establos y se procede á la desinfección general del mercado.

La brigada de limpieza se compone de 70 hombres á las órdenes del Inspector de higiene.

Se comienza por recoger el estiércol de los cobertizos y de las cuadras, se sueltan las mangas de agua y al propio tiempo se procede al barrido con escobas muy duras; el agua de las mangas arrastra á la alcantarilla las materias arrancadas por las es-

cobas y por el rascado con un utensilio *ad hoc*. Cuando la suciedad del piso y de las paredes lo reclama, se emplean la solución
de hipoclorito de potasa en el pulverizador Laurans.

Con este ingenioso aparato, construído por la casa Genest-
Herscher de París, se obtiene una desinfección completa, rápida
y muy económica de las grandes superficies. Se emplea no sólo
en el saneamiento de mercados, sino también en los riegos antisépticos de las vías públicas cuando se presenta la necesidad, en
el de las superficies horizontales ó verticales de las cuadras, establos, cochiqueras, etc. Con él se pueden desinfectar las basu-

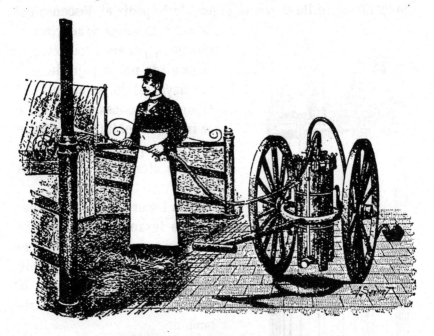

Fig. 6.ª—Desinfección de una cuadra.

ras caseras, los pozos negros, estancaciones de las alcantarillas,
los vagones de ganados, etc., etc.

Las substancias antisépticas de uso corriente en este aparato
son el sublimado en esta forma: 1 g. de bicloruro, 2 g. de sal
común en 1 litro de agua y con más frecuencia el cresilo puro.

El mezclador dosimétrico, por medio de un mecanismo que
describiremos al exponer su modo de funcionar, está destinado
á mezclar con el agua de la cañería general, á su paso por el

aparato, las cantidades que se deseen de una solución antiséptica, regulando estas proporciones de una manera casi matemática. Permite el manejo de cantidades ilimitadas de agua desinfectante.

Se destornillan los taponos A y B, así como el D, el cual se adapta, por medio de un racord, al conducto de la canalización general; el agua debe entrar lentamente en el aparato hasta elevar el émbolo de la bomba; en el momento en que el agua sale á chorro por B, se cierra la comunicación con la cañería.

Se sujeta el anillo C con el objeto de impedir el descenso del

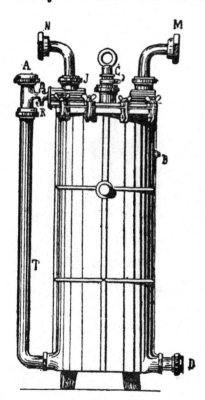

émbolo. Después se suprime el racord D, y cuando toda el agua acumulada por debajo del pistón haya salido, se atornilla el tapón D; entonces por el tubo T se introduce el líquido antiséptico hasta que se desborde por B, y se atornillan los tapones A y B.

Para hacer funcionar el aparato se levanta el collar C, se une con un racord el conducto de la canalización general con la tubulura M, y sobre la N se sujeta la manga de distribución.

El grifo R sirve para permitir la mezcla del agua y del líquido antiséptico cuando está abierto; cuando se desea manejar agua sola, se cierra este grifo. El sistema mezclador I,

Fig. 7.ª—Mezclador dosimétrico Laurans.

consiste en unos tubos de diferentes calibres, con los cuales se afora la cantidad de líquido antiséptico que se desea mezclar para obtener proporciones del 1 ó 2 por 100, del 2 y 3 por 1.000 ó del 5 por 1.000, según las necesidades.

Para los lavados de desinfección preventiva con solución de sublimado, se deben emplear los tubos aforadores del 2 por 1.000 ó del 5 por 1.000, y para las desinfecciones enérgicas las del 1, 2 y hasta 3 por 100.

Para la desinfección de los mercados, vagones de ganado, mataderos, estaciones de coches, etc., etc.; con el cresilo se emplearán el 1 ó el 2 por 100, y en los cuarteles, escuelas, establos, cuadras, etc., etc., el 3 por 100.

Después de cada operación, se debe vaciar y lavar bien con agua pura el interior del mezclador, y conservarlo vacío. Cuando ha de estar mucho tiempo sin funcionar, se debe introducir en él un poco de petróleo para evitar que se reseque el cuero de los émbolos.

Existen diferentes tipos de mezclador dosimétrico Laurans, sus condiciones económicas son las siguientes:

Tipo P M 2. Aparato locomóvil montado sobre dos ruedas.

Capacidad útil para el líquido que se desea dosificar, 25 litros.

Precio del aparato, 350 francos, su peso 80 kg.

Idem de 10 m. de tubo de caucthouc de 22 mm. de diámetro interior, 75 francos, su peso, 8,50 kg.

Idem de la lanza de cobre, 15 francos, su peso 0,800 gr.

Idem del pulverizador de repuesto, 5 francos, su peso 0,175 g.

Tipo G M I. Aparato fijo.

Capacidad útil, 45 litros.

Puede emplearse el tubo y la lanza del modelo anterior.

Cuando no es posible disponer de una presión como la de la canalización general para hacer funcionar el mezclador, se necesita una pequeña bomba aspirante impelente, que la casa Genest-Herscher construye al precio de 40 francos, de un peso de 30 kg.

También se emplean para la desinfección los chorros de vapor bajo presión, producidos por una bomba locomóvil parecida á la descrita en el capítulo *Mataderos*.

Todos los pisos del mercado están revestidos de adoquines muy iguales trabadas sus juntas con cemento impermeable, por lo cual se prestan convenientemente á los más repetidos y copiosos lavados, del mismo modo que sus paredes, por ser lisas é impermeables.

Con la pulverización dosimétrica de hipoclorito de sosa se desinfectan las escaleras de los parques de carneros y las barras de hierro de todos los cobertizos.

Las emanaciones amoniacales se combaten eficazmente con el cloruro de zinc ($45°$ Baumé) al 3 por 100 de agua mezclado con timol.

El cresilol se usa poco por sus dudosos resultados. Se empleó con gran confianza durante estos últimos años; pero al presentarse algunos casos de fiebre aftosa en el mercado, y al ver que este desinfectante no producía resultado, se abandonó. El Inspector de Sanidad suplió con éxito el uso del cresilol reforzando los lavados y empleando las soluciones de hipoclorito, de sulfato de sosa y de cloruro de zinc.

Para la desinfección de las escaleras de separación de los carneros y de algunos locales se emplea una caldera especial de vapor bajo presión, descrita en el anterior capítulo, que produce chorros de agua de bastante fuerza de proyección á una temperatura elevada ($110°$).

También se procede á una desinfección rigurosa en los vagones de ganado, sobre todo cuando se sospecha que han sido ocupados por animales atacados de enfermedades infecciosas.

No se permite la entrada en el Matadero ni en el Mercado á los carros que vienen á recoger ganado vivo ó muerto, sin la presentación de un certificado de desinfección practicada en aquel día.

Todos los lunes y viernes se hace una desinfección rigurosa de todas las dependencias del establecimiento.

El transporte de carnes muertas desde el Matadero á los puntos de su destino (carnicerías, mercados, etc.) es muy defectuoso; se verifica en carros de diferentes formas, especialmente jardineras, todos ellos descubiertos, exponiendo las carnes á la contaminación por el polvo de la ciudad. La policía sanitaria nada tiene decretado acerca de esta grave cuestión.

Como resumen de las impresiones recibidas en nuestras diferentes visitas á estos dos establecimientos, podemos decir que el saneamiento de los mercados y mataderos no es difícil ni costoso; basta para este efecto una gran cantidad de agua bien utilizada y distribuída; algunos aparatos de poco coste, como bombas, calderas de vapor bajo presión, pulverizadores, mezcladores dosimétricos y unos cuantos desinfectantes, no de los más caros: hipoclorito de sosa, sulfato de sosa, cloruros de cal y de zinc y pequeñas cantidades de sublimado y de timol. Con estos elementos, y con el aseo que por medio de un Reglamento prudente y razonado se debe exigir á los vendedores y compradores, se puede lograr un saneamiento perfecto en los mercados construídos según los preceptos de la higiene moderna.

Inspección de carnes. — Se puede afirmar que este servicio de salubridad pública es más importante que el de la depuración de las aguas potables. Ni la opinión pública ni las autoridades fijan en él preferente atención, porque nunca ha sido dable atribuir epidemia alguna de enfermedades infecciosas á la influencia de las carnes insalubres; sólo la triquinosis ha producido alarma en algunas poblaciones en casos poco frecuentes. No es esto decir que este género de inspección sea poco importante, pues son muchas las víctimas de afecciones por ingestión de carnes procedentes de animales enfermos. Es muy posible que una parte de las infecciones que no se pueden diagnosticar con rigurosa exactitud y otras muy bien definidas pero cuya causa se desconoce sean producidas por las carnes, quedando en el misterio el verdadero origen de la enfermedad. Una substancia que se puede considerar como base de la alimentación general y de un consumo diario considerable, debe ser vigilada atentamente por el Municipio, y por desgracia no sucede así; el temor de lesionar la libertad del comercio, la mala interpretación del derecho de propiedad, al cual no se debe consentir la libre facultad de transmitir á un tercero mercancías perjudiciales á la salud, han sido causa de no existir hasta hoy ninguna ley sobre este importante asunto, y sólo se apliquen como remedio algunos decretos Municipales fáciles de eludir.

La libertad individual y el derecho de propiedad deben llegar hasta donde no perjudiquen á la masa social exponiendo la vida y la salud. En nuestra vieja Europa, sobre todo en los países latinos, llega este mal entendido respeto hasta imposibilitar medidas eficaces aun en tiempo de epidemias graves.

En Alemania, con la reciente ley del 30 de Junio de 1900 para combatir las enfermedades contagiosas capaces de producir un daño general, se ha dado el primer paso en este sentido anteponiendo la salud pública á esa libertad mal entendida.

El servicio de inspección de carnes, de París, está compuesto por veterinarios de primera clase, admitidos por un concurso que consta de ejercicios escritos y pruebas prácticas, comprendiendo todos los conocimientos necesarios al cargo que deben desempeñar.

El personal del servicio se compone de un Jefe.

4 empleados para los registros administrativos.

11 inspectores principales.

17 íd. de primera clase.

37 íd. de segunda íd.

Un mozo.

Todo este personal representa un gasto de 24.800 francos.

La inspección debe ejercerse en los mataderos, mercados, en todas las entradas de consumos, en las estaciones de ferrocarriles, en las carnicerías, peseaderías, pollerías, tiendas de caza, en las salchicherías, tablajerías y mercancías de los vendedores ambulantes.

El Laboratorio central, donde se verifican los análisis microbiológicos é inyecciones fisiológicas en los casos sospechosos, está situado en el Mercado de La Halle.

En los de ganados se examina el animal vivo, y en el matadero se vuelve á examinar después de sacrificado; la inspección es ocular; si resulta sospechosa la carne se retira del colgadero, y el inspector envía al laboratorio un trozo de los tejidos atacados; cuando la carne es sana el inspector aplica sobre la res en canal un sello, con cuyo requisito queda su dueño en libertad de entregarla al consumo. Si aparece atacada de alguna enfermedad, el inspector lacera las carnes, las riega con petróleo, con timol ó cualquier otro desinfectante aromático y entrega la res al dueño para que la utilice fundiendo su grasa, convirtiendo sus carnes en abono, etc.

Para cada grupo de seis de los 42 mercados de París hay un inspector. Cuando este funcionario encuentra algún alimento descompuesto ó perjudicial á la salud, debe entregar al vendedor un certificado y notificar al comisario de Policía la necesidad de trasladar las substancias averiadas al quemadero para ser destruídas.

Los alimentos sorprendidos en las cestas de los vendedores ambulantes son destruídos en el acto y en presencia del traficante.

En Alemania, Noruega, Italia y algunos otros países se tolera la venta de carnes de animales atacados de enfermedades no transmisibles al hombre, pero á condición de exponerlas al público con un cartel en que se declare que son carnes de mala calidad—*carne bassa macelleria*—con este título se llega hasta autorizar la venta de la carne de animales tuberculosos en el primer período, presentando lesiones en un sólo órgano, y advirtiendo al público que únicamente se deben consumir después de bien cocidas.

Mercado central (La Halle).

Su descripción.—Método de desinfección.—Decretos de policía.

De todos los mercados que existen en París, La Halle es el mayor, y por las condiciones de su construcción y organización, puede servir de modelo.

Forma un rectángulo de 325 m. de largo por 140 de ancho; separan los pabellones unos de otros en el sentido de su longitud tres anchas calles cubiertas y empedradas; la del centro tiene unos 25 m. de anchura. Las carnes, la salchichería y las mondonguerías forman un grupo de cuatro pabellones; en los demás se vende el pescado, la caza, aves de corral, legumbres, frutas, quesos, mantecas, huevos, etc. En las calles que rodean el mercado y fuera del cobertizo, se permite la instalación de legumbres, frutas y otros alimentos para la venta al menudeo.

A las siete de la mañana todos estos puestos ambulantes deben desalojar las vías.

· Los sótanos del mercado construídos de manera á permitir un fácil saneamiento, sirven para almacenar las substancias alimenticias.

En época no lejana se permitían las mesas de madera para exponer á la venta las carnes, pescados, manteca, queso, etc.; hoy son obligatorias las de piedra ó de mármol más fáciles de desinfectar.

Para el pescado de agua dulce, cada puesto tiene una pila con agua corriente, en la que los peces de río se conservan vivos. En el sótano correspondiente á este pabellón, hay estanques para el mismo objeto.

En los cuatro ángulos del mercado existen ocho fuentes no de agua corriente, que produce un estado de humedad peligroso, sino cerradas provistas cada una de un grifo. Además hay otras distribuídas en los pabellones centrales, y una gran abundancia de bocas de riego para las necesidades del servicio. El agua procede de la canalización general y de tres pozos con sus correspondientes bombas. En previsión de una falta de agua, existe un depósito que · puede servir para el lavado durante unos días.

En las cuevas existen bocas de riego en suficiente número destinadas á los diferentes servicios.

En este monumental mercado, ocupado por centenares de puestos de venta y frecuentado por millares de compradores, reina el orden más perfecto y la limpieza más escrupulosa; esta última condición tan esencial, es debida al respeto que se tiene á las ordenanzas de Policía y al instinto de aseo propio del pueblo de París.

La limpieza del mercado comienza á las siete de la mañana, hora en que los vendedores ambulantes desalojan los alrededores de la plaza. Las hojas, tronchos, peladuras, etc., son trasladadas en carros por los contratistas de la basura.

A las once, terminado el mercado, se limpia, barre y lava el interior de los pabellones; por las tardes se procede á la misma operación en las cuevas ó sótanos.

Los pabellones más difíciles de limpiar y sanear son los de los quesos, mantecas, mondonguerías y pescados, siéndolo aún más los almacenes de estas substancias en los sótanos. Después de bien lavado y rascado el piso y las paredes, se desinfectan según el caso con el cloruro de cal, empleando el pulverizador dosimétrico de Laurans.

Se desengrasan las paredes y suelos con ácido clorhídrico, para este efecto se usa también la mezcla de una solución de cloruro de zinc, al 22 por 100, con 1 kg. de timol en 2 litros de alcohol; dicha solución se extiende en 3.000 litros de agua. Este líquido constituye, más que un desinfectante enérgico, un desodorizante muy útil contra el mal olor de los pabellones de quesos y mantecas sobre todo.

El hipoclorito de sosa se emplea con frecuencia.

Con respecto al reglamento de policía de mercados, creemos oportuno reproducir algunos artículos del que rige en París.

Art. 19. Se prohibe tirar ó depositar en los pasos destinados á la circulación, pajas, papeles, detritus, así como conservar esparcidas en los puestos mercancías averiadas, desecho de carnes, aves, caza y pescados descompuestos. Todas estas materias se recogerán en un cubo de zinc, en vasijas barnizadas interiormente ó en cajas tapizadas con hojas desecadas, serrín, etc., deberán desalojarse de los puestos al terminar el mercado, lavando cuidadosamente los recipientes después de vaciados.

Art. 20. Los dueños de los puestos de carnicería, salchichería, mondonguería y los de carnes cocidas, quedan obligados á recoger y alejar diariamente de sus puestos los huesos, grasas, peladuras de vegetales y las carnes de desecho.

Art. 21. Todos los utensilios y el material de los mondongueros, pescaderos, vendedores de carnes saladas y cocidas, serán lavados todas las noches y desinfectados con cloruro de cal una vez por semana.

Art. 22. Se impone á los propietarios de puestos la limpieza total del establecimiento una vez al mes, levantando todo el material para poder lavar cuidadosamente el piso.

Art. 23. La matanza de cerdos, cabritos, cochinillos, queda prohibida en los mercados que no tengan un departamento destinado á estas operaciones, así como el desplumar las aves, incluso los palomos y pichones.

Art. 24. En los establecimientos provistos de esta clase de mataderos, se transportarán cada día los detritus que resulten al sitio señalado para su depósito, sin que sea permitido la mezcla de sangre y tripas con estos elementos. Después se lavará el suelo con cuidado.

Art. 25. Las jaulas ocupadas por animales vivos deberán tener un fondo de zinc, que se lavará con frecuencia, extrayendo el estiércol ó la gallinaza.

Art. 26. Se lavarán y cepillarán cada día los suelos de los puestos de mantecas y de aves; cuando menos una vez por semana se procederá á una limpieza total de la instalación, empleando el cloruro de cal cuando lo ordene el inspector.

Art. 27. Los desechos procedentes de los puestos ambulantes del mercado y los del matadero, se depositarán en el lugar indicado ó se verterán en los carros de la limpieza.

Art. 28. Los mondongueros, tablajeros, vendedores de carnes y pescados salados, deberán cambiar cada seis horas, cuando menos, el agua de los recipientes donde ponen á remojo su mercancía, y después de vaciado el depósito lo lavarán perfectamente, así como el suelo de su establecimiento.

Art. 29. Queda prohibida la inmersión de objeto alguno ó de tejidos en los depósitos, bien sean los de remojo, ó en los destinados á la conservación de peces vivos.

Art. 30. Las conservas saladas de carnes y pescados alteradas por una prolongada permanencia en el agua, se consideran insalubres, se retirarán de los puestos y serán inutilizadas para el consumo.

Art. 31. La aspersión de las mercancías que lo reclamen se hará exclusivamente con una esponja ó con una regadera.

Art. 32. Las mercancías sanguinolentas y en general todos los alimentos de consistencia blanda, pastosa, grasosa ó húmeda, no se pondrán en contacto con materias permeables ni con ninguna superficie ni utensilio de cobre, plomo, zinc ó hierro galvanizado, ni podrán envolverse en papel pintado, cualquiera sea el color de éste.

Art. 33. Los mercaderes de carnes cocidas no podrán vender alimentos crudos ni clase alguna de pastelería coloreada.

Para conservar sus mercancías de un día á otro los vendedores quedan obligados á emplear recipientes en los cuales el aire circule libremente.

Art. 34. Los urinarios públicos se instalarán á distancias prudentes fuera del mercado, para evitar que sus emanaciones penetren en él.

Estos artículos reclaman la adición de otro muy importante, sobre todo en nuestro país, en el cual se prohibiera en absoluto que el comprador tocase y manosease las carnes especialmente, pues los pescados, legumbres y frutas no ofrecen el mismo peligro, siendo muy de lamentar que no sea posible extender esta prohibición al vendedor también.

Piscinas, baños y duchas á precio reducido.

Duchas en general.—Lavaderos públicos.

Muchos creen que los baños, la limpieza general del cuerpo constituye un placer, un lujo propio de personas distinguidas, pero no una necesidad para los obreros, menestrales y gente pobre, cuando realmente sucede todo lo contrario. El trabajador no se puede mudar de ropa interior con la frecuencia que lo hacen las personas acomodadas; el trabajo le obliga á vivir todo el día bañado en sudor, y esta secreción, mezclada con el polvo del taller, forma un compuesto que obstruye los poros de la piel, constituyendo al propio tiempo un elemento de cultivo de toda clase de gérmenes, que al desarrollarse sin ningún obstáculo sobre la superficie cutánea, convierten al individuo en un foco de infección. Por estas razones, el obrero y los trabajadores en general necesitan los baños y los lavatorios más que las personas acomodadas, no sólo para bien de la salud propia, sino como medida conveniente al bien general. En Austria, Alemania y posteriormente en Francia, se ha comprendido todo el interés que encierra esta cuestión, y se han hecho sacrificios para facilitar y propagar los baños públicos á precios reducidos.

La clase trabajadora goza una fama de desaseada en todos los países, desgraciadamente merecida; la falta de recursos, el precio elevado de los baños, la falta de tiempo, no les ha permitido crear costumbres de limpieza, que tampoco han recibido por la influencia del ejemplo; la tendencia general al desaseo demuestra que la limpieza en la especie humana no es instintiva, sino hija de la educación y de la costumbre.

En apoyo de esta afirmación referiremos el siguiente hecho ocurrido en la reciente Fábrica de Tabacos de Orleans. El actual Director, persona de gran ilustración, puso todo su empeño en que en la nueva fábrica se instalase un departamento de hidroterapia con baños y duchas para los operarios de ambos sexos. El desengaño de este Sr. Director fué grande al ver que pasaban semanas y meses sin que apareciera ningún obrero á tomar baños, ni siquiera á visitar el local. Pero llegó el verano, y con los fuertes calores acudieron al balneario muchos operarios y operarias; cada día crecía la afluencia, que continuó durante el otoño, y aun en los días más fríos del invierno el servicio de hidroterapia seguía funcionando con gran actividad. Estos trabajadores comenzaban á adquirir hábitos de limpieza.

El descuido en el aseo corporal no es propio exclusivamente de las clases inferiores de la sociedad; es un hecho que en la clase media, en los colegios y en las colectividades en general se hace poco uso de los baños, de las duchas ni del agua en grandes cantidades para la limpieza del cuerpo; esto es debido á las mismas dificultades económicas á que nos referíamos al hablar de la clase menesterosa. La instalación de un baño en una casa es cara y la de ducha también, aunque no tanto. Los baños públicos son costosos, y esto contribuye á desviar de las costumbres de aseo personal á los que, sin estos inconvenientes, llegarían hasta el abuso de los baños y lociones.

En la época actual estas dificultades económicas van disminuyendo gracias á los progresos de la industria, que puede procurar instalaciones particulares y colectivas con gran economía y con notable aprovechamiento del agua.

La Sanidad Militar ha contribuído grandemente á estos progresos en la balneación y duchas, ensayando y modificando aparatos diversos bajo el punto de vista de instalación, calefacción, gastos de agua, etc.

En 1893, el Ministro de la Guerra adoptó el siguiente modelo, presentado por la casa constructora Flicoteaux, Borne y Boutet, de París (fig. 8.ª).

Este aparato, instalado en diferentes cuarteles y establecimientos particulares, consta de:

Una caldera de cobre, con un sistema tubular para el aprovechamiento completo del calor; se calienta por medio de una

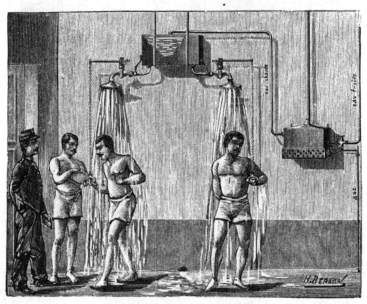

Fig. 8.ª—Duchas militares.

serie de mecheros de gas. El agua pasa á un depósito que comunica con la regadera.

Este sistema permite que las duchas funcionen inmediatamente después de encendido el gas; se puede sostener la temperatura á 35°, poco más ó menos, de una manera permanente.

Según los cálculos del Médico mayor de uno de los regimientos acuartelados en el Quai d'Orsay en 1891, un metro cúbico de gas es suficiente para 100 duchas en verano y 50 en invierno.

Varios experimentos del mismo Médico mayor demuestran que se pueden dar de 74 á 100 duchas en una hora con dos regaderas, y en el mismo espacio de tiempo de 150 á 200 con cuatro.

El precio de la instalación completa con dos regaderas es de 400 francos, y con cuatro 600.

Duchas escolares.—El anterior modelo, con las ligeras modificaciones que indica la figura 9.ª, puede emplearse en los

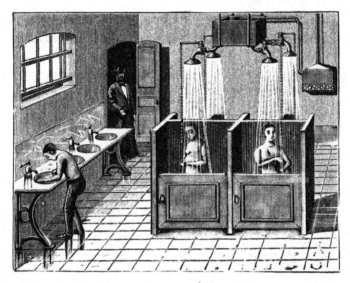

Fig. 9.ª—Duchas escolares.

colegios; y con sólo la adición de un mezclador de agua caliente tendrá su aplicación para el servicio de una sala de baños de pies (fig. 10), el más sencillo de los procedimientos hidroterápicos

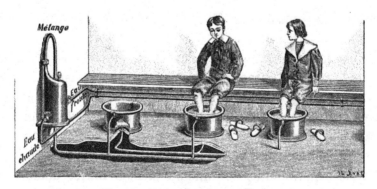

Fig. 10.—Baños de pies escolares.

que puedan exigir las familias á los directores de colegios de internos.

Las ventajas higiénicas de la balneación, considerada bajo el punto de vista de la higiene pública, son conocidas y aceptadas por todo el mundo; por tanto, resulta inoportuno acumular datos, noticias y documentos para demostrar una verdad que está en el ánimo de todos. Nos limitaremos á decir que lo mismo el Estado que el Municipio están en el deber de propagar cuanto sea posible el sistema de balneación y duchas, instalando en las cárceles, presidios, asilos y otros establecimientos de su dependencia, aparatos sencillos y de poco precio.

El Municipio puede y debe favorecer las iniciativas individuales en el establecimiento de esta clase de servicio público, cediendo terrenos de su propiedad en los barrios extremos para la construcción de balnearios, eximiendo de todo impuesto y contribución este género de industria durante un número determinado de años, y procurando obtener de la Compañía del Canal una rebaja en el precio del agua empleada en esta obra, que puede considerarse como de utilidad pública.

Estas concesiones podrían durar períodos de cinco años renovables.

En cambio exigiría que los baños continuaran abiertos durante el invierno, asegurando una temperatura del agua de 30 ó 35° en la piscina, baños y duchas, y fijando un precio bajo para el servicio completo de balneación y otras obligaciones además impuestas por un Reglamento que asegurase los resultados de estos establecimientos tan provechosos para la salud de la población.

En Viena se realizó el primer ensayo de los baños y duchas

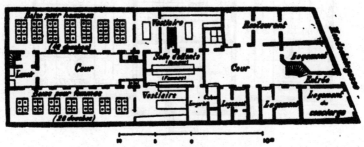

Fig. 11.—Baños populares de Viena.

populares. En 1887 el Municipio instaló un pequeño establecimiento en un barrio de obreros dispuesto en la forma que indica
la fig. 11.

El local se divide en dos secciones, una para las mujeres y
otra para los hombres. Cada una de ella se compone de una sala
de espera, un vestuario, la sala de baños y un retrete.

La sala de baños tiene una extensión de 17,70 m. de largo
por 5,20 de ancho y 3 de altura. Se divide en 42 cabinas formadas con láminas onduladas de palastro de 2,10 m. de altura.
Su capacidad es de 80 cm. á 1 m. Hay una regadera para cada
celda que da el agua á 30° á 35° en 36 cabinas, y solo á 12° en
las seis restantes.

El precio del baño es de 5 kreutzers (12 céntimos y medio),
comprendido el traje. El jabón cuesta 2 céntimos.

El año 1883 se formó en Berlín una Sociedad que se propuso
fundar un establecimiento de baños y duchas populares á precio
reducido.

La Sociedad sostuvo el balneario por espacio de algunos años
sin pérdida ni ganancia.

Por influencia de las Exposiciones y Congresos de Higiene, la
Municipalidad de Berlín se apercibió de los beneficios generales
que producía esta clase de establecimientos y votó una subven-

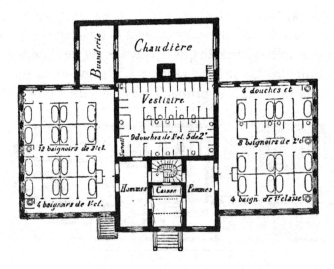

Fig. 12.—Baños populares de Berlín.

ción de 140.000 francos para facilitar á la Empresa más medios de propagación.

En efecto, en 1888 se abrieron al público dos establecimientos parecidos al primero representado en la figura 12.

Cada uno de ellos podía disponer de 4 cabinas y bañeras de 1.ª clase.

12 de 2.ª.

9 cabinas de duchas de 1.ª clase.

5 íd. de 2.ª, y para las mujeres 4 cabinas y baños de 1.ª.

4 íd. de 2.ª.

4 de duchas.

La tarifa era:

El baño de 1.ª clase, 62 céntimos; el de 2.ª, 31, con jabón y sábanas.

Las duchas de 1.ª 31 céntimos con jabón y sábana, y las de 2.ª 12 céntimos con el mismo servicio.

Con una temperatura exterior de 17° bajo 0, la interior de las cabinas era de 20°.

Durante doce horas de trabajo se pudieron dar 850 baños y cerca de 2.000 duchas.

En la temporada de Abril á Octubre de 1890 se han dado baños ó duchas á 222.000 bañistas, y los ingresos han permitido distribuir el 3 por 100 á los accionistas, después de cubiertos los gastos.

En vista de los buenos resultados obtenidos en Austria y Alemania, donde no hay ciudad importante que no cuente con uno ó varios establecimientos de esta índole, y dando satisfacción á las activas gestiones de los higienistas, la Municipalidad de París se decidió á crear la piscina de la rue Rouvet, la de Ledru Rollin y posteriormente la piscina de la Plaza Hebert. En el mes de Septiembre de 1900 se ha abierto una nueva piscina en la rue de la Goute d'or, en Aubervilliers, barrio de obreros y traperos. La villa de París tiene otra en proyecto, y se propone construir una piscina modelo en la rue Blomet, cerca del mercado de Belleville; los planos de estos dos proyectos figuraron en la Exposición de 1900.

En estos dos últimos años la piscina Ledru Rollin ha recibido

463.325 bañistas, y la de la Plaza Hebert, que se abrió en Mayo de 1896, presenta la siguiente estadística:

En 1898.......................... 168 429 hombres.
                                      5.260 mujeres.
En 1899. .... 173 689 hombres.
                                      6 468 mujeres.
Durante el mes de Julio de 1900..... 40.242 hombres.
                                      2.045 mujeres.

El establecimiento consta de una gran piscina, en la cual el agua se renueva lenta y constantemente por medio de un sistema de vertedero de nivel en combinación con la cantidad de agua aportada.

Está alimentada con el agua del pozo artesiano de la plaza Hebert; al nivel de la piscina hay 16 cabinas de duchas de limpieza; cada bañista está obligado á un lavado de ducha con jabón antes de pasar al estanque. En la galería del piso primero hay 32 cabinas de ducha del sistema adoptado por el Ministerio de la Guerra.

Las paredes de todas las cabinas están revestidas de un esmalte brillante llamado opalina, que permite los copiosos lavados y la desinfección por el cresilol.

Todos los lunes se vacía por completo la piscina y se desinfecta con una disolución de espíritu de sal al 50 por 100.

La temperatura del agua es de 28°.

En invierno se calienta el agua de la piscina y la de las duchas por medio de calderas de vapor situadas en el piso bajo del establecimiento.

Los retretes, provistos de un depósito de descarga automática de agua, se lavan y desinfectan con frecuencia.

Los precios de los diferentes servicios son los siguientes:

Para los hombres, servilleta y calzón, 0,20 céntimos.

Para las mujeres, servilleta y traje, 0,40 céntimos.

Peinador (á voluntad), 0,50 céntimos.

Los colegios, los militares, bomberos, empleados de la policía y del Municipio sólo pagan la mitad de los precios de tarifa.

Los miércoles se reservan para baños y duchas de mujeres.

· La piscina de la rue Rouvet se cierra durante el invierno; las demás funcionan todo el año.

Los médicos militares se han ocupado detenidamente de esta importante cuestión de las duchas económicas, y son los que han simplificado su aplicación con los numerosos experimentos practicados para obtener de los modelos ensayados la mayor rapidez posible, una gran economía de agua, combustible, etc. De estos estudios resulta que con 10 regaderas acopladas de dos en dos, en un salón de 7 m. de largo por 5 de ancho, se pueden lavar 150 personas por hora, con un gasto de 6 á 10 céntimos por persona, mas 8 ó 10 céntimos de jabón ordinario blanco.

Con una ducha por semana se obtiene una limpieza corporal suficiente. En los establecimientos pertenecientes al Municipio (Asilos, Cárceles, Escuelas, etc.), se podría imponer como mínimo una ducha al mes.

Además de las piscinas municipales, existen cerca de 100 establecimientos de baños distribuídos en los diferentes distritos de París, instalados muchos de ellos con lujo, y notándose en todos una exquisita limpieza y una calefacción conveniente.

Lavaderos públicos.—Las lavanderas al recoger las ropas sucias en los domicilios, las mezclan sin el menor escrúpulo, sin tener en cuenta las procedentes de enfermos contagiosos para aislarla en sacos á propósito. En el lavadero á donde son transportadas, se sujetan á las operaciones de lo que llaman las lavanderas colada. Si en este legiado se emplearan temperaturas de más de 100°, el peligro que ofrecen estos efectos se reduciría á la posibilidad de contagio de las personas expuestas á su contacto, pero después del legiado á temperatura insuficiente, las ropas contaminan además todas las que sean lavadas en el agua que habrán infeccionado.

Este descuido constituye un gravísimo peligro que la municipalidad debe evitar con un Reglamento de lavaderos públicos en el cual se obligara á los dueños de las instalaciones en el río, á que desinfectaran esta ropa antes de proceder al lavado, en una pequeña estación de desinfección instalada por el Municipio, exigiendo una pequeña cantidad por este servicio. En último caso debería obligarse á las lavanderas á esta desinfección, en la estación municipal de desinfección, de aquellas ropas reconocidas como pertenecientes á un enfermo infeccioso.

En muchos lavaderos de Francia y Alemania se procede á esta desinfección previa, con todo género de ropas sucias, y se emplean, al efecto, aparatos de poco coste; no siendo posible presentar los variados modelos que existen en la industria, elegiremos para su descripción una de las legiadoras de la fábrica de E. Martin, de Dimburgo (Alemania), que puede considerarse como especialista en la instalación de lavaderos en gran escala.

Esta gran caldera, herméticamente cerrada por medio de boulones para obtener la presión, está montada en equilibrio, sobre

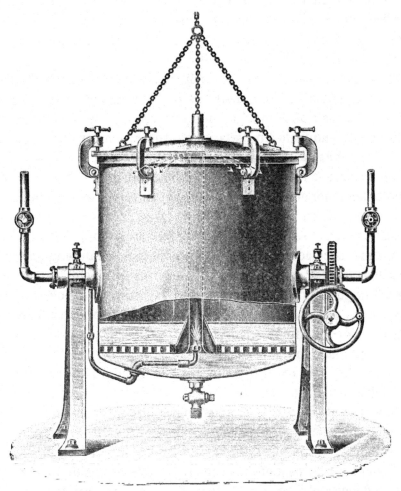

Fig. 13.—Legiadora desinfectadora á vapor bajo alta ó baja presión.

un eje que se apoya por sus extremos sobre dos caballetes. Esta disposición permite extraer la ropa y vaciar el agua hirviendo por medio de un sencillo movimiento de báscula.

La ropa y la legía se introducen en el cuerpo superior de la caldera. El vapor, producido por un pequeño generador, penetra por la parte inferior, y pasando por un tubo que figura en el centro del aparato, va á mezclarse íntimamente con la legía y la ropa.

Esta legiadora mide 1,20 m. de alto por 1 de diámetro y tiene una capacidad de 900 litros.

Depósito judicial de cadáveres (La Morgue).

Es un edificio destinado á conservar durante cierto tiempo, á veces muy largo, los cadáveres encontrados en la vía pública no identificados, los suicidas muertos en los hoteles, las víctimas de crímenes, y, en general, todos los que han de sufrir una autopsia judicial.

Este repugnante depósito no hace muchos años se resistía á toda descripción; era un foco de podredumbre constante, horrible aun para los médicos, acostumbrados á los espectáculos de las salas de disección. Además era altamente perjudicial para la salud de las personas que lo frecuentaban y para el vecindario, pues no está alejado de la población, sino en el centro de París, detrás de la Catedral, á la orilla del río, donde vertía sus inmundicias.

El ilustre médico legista Dr. Brouardel, actual decano de la Facultad de Medicina de París, se propuso modificar y sanear este triste establecimiento y lo ha logrado por completo. Hoy la Morgue reune, sin dejar nada que desear, las condiciones reclamadas por la higiene. La exposición al público de los cadáveres de desconocidos se hace con la mayor limpieza, y la impresión que se recibe al contemplarlos no es de asco, sino de tristeza y de lástima; es un espectáculo repulsivo, pero no repugnante.

Para lograr este resultado el Dr. Brouardel ha empleado el frío como sistema de conservación, medio físico que no altera en nada los resultados de los análisis toxicológicos.

El aparato refrigerador está fundado en el procedimiento de Carré, en el que se emplean las cualidades refrigerantes del gas amoníaco y la solución incongelable del cloruro de calcio. Este líquido circula por una red de tubos que envuelven las cajas de refrigeración; salen por un lado del aparato congelador y vuelven por el otro lado con una temperatura más alta, adquirida en el trayecto, para volver á refrigerarse.

La sala de exposición es bastante espaciosa para presentar al público 6 ú 8 cadáveres sobre una tarima inclinada. Sus paredes están construídas de modo á evitar grandes pérdidas de frío; la cubierta exterior está formada por baldosas de loza y por una espesa capa de ladrillos de corcho comprimido.

Forma la pared anterior de esta sala una ancha vidriera de 80 metros de superficie compuesta de una doble capa de cristales, dejando un espacio entre una y otra para que el aire sirva de aislador y además evite la condensación de la humedad atmosférica sobre los cristales, lo cual impediría el examen y reconocimiento de los cadáveres.

La pared del fondo de la sala de exposición está formada por una de las superficies de las cajas de conservación.

En esta sala hay una temperatura constante de — 6°.

Detrás de la sala de exposición se encuentran alineadas en tres pisos y en alvéolos independientes 26 cajas de congelación. La fila superior, destinada á fetos y trozos de cadáver, está á — 3°; la fila media á — 5° y la inferior, ocupada por cadáveres que llegan en estado de putrefacción avanzada y que interesa á la justicia conservarlos por tiempo ilimitado, tiene una temperatura constante de — 15°.

Cada alvéolo está rodeado de un sistema de tubos de plomo, donde la solución incongelable sostiene la temperatura por medio de una circulación ininterrumpida.

En diez ó doce horas á — 15° un cadáver en putrefacción avanzada se congela y adquiere una dureza pétrea.

Cuando es necesario practicar la autopsia de uno de estos cuerpos, es preciso exponerlo al contacto del aire atmosférico durante unas tres horas en verano y más en invierno; en este caso la putrefacción sobreviene rápidamente.

He tenido ocasión de ver y tocar el cadáver de una mujer que fué encontrada el 14 de Abril de 1899 en el Sena, encerrados en un saco sólo el tronco, los muslos, una pierna y un brazo, víctima de un crimen que hasta ahora ha quedado impune. Golpeado el cuerpo con los nudillos sonaba como una tabla de pizarra; la piel presentaba una coloración casi normal después de catorce meses de conservación.   •

. En ningún departamento de la Morgue se percibe el menor olor, ni en la sala de exposición, donde estaban expuestos seis cadáveres desde semanas antes.

Al lado de la sala de conservación hay un pequeño anfiteatro destinado á las autopsias y á los cursos de Medicina legal, que explican los Dres. Brouardel, Vibert, Ogier y Descouts.

En la parte posterior del edificio y cerca del río se encuentra el depósito de las ropas de los cadáveres no reclamados. Estos vestidos, amontonados y sin desinfectar, constituyen un foco peligroso para los mozos que habitan en el mismo patio.

En la Morgue no se emplea desinfección química alguna por razones fáciles de comprender, pero sería muy conveniente el uso de la estufa de vapor bajo presión para desinfectar este gran montón de harapos.

El frío y los lavados copiosos y frecuentes son los únicos procedimientos desinfectantes empleados y que dan los mejores resultados.

Cementerios.

París posee actualmente los siguientes cementerios: en el centro el Père Lachaise, Montmartre y Montparnasse, pegados á las casas, y con una circulación constante el de Montmartre por el puente de Coulaincourt.

En barrios más alejados, pero en contacto con la población, Batignoles, Auteuil, Belleville, Bercy, le Calvaire, la Chapelle y Charronne. Alejados del vecindario, Bagneux, Saint Ouen, Grenelle, Ivry, Saint Vincent, Vaugirard, la Villette y Pantin, este último es el más reciente y el más alejado.

En los tres primeros la casi totalidad del terreno está ocupado por concesiones perpetuas y sólo quedan libres unas 8 hectáreas.

Entre los 19 cementerios de París apenas quedan libres 99 hectáreas para las nuevas inhumaciones, extensión de terreno á todas luces insuficiente para una población de cerca de tres millones de habitantes.

Desde 1867 lucha el Municipio para resolver la cuestión de espacio, pero todos los proyectos y todas las tentativas de remedio han resultado nulas, siendo este conflicto cada día más grave.

Las dimensiones reglamentarias de las fosas son 80 cm. de ancho, 2 m. de largo y 1,50 á 2 m. de profundidad; la zona de terreno libre que debe rodear cada sepultura es de 30 á 40 cm. en los lados y de 30 á 50 en la parte correspondiente a la cabeza y á los pies.

Los féretros de madera permeable permitían una rápida descomposición del cadáver, por lo cual en las concesiones limitadas se podía aprovechar el terreno á los cinco ó seis años. Los ataúdes de hierro cuyo empleo fué debido en gran parte á la propaganda de sociedades explotadoras del negocio, retrasan considerablemente la descomposición y en las exhumaciones exponen á serios peligros; este sistema ha sido prohibido y se ha vuelto al uso de los ataúdes de madera.

La profundidad de la fosa influye mucho en la rapidez de la descomposición cadavérica, y esta profundidad debe fijarse en relación con las condiciones del terreno.

Los microbios que tanto intervienen en la rapidez de la putrefacción, está demostrado que sólo pueden vivir hasta una profundidad máxima de 1,50 m., y que desde la superficie del terreno hasta esta profundidad van disminuyendo en número. Así, pues, no se debe pasar de este límite, y en los terrenos que lo permitan se debe reducir la profundidad á 1 m.

Las inhumaciones en panteones y mausoleos está condenada por la higiene á causa de los peligros á que expone una putrefacción lenta no favorecida por la acción del aire renovado y por la de la tierra. El cadáver embalsamado, casi siempre de una manera imperfecta y por fórmula, se conserva treinta ó cuarenta años en forma líquida y pastosa (grasa de cadáver) en un estado de saponificación incompleta, daudo lugar á emanaciones que han causado alguna vez la muerte del imprudente que entró en la cripta del panteón sin guardar precauciones.

El Consejo de higiene, convencido de la imposibildad de prohibir este género de enterramiento, ha ordenado que se coloque el ataúd sobre una capa de carbón ó de otra substancia absorbente empapada en alguna materia antiséptica y que se asegure la continua y perfecta ventilación del panteón.

Mucho se ha hablado de los peligros é insalubridad de los cementerios, de los gases desprendidos, de la infección de las capas subterráneas de agua, de la infección de fuentes y pozos por infiltraciones del terreno, del grave riesgo del contagio por los microbios difundidos por el cadáver de virolentos, coléricos, tíficos, escarlatinosos, etc.; pero lo exacto es que todas estas acusaciones no se apoyan en hechos concretos y bien estudiados, parecen más bien opiniones exageradas fundadas en hipótesis.

Con el objeto de conocer con alguna exactitud científica el alcance de los graves daños que se atribuyen á los cementerios, el Municipio de París nombró una comisión encargada de este estudio compuesta por los Dres. Brouardel, Du Mesnil, G. Martin, Schutzenberger, Miquel, etc., es decir, por los higienistas, los químicos y los bacteriólogos más notables de Francia.

Estos doctores redactaron un informe seguido de estas conclusiones:

1.ª Si bien es cierto que en los antiguos cementerios cuando se enterraba en las iglesias se pudieron consignar accidentes debidos á las emanaciones de gases en putrefacción, estos peligros han desaparecido porque ahora la difusión de estos gases en la atmósfera se verifica lentamente.

2.ª Los gases deletéreos ó molestos que se desprenden de los cadáveres en descomposición, no llegan á la superficie del suelo cuando la inhumación se ha hecho 1,50 m. de profundidad.

3.ª La casi totalidad de la materia orgánica ha desaparecido ó se ha transformado en el espacio de cinco años, y en la actualidad, dadas las condiciones en que se verifican las inhumaciones en París, no se satura la tierra de los cementerios, conserva, por el contrario, sus cualidades absorbentes en los terrenos permeables.

4.° En los terrenos destinados á las inhumaciones se debe establecer un sistema de drenaje para acortar el tiempo de la completa descomposición del cadáver.

5.° La infección de los pozos no se debe temer cuando éstos se hallan á la distancia reglamentaria de las habitaciones, dadas las actuales condiciones de los cementerios.

Recientemente se han publicado obras notables en las que se combaten las exageraciones respecto á la nocuidad de los cementerios.

La tesis del Dr. Robinet titulada *Supuestos peligros de los cementerios: Cementerios y cremación*, por el Dr. P. Martin, de Lyon, entre otros.

El Dr. Brouardel cree que se exageran estos peligros; pero por otras razones opina que los cementerios deben situarse fuera de la ciudad.

Petenkoffer, el ilustre higienista alemán, cuya opinión es universalmente admitida, declara que el riesgo de la contaminación de las aguas subterráneas es despreciable y no constituye peligro alguno.

Los análisis del aire de los cementerios practicados por el ilustre Dr. Miquel, demuestran que los microbios existen en las mismas proporciones y especies en este aire y en el de la ciudad en los puntos más alejados del cementerio.

En cuanto á la difusión de los microbios patógenos, no es de temer en tanto no se remueva la tierra que cubre la tumba y aun en este caso no existe uu solo ejemplo demostrativo é indiscutible que confirme esta hipótesis.

Como resumen de todo lo dicho resulta que la existencia de cuando menos tres grandes cementerios en medio de París rodeados por casas, no preocupa á los higienistas ni á la mayoría de la población, demostrando esta indiferencia que realmente no se han presentado casos evidentes del peligro de semejante vecindad.

Cremación.

El afán verdaderamente pueril que se desarrolló durante la Revolución francesa por imitar los nombres, trajes y costumbres de romanos y griegos, trajo como consecuencia el deseo de resucitar la costumbre pagana de la incineración de los cadáveres sin más fundamento que el capricho y sin buscar apoyo en razones científicas.

Durante la época revolucionaria sólo se encuentra un ejemplo de cremación del cadáver de un niño, á pesar de la autorización otorgada por una ley concediendo las mayores libertades al ciudadano que la quisiera emplear, con sólo consignarlo en su última voluntad.

Los primeros argumentos científicos en favor de la cremación se deben á Carré y Colletti en 1855.

Hablaron en nombre de la higiene pública, pero no merecieron ni aun los honores de la discusión.

En los dos Congresos, de Roma (1869) y de Florencia (1871), estos higienistas fueron más afortunados, pues su proposición respecto á este punto fué aceptada con una gran mayoría de votos.

La campaña en defensa de la cremación se inició en Italia en discursos y folletos, pero Alemania fué la primera nación que la llevó á la práctica, con todos los requisitos científicos, empleando para esta operación el primer horno crematorio, el de Siemens.

El barón de Keller, entusiasta partidario de este procedimiento, construyó á sus expensas en Milán un monumento crematorio, donde fué incinerado. En esta época se formó la primera Sociedad de cremación.

En los momentos actuales en Italia rara es la ciudad de importancia que no posea un horno crematorio; en 1890 pasaban de 2.000 los cadáveres destruidos de este modo.

En Alemania, Suiza, Inglaterra y Suecia existen monumentos crematorios, pero la propaganda de la cremación ha dado escasos resultados; lo mismo ocurre en Francia, según se deduce de los datos del *Boletín* núm. 19, 1900, de la Sociedad para la propagación de la incineración, fundada en 1880.

El 11 de Mayo de 1900 el número de socios en toda Francia era de 485, entre los cuales se contaban 346 hombres y 139 mujeres.

Los propagandistas de esta Sociedad no han perdonado medio para convencer al Consejo Municipal de lo útil que sería un horno de incineración. Después de muchas vacilaciones este Consejo solicitó de las Cámaras, por conducto del Prefecto del Sena, la aprobación de un proyecto de ley en favor de la cremación, pero el ministro del Interior lo rechazó. Un nuevo ministro en 1884 autorizó la cremación, decretando que los hornos debían funcionar bajo el concepto de experimentos y no de una manera definitiva.

Finalmente, en 1889 se promulgó una ley votada en el Parlamento y aprobada por el Senado permitiendo á todo ciudadano mayor de edad y á todo menor emancipado en estado de testar la elección entre la incineración y la inhumación, dictando las medidas legales que deben presidir á la cremación y que creemos inútil reproducir.

El 15 de Diciembre de 1887 se inauguró el monumento crematorio del cementerio del Père Lachaise, del cual sólo hay construido lo absolutamente necesario para las operaciones crematorias, como se representa en la fig. 14. El Ayuntamiento ha invertido la suma de 245.000 francos en la construcción.

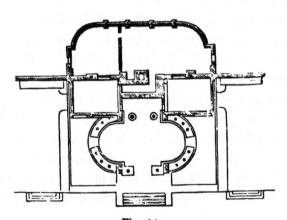

Fig. 14.

El piso inferior sirve para depósito de combustible y para la instalación de los hornos de calefación; en el piso entresuelo se encuentra la sala de espera para el público y dos salas separadas en las que funcionan los aparatos crematorios, separadas de la del público por una ancha cortina de paño negro.

Hasta 1889 funcionó el aparato de Gorini, fig. 15, que se compone de un horno revestido de ladrillo refractario. El hogar,

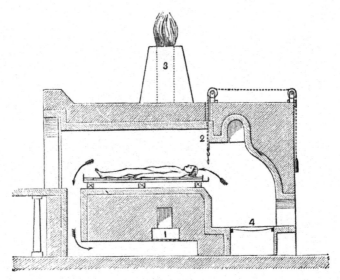

Fig. 15.

alimentado con leña seca, está situado debajo de la mesa donde está colocado el cadáver que las llamas rodean en la dirección que indican las flechas; luego pasando por el conducto 1 salen por el tiro de la chimenea 3.

En este aparato la destrucción completa del cadáver exige 150 kilogramos de combustible y dos horas de tiempo.

En vista de los grandes inconvenientes de este sistema, la municipalidad instaló el horno de Toisoul y Fradet, que funciona desde hace cuatro años (fig. 16).

Este aparato destruye el cadáver en una hora con un gasto de 3 francos de combustible; se compone de un gasógeno 1, de un recuperador 5 y del laboratorio 7; estas partes del aparato están superpuestas y componen la cámara de combustión.

El gasógeno produce óxido de carbono por la combustión lenta
é incompleta del cok. En el recuperador, situado encima, se al-
macena el calor que de allí pasa al laboratorio ó cámara donde
se encuentra el cadáver; en los lados de la cámara existen
unas rampas de mecheros de gas para encender el óxido de carbono y activar su combustión. Los humos salen por ei conducto 9; el 10 representa el carro con el ataúd y el 12 la posición

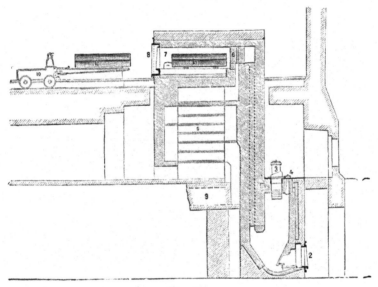

Fig. 16.

del cadáver en el laboratorio. Con el objeto de evitar la repeti-
ción de crueles escenas patéticas, se ha prohibido severamente
que el público y la familia del difunto pasen de la gran cortina
negra.

El procedimiento de incineración es como sigue: el cadáver,
completamente desnudo, es cubierto por una gran tela de
amianto dentro de un ataúd de tablas poco gruesas de álamo
para evitar la crepitación que al arder produce la madera de
pino; se coloca sobre un carro provisto de ruedas, se introduce
dentro del laboratorio y se cierra la puerta de entrada.

En la parte posterior del horno hay dos mirillas, por las cuales se puede observar la marcha de la operación. Durante cuarenta minutos sólo se ven llamas rojas en el interior del horno,

luego comienza á percibirse á través de la tela de amianto, transparente por la acción del calor al blanco, indicios del esqueleto, alguna costilla, aunque muy confusamente. Después de un enfriamiento conveniente, ya fuera del laboratorio, se recogen las cenizas y los huesos calcinados con palas y pinzas de plata; algunas cabezas articulares, así como alguna costilla, fémures y húmeros, conservan su forma; pero en el acto de tocarlos, se convierten en polvo. Las cenizas son blancas, algo amarillentas, y el cadáver de un adulto produce una cantidad de 1.000 á 1.500 g.

Ni al abrir el horno ni al extraer las cenizas se percibe el menor olor. Durante la incineración no se oye el más pequeño ruido dentro del laboratorio; la cremación no produce ningún efecto sobre los sentidos; pero no sucede lo propio con respecto á la impresión moral.

Instintivamente, sin el apoyo de razonamiento alguno, esta operación es repulsiva y determina un estado de inquietud del espíritu indefinible. En ninguno de los actos que preceden acompañan y suceden á la cremación—hay motivo ni de sospecha de profanación del cadáver;—el procedimiento se ciñe á las palabras evangélicas del *memento homo*; pero lo brutal, lo violento y lo rápido de la desaparición de la forma humana, contraría nuestra manera de esperar esta finalidad por la acción destructiva y lenta de la tierra, presentándonos bruscamente un puñado de ceniza como único recuerdo material de la persona querida; este sistema no sólo acelera la transformación última del cuerpo, sino que parece dar con ello pretexto á la memoria, para que con parecida rapidez borre la imagen del sér que vivió en la tierra. No se pueden dominar ni torcer bruscamente sentimientos adquiridos por herencia á través de veinte siglos.

Por lo demás, la cremación cumple hasta el exceso todas las condiciones exigidas por la higiene en la destrucción de los cadáveres; por lo tanto, se explica que haya sido aprobado este procedimiento en todos los Congresos y sea admitido por todos los higienistas.

El inconveniente que le puso Brouardel es grave y digno de estudio. Con la incineración desaparece todo vestigio de cualquier envenenamiento, debido ó no á manejos criminales. Los análisis químicos de las entrañas se hacen imposibles. El miedo á la investigación química, cada día más perfecta, contiene al criminal; pero no sucederá lo mismo cuando el cadáver haya de ser incinerado á las veinticuatro horas del fallecimiento.

Además, la cremación no resuelve un problema grave ni se funda en la desaparición de los peligros que al hablar de los cementerios hemos expuesto.

Respecto al más grave de estos riesgos, el de la inhumación en tiempo de epidemia, capaz de producir la difusión de los microbios infecciosos, veamos cómo tratan este asunto los miembros médicos de la *Sociedad de la propaganda de la incineración*, entusiastas partidarios del procedimiento.

Hé aquí el acta de la sesión del 25 de Marzo de 1893 celebrada en el local de la Sociedad.

El *Dr. Vaillant* presentó una proposición pidiendo que por una ley la incineración sea obligatoria, en tiempo de epidemia, para las personas fallecidas á consecuencia de enfermedades contagiosas, fundándose en que la cremación es el medio más seguro para la destrucción de los gérmenes nocivos.

El *Dr. Bourneville* se adhiere á la proposición, aduciendo como argumento que ésta se practicaba en el Japón, y que el año anterior se habían quemado cadáveres de coléricos á bordo de un navío en cuarentena.

El *Dr. A. J. Martin* declara que la cremación obligatoria sólo puede imponerse por una ley, y que antes de solicitarla es indispensable precisar cuáles son las enfermedades infecciosas que se deben comprender en ella, y además saber positivamente si las medidas antisépticas empleadas en las inhumaciones no bastan por sí solas á suprimir todo peligro. En lo concerniente al cólera, se ha demostrado en Alemania que la inhumación de los coléricos no ofrece ningún peligro cuando se verifica obedeciendo exactamente las prescripciones de la higiene.

El *Dr. Vaillant* contesta que podría entregarse á la previsión de la ley la determinación de estas enfermedades.

El *Dr. Napias* dice que antes de imponer la cremación obligatoria es preciso demostrar que la inhumación es peligrosa.

¿Cuáles son los microbios de enfermedades infecciosas que, viviendo sobre el suelo y en la profundidad de la tierra pueden ofrecer peligro? No son, seguramente, los del cólera ni los de la fiebre tifoidea, que no pueden vivir en la putrefacción.

Queda el carbunco, que sólo produce tres ó cuatro defunciones anuales en París y el de la tuberculosis; tratándose de esta última enfermedad, que presenta un real peligro de propagación, ¿qué se va á hacer, cuando actualmente aún se duda de la necesidad del aislamiento del enfermo?

M. Beurdeley declara que bajo el punto de vista científico la cuestión no está aún resuelta, y que la propaganda de la cremación se expondría al descrédito con una medida prematura; además, este procedimiento no sería posible en la práctica durante las epidemias por la falta de hornos, y se violentarían inútilmente sentimientos y preocupaciones hondamente arraigadas.

El *Subsecretario general de la Prefectura de Policía* recuerda que en 1883 se sometió esta cuestión al Consejo de higiene y que se desechó, aprobando el informe del Dr. Brouardel contra la cremación de los fallecidos á consecuencia de enfermedades epidémicas.

Para los casos de epidemia existen medios de defensa aceptados por el Consejo de higiene, como la pronta clausura del ataúd, la inhumación rápida y suficientes medidas higiénicas que corrigen los peligros dependientes de la inhumación.

Sin embargo de ésto, la Administración está dispuesta á aceptar las medidas que prescriban los especialistas, en el caso de no considerar suficientes las actuales.

El *Dr. Vaillant:* Las prescripciones expuestas por el Subsecretario son insuficientes. A pesar de la diversidad de opiniones, los cementerios constituyen un peligro para la salud pública; en España, el cólera se ha reproducido por la difusión de gérmenes procedentes de cadáveres de coléricos inhumados al remover el terreno de la tumba para abrir nuevas fosas. La incineración suprime este gran mal, por lo que debe aceptarse mi proposición (1).

---

(1) Esta es una opinión del Dr. Vaillant, que no se funda en hechos demostrables, aunque se refiera al cólera de Valencia.

El *Dr. Napias* dice que no es enemigo de la cremación obligatoria en ciertos casos; pero la considera de peligrosa aplicación en las enfermedades infecciosas en el momento actual.

No rechazaría una proposición encaminada á conceder al Prefecto facultades para imponerla en determinadas circunstancias.

El *Dr. Vaillant* declara estar dispuesto á aceptar esta reducción de su proposición.

El *Dr. A. J. Martin* vería un gran peligro en la autorización dada al Prefecto para su aplicación en caso de enfermedades infecciosas, de las que, por otra parte, ninguna reclama la incineración.

El *Presidente* somete á votación la proposición Vaillant, que es rechazada por 8 votos contra 5.

Cualquier comentario neutralizaría la elocuencia de esta acta, suscrita por entusiastas partidarios de la cremación.

En once años, el número de incineraciones solicitadas por las familias ha ascendido á 1.696; durante el año 1899 hubo 243.

Este sistema de destrucción cadavérica no es fácil que prospere por muchas razones, entre otras porque no es científicamente indispensable, porque es repulsivo para la generalidad, sin distinción de religiones, porque es más costoso que él procedimiento de inhumación y por el veto que le impuso el Papa León XIII en Octubre de 1889.

Dotación de agua.

Los 2.600.000 habitantes de París reciben cada veinticuatro horas las siguientes cantidades de agua:

	Metros cúbicos.
Agua del Sena y del Marne.	183.000
Idem del Avre.	100.000
Idem del Canal del Ourque.	126.000
Idem de fuentes.	148.000
TOTAL.	557.000

Cantidad que distribuída representa unos 230 litros por habitante y día, comprendiendo la empleada en las manipulaciones industriales y la invertida en los servicios municipales.

Esta dotación podría considerarse suficiente tratándose de una ciudad del mismo número de habitantes, pero reducido su gasto á las necesidades domésticas y de alimentación de fuentes públicas, en París resulta escasa si se tiene en cuenta el enorme consumo de la vía pública, cruzada por muchas é interminables vías necesitadas de varios riegos al día, la invertida en el sostenimiento de los grandes jardines y parques, considerado el gran caudal necesario á la industria, á los establecimientos públicos, cuarteles, la consumida por los vastos almacenes; con este gasto la dotación no es suficiente para las 800.000 familias que habitan la ciudad, y menor aún la cantidad de agua de fuente que las corresponde como única potable. Además, durante los calores del verano se reduce considerablemente la cifra individual de 230 litros y el Municipio se ve obligado á enviar á las casas agua del río por la misma cañería de la potable.

El agua de fuente y la del río llegan á los domicilios conducidas por dos cañerías independientes colocadas en la bóveda de las alcantarillas paralelamente y cerca la una de la otra. En determinados puntos de la red de canalización existe un sistema de llaves de paso que permite la mezcla de las dos aguas, y como hemos dicho, el Municipio en épocas de sequía permite esta peligrosa mezcla en mayores ó menores proporciones.

El año 1892 durante el verano hubo falta de agua, y se empleó la del Sena como potable; este hecho coincidió con el desarrollo de la epidemia colérica y con una epidemia de fiebre tifoidea, produciéndose honda alarma en la opinión pública.

El grave problema de la dotación suficiente de agua, base indispensable para el saneamiento de una ciudad, es motivo de preocupación constante del Municipio, del Consejo de higiene y de los higienistas desde hace muchos años. Se ha tratado de remediar el mal ejecutando obras de importancia, como la traída de aguas del Avre, pero ha entrado en el convencimiento de todos que ni aun captando las fuentes del Valle de Loing, las de la meseta de la Brie ni con la derivación del Loire, se llegará nunca á obtener la cantidad necesaria al saneamiento de la ciudad.

En vista de esta situación, el Ayuntamiento parece que ha determinado volver al estudio del antiguo proyecto del ingeniero M. Duvillard, que consiste en traer á la capital la enorme cantidad de 2.200.000 m.³ diarios del lago de Leman cerca de Ginebra.

Creemos oportuno dar á conocer en sus líneas generales esta colosal empresa, cuya realización convertiría París en una de las ciudades más sanas del mundo.

En el proyecto la toma de agua se verifica en el pequeño lago llamado de Ginebra (el grande lleva el nombre de Leman), en territorio y aguas francesas del Departamento de la Alta Saboya. Desde este punto y por conductos subterráneos contorneando la frontera suiza pasando por debajo de dos ríos, atraviesa el Ródano desde su orilla izquierda hasta Culez; más allá de la ciudad de Macon cruza los cursos de aguas de Asis y Saon, y por último, el del río Aron.

Después, el canal corre por las vertientes del Yone y del Loing para llegar á Clamart y París rozando los límites del bosque de Fontainebleau, después de un recorrido de 539 km.

La canalización cruza los siguientes ríos: Arve, Ródano, Seran, Abasine, Aric, Saone, Arroux, Oros, Loing, Essone, Orge, Ivette, Bicore y los canales del Nives y del Loring.

Atraviesa las líneas férreas de Belgarde en Bouveret, de Lyon á Ginebra, de Bourg á Lyon, de Lyon á París, de Rouanne á Cluny, de Morlins á Maçon, de Nevers á Autin, de Clamacy á Nevers, de Auxerre á Gier, de Montargis á Sans, de Fontainebleau á Montargis, etc., etc.

El trazado atraviesa 12 departamentos.

Una parte de la canalización está compuesta de acueductos de mampostería construida con cal hidráulica y cemento; en gran parte del recorrido se emplean tubos de acero capaces de resistir un esfuerzo de 7 á 8 kg. por milímetro cuadrado. En la terminación del canal se construirá un depósito á 103 m. sobre el nivel del mar que podrá contener 800.000 m.³ de agua como mínimo.

El diámetro de la tubería varía entre 2,64 y 3,06 m.; el espesor de los tubos será de 6 á 12 mm., pudiendo resistir un trabajo de 6,37 á 7,64 kg. por milímetro cuadrado los de 3 m. de diámetro, y de 5,50 á 5,91 kg. de trabajo por milésima, los de 2,64 m. de diámetro.

El gasto total de esta obra es de 450.000.000 de francos.

Según el informe financiero de M. Duvillard, no es preciso acudir á los contribuyentes para la ejecución de este proyecto.

Todos los detalles de construcción, los presupuestos, los trazados del recorrido, etc., etc., se encuentran en la obra publicada en 31 de Julio de 1900, por los Sres Duvillard y G. Badois titulada:

L'adduction des eaux française du lac Leman à Paris et ces environs.—Paris 1900.

Ch. Beranger.—Editeur.

Hasta hace poco tiempo el Sena entre Asmiers y Saint Denis, presentaba un color pardo intenso desprendiéndose del curso del río un marcado olor á putrefacción; no recobraba el agua su color natural sino más allá de los 50 km. de recorrido.

Esta infección constante debida á las inmundicias líquidas de las alcantarillas, aumentaba considerablemente los peligros de esta agua, empleada como potable.

Los análisis bacteriológicos la condenaban como eminentemente peligrosa, pero es seguro que en menor escala sigue siendo perjudicial á pesar de no mezclarse con ella las del alcantarillado y contener menor cantidad de microbios. En efecto, después de los admirables descubrimientos de Pasteur, se cayó en la exageración de determinar las condiciones de potabilidad de las aguas según los resultados del análisis bacteriológico, dejando en segundo lugar el análisis químico cuando daba pequeñas cantidades de sales minerales; la cantidad de materia orgánica contenida en ellas se consideraba nociva nada más que por ser favorable al cultivo de los microbios.

Actualmente la potabilidad se calcula sobre los datos del análisis bacteriológico unidos al resultado del análisis químico y á los caracteres físicos, dando importancia igual á los tres procedimientos; hoy, depurada el agua del Sena y aprobada que pudiera ser como potable por el análisis bacteriológico, debe rechazarse por sus caracteres físicos y químicos. La fuerza de la necesidad obliga á emplearla en bebida á gran número de habitantes de París.

Además, el Sena como todos los cursos de agua, está expuesto á diferentes especies de contaminación durante su trayecto, no habiendo ley alguna de protección de fuentes y aguas potables.

Con objeto de corregir esta grave falta, los eminentes higienistas Dres. Arnould y A. J. Martin, presentaron un extenso y bien meditado informe al Congreso de Higiene de 1889, cuyas conclusiones siguientes fueron aprobadas por el Consejo:

1.° Se debe prohibir en principio incorporar á los cursos de agua los residuos industriales nocivos ó peligrosos, ni permitir que se depositen en pozos, ni que se extiendan sobre la superficie del terreno, ni destinarlos á una utilización agrícola peligrosa.

2.° Podrán admitirse estos residuos en los cursos de agua, lagos etc., después de sujetarlos á un tratamiento que dé garantías suficientes de no llevar á las aguas públicas ninguna materia pútrida, tóxica ó infecciosa, ni elemento capaz de alterar sus propiedades naturales.

3.° La depuración por filtración á través de las capas del terreno es el procedimiento más perfecto tratándose de las aguas residuales de las industrias que trabajan las materias orgánicas; será necesario en algunos casos y conveniente en todos combinar este sistema con operaciones químicas ó mecánicas que aseguren la neutralización de las aguas al par que favorezcan su absorción por la tierra.

También merecen ser conocidos los artículos siguientes de un proyecto de ley sobre el mismo particular, debido á la iniciativa del entonces Ministro, M. Freycinet:

Artículo 1.° Queda prohibido á los particulares, industriales y á todo individuo ó colectividad, alterar con materias nocivas la pureza de los cursos de agua, empleando para esta prohibición medidas que no entorpezcan el desarrollo de la industria; con este objeto se formulará un Reglamento convenientemente pensado y estudiado sobre la base de los descubrimientos de la ciencia; deberá asegurarse el cumplimiento imponiendo penas severas.

Art. 2.º Las Ordenanzas Municipales prohibirán verter en los cursos de agua las inmundicias sólidas ó líquidas y las materias procedentes del alcantarillado que no hayan sido sometidas á un tratamiento de depuración.

Art. 3.º Para facilitar el cumplimiento del anterior artículo se autoriza á los Ayuntamientos para adquirir, haciendo uso del derecho de expropiación, los terrenos que se consideren necesarios á la irrigación como el medio más eficaz para la depuración.

Art. 4.º El Estado debe prestar su concurso en la parte económica facilitando una obra que llena dos indicaciones, de importancia reconocida por todos los legisladores, que son, de una parte, la salvaguardia de la salud general, y de otra el aumento de la riqueza nacional.

Estas dos indicaciones, señaladas en la cuarta conclusión, han servido de base al Consejo de Estado para el estudio de un proyecto de ley general respecto al régimen de aguas.

Esta ley ha sido aprobada por el Parlamento el 8 de Abril de 1898, en sus títulos del i al iv, referentes á los manantiales y cursos de agua. En cuanto se apruebe el título vi, que se ocupa de las aguas nocivas, utilización del agua del alcantarillado y saneamiento de las poblaciones, Francia contará con un Reglamento completo de protección de aguas apoyado por la ley.

Es tan importante este asunto de la protección de los manantiales y cursos de agua, que no vacilamos en reproducir, con toda exactitud de forma y expresión, el texto del Consejo de Estado al adoptar este proyecto de ley:

Art. 171. Queda prohibido colocar en los cursos de agua materias que puedan constituir obstáculo á su libre circulación, así como verter en ellas inmundicias, residuos, deyecciones de cualquier naturaleza, susceptibles, por su especie ó cantidad, de convertir las aguas en insalubres ó impropias para los usos domésticos.

Tampoco se verterá á la alcantarilla substancia alguna que pueda perjudicar al material de construcción, alterar la salud, comprometer la seguridad pública ó impedir la depuración ó utilización de sus aguas.

Por medio de decretos, redactados en la forma de los Reglamentos de Administración, aplicables á uno ó más departamentos, á una ó varias regiones fluviales ó al conjunto del territorio, se determinarán las condiciones en que deban ser aplicadas las medidas prohibitivas previstas en los dos párrafos anteriores, así como las condiciones de la depuración de las aguas del alcantarillado y las residuales de fábricas, señalando los plazos concedidos para su cumplimiento.

Art. 172. Los Ayuntamientos podrán autorizar la evacuación directa á la alcantarilla de las materias excrementicias, pero á condición de justificar previamente que estas inmundicias no se verterán en los cursos de agua sino después de depuradas, como previene el art. 171.

Art. 173. Para asegurar la ejecución de las anteriores disposiciones, en cada departamento, y bajo la autoridad directa del Prefecto, se creará un servicio de inspección encomendado á los Ingenieros de Caminos y Canales ó de Minas, y en su defecto á los Ayudantes de obras públicas.

Será de cargo de la inspección preparar los Reglamentos locales mencionados en el art. 181 con el concurso de las autoridades municipales cuando se trate de reglamentación aplicable á un solo Municipio.

Estos proyectos de Reglamento se someterán á las formalidades de un expediente de información; después pasarán al examen de los Consejos de Higiene de cada departamento; finalmente, serán examinados por el Comité consultivo de Higiene pública de Francia, y en ciertos casos necesitará además el dictamen de los Consejos generales del Cuerpo de Ingenieros de Caminos y del de Minas antes de ser trasladado al Consejo de Estado por el Ministro á quien corresponda.

Art. 174. Los proyectos de depuración de las aguas del alcantarillado por filtración serán considerados como obras de utilidad pública, y por tanto el departamento ó los Municipios propietarios de alcantarillado quedarán autorizados para expropiar la cantidad de terreno necesaria á la purificación de estas aguas, considerando este asunto como cuestión de salubridad pública.

Sin embargo, no se comprenderán en dicha expropiación las casas y sus terrenos cercados, los patios, jardines, parques, excepto en los casos en que los mismos propietarios la soliciten por estar sus propiedades enclavadas en los campos de depuración. Sólo tendrán derecho á esta excepción los inmuebles rodeados por una zona de terrenos cuyos límites deberán marcarse en cada caso particular, consignándolo así en el acta de declaración de utilidad pública.

Estos proyectos se someterán á un informe administrativo y al examen de los Consejos generales y á los de Higiene de los respectivos departamentos antes de pasar á las Cámaras ó al Consejo de Estado; el Ministro de Obras públicas los someterá á la aprobación del Comité consultivo de Higiene de Francia y á la del Consejo general del Cuerpo de Ingenieros de Caminos y Canales.

La declaración de utilidad pública se hará por medio de una ley, cuando los trabajos sean de gran importancia; en los demás casos bastará un decreto del Consejo de Estado.

Art. 175. En los casos en que no há lugar á la declaración de utilidad pública, los campos de depuración sólo podrán establecerse por los departamentos y Municipios después de haber obtenido la autorización necesaria á todo establecimiento peligroso ó insalubre, á los cuales se asimilarán estos campos, obligándose además á cumplir los preceptos que se imponen.

Art. 176. Los habitantes y los propietarios de los Municipios en los cuales se establezcan los trabajos previstos en el art. 174, y los habitantes y propietarios de aquellos Municipios interesados en estas obras, no podrán formar parte del jurado especial de expropiación encargado de autorizar las indemnizaciones reclamadas.

Art. 178. Cuando la canalización de la alcantarilla de un Municipio se incorpore á la de otro Ayuntamiento para verter sus aguas sobre el campo de depuración, se concederá este paso por la misma alcantarilla, pero á condición de contribuir proporcionalmente á los gastos de la obra necesaria á esta incorporación, á la de conservación del canal y á los que ocasione la depuración.

En los casos de discrepancia en la cuota de la parte contributiva de cada Ayuntamiento, el Consejo de la Prefectura decidirá la cuestión, y en último extremo el Consejo de Estado.

Los Ayuntamientos no podrán recurrir á la facultad mencionada en el párrafo anterior tratándose de alcantarillas ya construidas con dimensiones suficientes para conducir las aguas de la otra alcantarilla. Para las nuevas alcantarillas, los Ayuntamientos deberán declarar su intención de usarlas antes de redactarse los informes previos de toda declaración de utilidad pública.

Los Ayuntamientos podrán constituirse en Sindicatos para el uso común de las alcantarillas y del campo de depuración, sometiéndose á los decretos redactados en forma de reglamento de Administración pública.

Art. 178. Los departamentos y los Municipios podrán ceder en todo ó en parte sus aguas de alcantarillado á las Sociedades ó particulares que deseen utilizarlas.

El establecimiento de depósitos á cielo descubierto sólo se permitirá una vez cumplidas las condiciones del art. 175.

Las disposiciones relativas á irrigaciones individuales ó colectivas y á los canales de riego, serán aplicables al sistema de irrigación con agua del alcantarillado, con el deber de cumplir las condiciones dictadas por los reglamentos de la Administración pública.

Los propietarios de los terrenos recorridos por las aguas de alcantarilla pueden exigir que éstas circulen por tubos ó acueductos subterráneos.

Art. 179. Los Ayuntamientos autorizados para conceder el permiso de verter el contenido de los pozos negros en la alcantarilla, podrán percibir un impuesto municipal por cada conducto de bajada á la alcantarilla, destinando esta suma á los gastos de construcción y conservación de las obras necesarias á este servicio.

La tarifa será fijada por un decreto dictado en la forma de reglamento de Administración pública, revisable cada cinco años.

Art. 180. El incumplimiento de los artículos 171 y 172 se manifestará por medio de procesos verbales incoados por los inspectores creados por el art. 173; éstos pueden ser los ingenieros del Estado, los ayudantes de Caminos y Canales, de Minas, los de Obras públicas, los gendarmes y los oficiales ó agentes de policía judicial.

Art. 181. Se dará cuenta de esta falta de cumplimiento á los tribunales de justicia correccional, y serán punibles de una multa de 16 á 300 francos, además de los daños y perjuicios que pudieran existir por desperfectos causados en las vías públicas ó privadas, en las obras de alcantarillado ó en los cursos de agua.

En los casos de reincidencia, los delincuentes podrán ser castigados con el encarcelamiento de cinco días á cinco años como máximo y con una multa de 100 á 500 francos.

En todos los casos podrá tener aplicación el art. 163 del Código penal.

Art. 182. Las disposiciones de los artículos 180 y 181 serán aplicables á todo depósito ilícito en las alcantarillas de materias procedentes de pozos negros, de materias fecales y de cualquiera otra substancia perjudicial á la salud pública.

Art. 183. A los Consejos de la Prefectura corresponde entender en toda acción de daños y perjuicios que pueda producir la ejecución de los trabajos necesarios al cumplimiento de las anteriores disposiciones.

Entenderán únicamente en los daños y perjuicios causados por los departamentos ó los Municipios en caso de infracción de los artículos 171 y 172 de que sean éstos responsables, casos en los cuales dichos Consejos quedan autorizados para prohibir la emisión del agua de alcantarilla no depurada durante un plazo determinado.

Art. 184. Cuando la infección de una corriente de agua dependa de uno ó varios establecimientos públicos ó privados, clasificados ó no como peligrosos, insalubres ó incómodos, y esta infección no pueda corregirse sin la supresión de estas industrias ó sin obras que se extiendan fuera de los límites del inmueble, el Estado, el departamento ó el Municipio, según los casos, podrá adquirir los establecimientos que deban suprimirse ó los terrenos y propiedades indispensables para la ejecución de las obras de saneamiento.

Cuando se trate de obras destinadas á la purificación de materiales procedentes de establecimientos particulares, los Ayuntamientos ejecutarán estas obras por cuenta de los propietarios de dichos establecimientos.

Los establecimientos particulares que hayan sido expropiados por causa de insalubridad, podrán ser vendidos en pública subasta, sin que en este caso los primitivos propietaries ó sus herederos tengan derecho á reclamar la aplicación de los artículos 60 y 61 de la ley de 3 de Marzo de 1841.

Cuando el Parlamento convierta en ley definitiva este proyecto, se habrá resuelto uno de los problemas, quizá el más grave de la higiene colectiva é individual; siendo de desear que encuentre solución parecida otra cuestión de igual ó mayor importancia, como es la protección de los manantiales y fuentes de abastecimiento público.

En el Reglamento de las aguas minerales se reconoce una zona de protección á cada fuente, prohibiendo todo lo que pueda alterar su composición, imponiendo al propietario, bajo su responsabilidad, la conveniente captación, el aislamiento del manantial por medio de obras de protección é imponiéndole la obligación de conducir las aguas por tubos ó galerías cerradas, asegurándolas contra toda contaminación ó alteración de su composición química.

Más importantes que las aguas minerales de uso muy limitado son las potables de un empleo general, y por lo tanto, deben merecer la especial atención del legislador, cuya intervención en este asunto capital consiste únicamente en hacer extensivo á las aguas potables el Reglamento y las disposiciones vigentes sobre aguas minero-medicinales.

Las potables se encuentran actualmente abandonadas por la ley, á merced de los propietarios de las fuentes, sin reglamento alguno que imponga con todo rigor las prescripciones dictadas por la higiene.

Depuración de las aguas potables.

Las aguas de río y de muchas fuentes contienen impurezas constituídas por elementos orgánicos ó inorgánicos en suspensión que es preciso suprimir.

Cuando estas materias aparecen disueltas en el agua en grandes proporciones, la depuración se hace prácticamente imposible.

Existen varios métodos para devolver al agua, de un modo siempre incompleto, su primitiva pureza; los principales son los siguientes:

1.ᵃ Métodos físicos.

Filtración.

Ebullición.

2.ᵃ Procedimientos químicos, que consisten en la adición de substancias químicas para destruir las materias orgánicas que contenga en suspensión ó disolución.

Los principales tratamientos son la depuración por el:

Permanganato de potasa y de cal.

Hierro.

Peróxido de cloro.

Cloruro de cal.

Bromo.

Acidos minerales.

Alumbre.

Ozono, único cuerpo que por su fácil evaporación desaparece por completo después de depurada el agua.

Todos estos procedimientos son ó perjudiciales como los químicos, excepto el ozono, ó insuficientes como los físicos, excepto la ebullición.

Para demostrar el fundamento de esta opinión, reproduciremos los siguientes párrafos del informe redactado por el eminente higienista J. A. Martin, encargado por la Villa de París para juzgar los resultados de un concurso de aparatos y sistemas de depuración de aguas de río empleadas como potables, celebrado en París en 1894.

1.ᵃ Este concurso, debido á la iniciativa de la Municipalidad, con el objeto de conocer el mejor medio de depuración y esterilización del agua del río destinada á la alimentación de una ciudad ó á la de los grandes establecimientos, demuestra una vez más que actualmente es imposible obtener con ningún filtro y de una manera permanente un agua comparable á la de manantial ó de fuente bien captada y suficientemente protegida. La verdadera garantía de depuración sólo se obtiene con el aprovisionamiento de agua de manantial.

2.º Las condiciones actuales de la alimentación de París en aguas potables (la empleada para suplir la insuficiencia de la de fuente) obligan á la instalación de aparatos capaces de asegurar, para el uso de la población, una dotación suficiente de agua de río recogida en las condiciones más favorables y convenientemente depurada antes de ser distribuída.

3.ᵃ El único procedimiento que hasta el presente parece aplicable es el de la filtración por la arena, con ó sin procedimientos de oxidación inofensivos, con ó sin depósito de decantación.

4.ᵃ Cualquiera que sea el procedimiento elegido, se debe vigilar de una manera constante su manera mecánica de funcionar y repetir con gran frecuencia los análisis químicos y bacteriológicos; el mecanismo del aparato debe permitir la supresión y sustitución de una parte cualquiera del filtro que ofrezca la menor sospecha.

5.º En una aglomeración no exagerada, como un liceo, escuela, hospital, asilo, etc., etc., cuando el agua distribuída es sospechosa ó está manifiestamente infectada, y en caso de ser ineludible su empleo como potable, se impone la purificación por ebullición y aireación, conservándola en depósitos al abrigo del polvo atmosférico. En estos casos conviene prohibir todos los procedimientos de filtración conocidos hasta el día, los cuales por su mecanismo hacen prácticamente irrealizable su limpieza y vigilancia.

El Dr. A. J. Martin, cuya competencia en este asunto reconocen todos, al emitir este juicio ha tenido presente, en primer lugar, la influencia nociva de los microbios patógenos; cuando un agua como la del Sena puede contener este género de bacterias, efectivamente el único remedio en el caso forzoso de tenerla que beber, consiste en hervirla. Con este procedimiento llevado á la temperatura debida, sosteniéndola durante un tiempo marcado, se destruye cuando menos el bacilo de la fiebre tifoidea y es el sistema de depuración más seguro. Pero existen otros casos en los que el agua es perjudicial por la gran cantidad de gérmenes no patógenos y por la materia orgánica é inorgánica que contiene en suspensión; en estas ocasiones, tan frecuentes que constituyen casi una regla general, algunos sistemas de depuración por filtración, por más que sea incompleta siempre, pueden ser de notable utilidad, disminuyendo considerablemente, tanto las materias orgánicas como las inorgánicas libres y también la substancia orgánica disuelta aunque en escasa proporción.

Esta última materia, disuelta cuando no contiene toxinas, es inofensiva por sí sola, y cuando las contiene figuran en dosis tan insignificantes que no se ha consignado caso alguno de intoxicación rápida ni lenta producida por toxinas. Sin embargo, hay que reconocer que este peligro está fundado en teorías eminentemente científicas, por más que no tengamos ninguna demostración práctica.

Describiremos con la mayor brevedad posible los principales métodos de depuración por:

Filtración.—Se impone este sistema cuando es preciso purificar grandes masas de agua como las que requiere el consumo de ciudades más ó menos populosas. También se emplea la filtración de agua en proporciones reducidas para la alimentación de colectividades, para el uso individual ó doméstico.

La filtración en grande ofrece más garantías que la depuración en pequeño para uso doméstico ó de colectividades reducidas. En este caso, aun con un aparato excelente la filtración se hace mal, por defectos en la limpieza del filtro y porque se fuerza su mecanismo para que dé mayor rendimiento. Casi siempre las personas que no comprenden la utilidad del rigor en los detalles de la filtración entregan á los criados el manejo del aparato y el manipulador y los consumidores quedan satisfechos con que el agua resulte clara.

FILTRO DE ARENA.—El más primitivo es el de Berlín (Tegel); los empleados posteriormente no presentan modificación de importancia; estas modificaciones consisten principalmente en la mayor cantidad de capas de materia filtrante. Este filtro de Tegel consta de varios estanques cubiertos, de una capacidad de 2.000 m.' de superficie; el fondo y las paredes están revestidas de cal hidráulica y portland que las convierte en depósitos perfectamente impermeables.

Se compone de varias capas superpuestas de piedras bien lavadas, disminuyendo de volumen desde la capa del fondo á la de grava menuda sobre la cual se extiende una espesa capa de arena muy fina que forma la superficie del filtro.

El agua pasa lentamente entre los pequeños granos de arena sobre los cuales deposita las materias en suspensión. Poco á poco se van acumulando sobre la superficie exterior del filtro estas materias y además los microbios, algas y diversos detritus, substancias que vienen á componer el verdadero aparato filtrante formando una especie de membrana tenue de consistencia gelatinosa que al detener la rapidez del paso del agua hace más eficaz su filtración. En el espesor de esta membrana se verifica la destrucción de la materia orgánica por la acción microbiana, produciendo además la disminución del número de bacterias y gérmenes bajo la influencia de la fermentación. La rapidez de la filtración no debe pasar de 10 cm.' por hora (Kock) para dar lugar á esta destrucción y evitar el paso de los microbios y materias orgánicas á las capas filtrantes profundas incapaces de retenerlos ni destruirlos.

La acción de la membrana superficial es parecida á la que se produce al filtrar un precipitado ácido de sulfato de barita sobre un filtro nuevo; las primeras cantidades filtradas aparecen turbias y sólo se aclaran después de la formación de una capa de sulfato de barita sobre el fondo del filtro (Duclaux).

En el agua depurada por este procedimiento los cloruros, la cal y los residuos fijos varían apenas en su cantidad, en cambio las materias orgánicas y el amoníaco disminuyen notablemente.

En cuanto al paso de los gérmenes este sistema es completamente ineficaz á pesar de la opinión de Frankel, que afirma que de mil microbios sólo pasa uno á través del filtro. Koch atribuye la epidemia de cólera de Hamburgo á este método imperfecto de filtración.

Los filtros de gran escala de Londres, Zurich y una multitud de ciudades obedecen á los mismos principios del filtro de Tegel, y lo mismo se puede decir de las célebres galerías filtrantes de Lyon y de Tolouse, construídas en la orilla y debajo del nivel del río.

Por un mecanismo parecido se ha tratado de filtrar el agua con capas de carbón, escorias, piedra pomez, etc. Todos ellos son incómodos y poco eficaces.

Método Kurka.—En la Exposición de París (Vincennes) se ha instalado un modelo de filtro en grande escala ideado por Kurka; es un sistema muy interesante y muy ventajoso, á juzgar por lo que de él se dice; su autor afirma que se puede obtener la filtración de toda agua cualquiera sea su calidad y en la cantidad que se desee.

El elemento filtrante está compuesto por cilindros de una piedra de poros muy finos y de estructura homogénea. Esta materia no es artificial y se emplea como piedra de talla en las construcciones por ser fácil de labrar y muy resistentes á la intemperie. Para su empleo en la filtración se tallan cilindros de 1,20 de altura, de los cuales 0,12 sirven para el labrado de un capitel en forma de pirámide truncada. El cilindro es hueco, su diámetro interior es de 9 cm. y el exterior de 0,23, su fondo es cerrado, las paredes filtrantes tienen 7 cm. de espesor.

Estos cilindros están dispuestos en baterías de 20 elementos.

. La instalación de este sistema consta de un depósito de agua impura.

Un número de cámaras que varía con la importancia de la filtración.

Un corredor de servicio.

Un depósito de agua filtrada.

El depósito de agua impura sirve para determinar y regular la presión del agua, obrando sobre las baterías de filtros; para lograr esta presión se coloca el depósito á 1 m. sobre la embocadura de los filtros, además este recipiente sirve para la clarificación del agua decantando las arenas y arcilla que contiene, impurezas que salen al exterior por una tubería especial que comunica con su fondo. Las cámaras están revestidas de cemento impermeable; están simétricamente colocadas en dos grupos dejando entre ellas un corredor de 2 ó 3 m. de ancho.

En el punto más bajo de cada una hay un tubo de hierro que comunica con el.conducto de admisión del agua; sobre este tubo se injerta una llave de paso de tres válvulas para establecer la comunicación con el depósito de agua impura. En el mismo sentido longitudinal de la pared de cada cámara existe una llave para purgarla de aire al penetrar en ella el líquido.

Los elementos filtrantes están colocados verticalmente, sujetos al techo por unas repisas de 4 cm. de espesor á una distancia de 25 cm. uno de otro. Sobre cada uno de los dos grupos de cámaras hay un depósito especial de agua depurada; componen el piso del depósito los capiteles de los cilindros filtrantes.

El mecanismo de depuración es el siguiente: Desde el depósito del agua impura pasa ésta con la presión de 1 m. á ocupar la cámara filtrante, completamente impermeable, donde se encuentran las baterías de filtros. La presión la obliga á atravesar de fuera á adentro las paredes de las piedras porosas y á acumularse, ya depuradas, en el hueco del cilindro, desde donde sale para llenar, ya filtrada, el depósito superior.

La limpieza de los cilindros de piedra se obtiene haciendo pasar una determinada cantidad de agua filtrada con la necesaria presión desde el depósito superior á la cámara, pasando por el interior del cilindro para salir por la superficie exterior, es decir, á la inversa del mecanismo empleado para la purificación.

Rendimiento de este sistema.—Cuando el agua no está demasiado saturada de materias impuras, cada elemento ó cilindro produce en seis horas de trabajo 2 litros de agua filtrada por minuto. Con doce horas de trabajo continuado el rendimiento disminuye á 1,50 por minuto, y con veinticuatro horas sólo 1 litro en el mismo espacio de tiempo; esta disminución es debida á la obstrucción de los poros por las materias flotantes contenidas en el agua impura.

Con el fin de obtener el máximo de trabajo, es conveniente,

bajo el punto de vista económico, proceder á la sencilla y rápida operación de limpieza (en la que se invierten sólo cuatro minutos) cada seis horas de trabajo continuado.

Con la instalación descrita se pueden obtener 2.856 litros de agua pura en veinticuatro horas.

El sistema Kurka se puede instalar en un espacio reducido de terreno. Un metro cuadrado de superficie basta para la colocación de 16 elementos, que representan 1,250 m.' de superficie filtrante.

Cada metro cuadrado de esta superficie produce 3,56 m.' por día.

El agua enturbiada con materias arcillosas, tan difícil de filtrar, queda completamente clarificada.

El Dr. Homeyer, de Frankfort, ha demostrado la gran disminución de las materias orgánicas en el agua filtrada de la siguiente manera:

Un agua impura necesitó 3.860 partes de supermanganato de potasa para oxidar todas las materias orgánicas que contenía. Esta misma agua después de filtrada necesitó 2.420 partes del mismo reactivo, por lo cual es permitido creer que el filtro retuvo 37,31 por 100 de estos elementos.

En Alemania, Austria y Suiza existen instalaciones de este sistema de depuración, cada uno de 1.000 y más elementos, que funcionan satisfactoriamente. El coste total, incluyendo la construcción, se puede calcular en unos 60 francos por elemento, con la particularidad que el edificio no reclama gastos de reparación; su solidez le pone al abrigo de los desperfectos producidos por la intemperie. La duración de los cilindros es ilimitada.

Un solo obrero de mediana inteligencia puede cómodamente atender á todas las operaciones que requiere la filtración, por lo cual se puede decir que este procedimiento es el más económico de los conocidos hasta hoy.

Incluyendo el interés del 6 por 100 del capital (3.600 francos) y 1.200 francos del sueldo anual del obrero, se cubren todos los gastos del año y se obtienen 2.781 m.' diarios de agua filtrada.

Fischer emplea un procedimiento semejante; la diferencia consiste en que los elementos filtrantes no son de piedra natural, sino de un compuesto de arena fina aglomerada por medio de silicatos, dándole la forma de discos de 1 m. de superficie y 10 mm. de espesor, sometiendo después el compuesto á las más altas temperaturas de un horno especial. El rendimiento de filtración viene á ser de unos 4 m.³ por elemento y por día.

Según los higienistas alemanes Berel, Hagen, Scheefer y Thiela, este procedimiento ofrece algunas ventajas sobre los filtros de arena bajo el punto de vista bacteriológico, por más que permite el paso de cierto número de gérmenes.

El PROCEDIMIENTO DE ANDERSON que viene ensayándose desde hace algunos años por la Compañía general de Abastecimiento de aguas de París para la depuración de las aguas del río, consiste en una doble acción química y física. Se agita el agua impura mezclada con fragmentos de hierro (planchas, clavos, trozos de fundición, etc.) en unos grandes aparatos cilíndricos llamados Revólver, donde se pone el metal en contacto con el aire. Así se obtiene una oxidación y precipitación al estado de subsales inestables de hierro que se descomponen en peróxido gelatinoso y en hidratos insolubles. Por otra parte, el hierro sirve de base á los ácidos orgánicos disueltos en el agua y forma con ellos combinaciones nitrogenadas que por la enérgica aireación se transforman también en sales de peróxido, insolubles y coagulables como el peróxido mismo de hierro. Según el autor, estas sales aseguran el buen éxito de las operaciones de decantación y filtración del agua al salir del revólver.

Después pasa el agua por tres depósitos de decantación y precipitación, y luego á un filtro formado por capas superpuestas de ladrillo, piedra, grava y arena, formando esta última la capa superficial filtrante del filtro de Tegel y que es común á todos los filtros de arena.

En los arrabales de París existen tres instalaciones de este género: Choisy le Roy, Neuilly sur Marne y en Nogeant sur Marne.

Los resultados de dicho método de depuración son tan incompletos como los obtenidos con los filtros de arena, y los efectos útiles que con él se logran son casi iguales á los de estos últimos; son debidos, principalmente, al paso del agua por los depósitos de decantación y precipitación, y luego por las capas de piedra, grava y arena del filtro ordinario.

La acción de las sales de hierro sólo destruye pequeñas cantidades de materia orgánica, de 18 á 22 por 100, según Arnould *(Nuevos Elementos de Higiene.* París, 1900, pág. 103), por la escasa cantidad de sales de hierro en contacto con las materias orgánicas.

En 1896 se hicieron análisis para determinar la acción bacteriológica de este procedimiento.

Se analizaron aguas del Sena y del Marne.

La primera dió 48.000 microbios por c. c. y 56.000 la segunda.

Luego se analizaron estas mismas aguas después de pasar por todas las manipulaciones de depuración, y la primera dió 1.400 microbios por c. c. y 2.650 la segunda.

Estos resultados son semejantes á los del filtro de Tegel, condenado por Koch y suprimido por la Municipalidad de Berlín.

En este año, 1900, se alarmó la población de París al ver que durante los meses de Junio á Septiembre aumentaban considerablemente los casos de fiebre tifoidea; se creyó que este aumento era debido al empleo de las aguas del Sena no depuradas; la opinión pública atribuyó esta pequeña epidemia á descuido de los Ingenieros municipales, formulando contra ellos acusaciones tan graves como injustas.

Después de un estudio detallado de la cuestión, estos funcionarios se justificaron, demostrándose claramente que la casi totalidad de los enfermos tratados en los hospitales procedían de los arrabales (banlieu) de París, y que ninguno de ellos había bebido agua de fuente, sino del Sena y del Avre, depurada por el sistema Anderson y distribuída por la Compañía general de Abastecimiento de agua de París. *(Le Figaro.* del 27 de Septiembre de 1900.)

En Ivry, cerca de París, se están ensayando dos procedimientos de filtración por arena con objeto de adoptar el que produzca mejores resultados en la depuración del agua de río, para poder, con este recurso, disminuir la falta de agua potable durante los calores del verano.

Se han construído dos series de estanques capaces de filtrar 15.000 m.³ en veinticuatro horas. En la primera serie se ensaya el filtro de decantación Puech, que consiste en un depósito con el fondo de palastro perforado por un gran número de agujeros de 4 mm. de diámetro, y sobre el cual se colocan capas de grava.

Cada instalación consta de varios estanques ó depósitos superpuestos.

El primero contiene grava gruesa; el segundo grava menos voluminosa, y el tercero grava muy menuda.

La otra serie de filtros en ensayo se compone de unos canales de decantación que teóricamente deben resultar más costosos y menos eficaces que el método de Puech.

Las aguas, una vez decantadas por uno y otro procedimiento, pasan á los filtros ordinarios de arena.

Filtración en pequeño.—Para la depuración del agua potable necesaria á una familia ó á una colectividad reducida, se emplean filtros de carbón, amianto, arena conglomerada, barros cocidos, etc., etc., es decir, procedimientos de filtración en pequeño semejantes á los métodos de obtención en gran escala; ya hemos dicho que son aún más defectuosos que estos últimos.

Filtro Chamberlain.—Es el tipo más perfecto para la purificación del agua en pequeñas cantidades, á pesar de todos sus inconvenientes, que son mayores que los presentados por otros sistemas; en cambio ofrece ventajas de seguridad relativa que son muy de apreciar.

El organismo filtrante lo constituye un cilindro hueco de pasta de porcelana porosa, que lleva el nombre de bujía; su extremo superior está cerrado y el inferior abierto para dar paso al líquido filtrado por un estrecho conducto terminado por un botón perforado en su centro.

El principal inconveniente de este sistema es la fragilidad de la bujía, lo cual dificulta su limpieza frecuente. Este defecto depende de la clase de tierra empleada para su fabricación y del temple resultante del grado de cocción. Es decir, que hay buenas y malas bujías.

Otro inconveniente es su escaso rendimiento con relación á

la presión que necesita, pues una bujía nueva sólo da de 4 á 5 litros por hora con la presión de una atmósfera. Sus poros se obstruyen fácilmente por el depósito de impurezas. En las primeras cantidades de agua filtrada no aparece microbio alguno, sale verdaderamente pura; pero al formarse en la superficie exterior un depósito, el rendimiento disminuye, y contrariamente á lo que sucede con la capa gelatinosa superficial del filtro de arena, los microbios pasan á través de los poros de la bujía, en cuyo espesor se multiplican por cultivo.

El Dr. Miquel calcula en ocho ó diez días el período de rendimiento de agua pura (según la calidad de la bujía) cuando el agua no es rica en elementos extraños.

Los experimentos con bujías nuevas ó limpias de buena calidad han demostrado que los bacilos tíficos y coléricos mezclados al agua en pequeñas cantidades han sido destruídos en el filtro sin que pasara ninguno á la filtrada.

Esta cualidad por sí sola explica la aceptación que le otorgan los higienistas, dándole superioridad sobre los demás sistemas, á condición de limpiarlos con frecuencia; con esta precaución se obtiene, ya que no una seguridad completa contra los gérmenes patológicos, una garantía relativa.

La limpieza y la esterilización frecuentes de las bujías son difíciles; con el objeto de simplificar en lo posible esta imprescindible operación, M. O. André ha ideado un aparato filtrador compuesto de un cierto número de bujías y dotado de un mecanismo de limpieza muy sencillo, que no obliga á desmontar el filtro; se obtiene la limpieza de las bujías con sólo mover una manivela situada en la parte superior del aparato, como lo indica la figura 17.

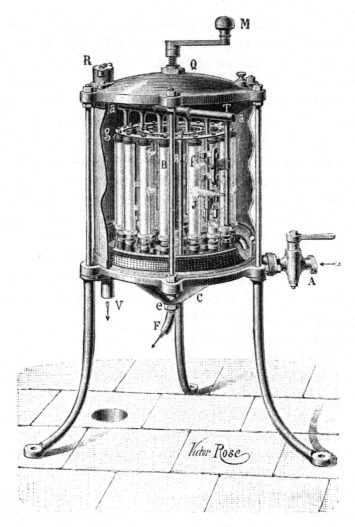

Fig. 17.—Filtro Chamberlain de 25 bujías, con mecanismo de limpieza.

(Construído por F. Dehaitre.)

T Cepillo limpiador con rotación alternativa.
V Grifo de salida del agua de limpieza.
C Depósito de agua filtrada.
F Tubo de salida para el agua filtrada.
M Manivela.
a Tapón con paso de rosca.
B Bugías filtrantes.
f Frotadores elásticos.
A Entrada del agua de la cañería general.

Cuando no se puede disponer de agua con presión, es preciso emplear una bomba para producirla artificialmente.

M. O. André, en previsión de este caso, ha construído el siguiente aparato de fácil manejo.

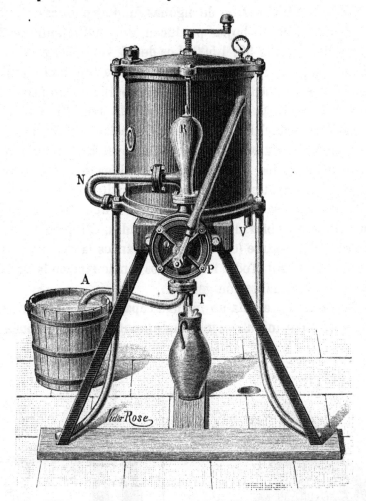

Fig. 18.—El mismo modelo anterior con una bomba para la presión artificial.
(Construído por F. Dehaitre.)

La bomba puede producir una presión de 20 á 21 m. de agua.

Estos dos modelos de filtros han funcionado durante cuatro meses consecutivos en el Laboratorio de higiene de la Facultad de Medicina de París, y han sido estudiados por una Comisión especial nombrada por el Comité Consultivo de higiene pública de Francia. En vista de los buenos resultados consignados en el informe del Dr. Netter, han sido adoptados por el Ministerio de la Guerra, por los Hospitales, Asilos, etc. La Ville de Paris, los Municipios de Asnieres, Neully, Clichy, etc., emplean estos filtros para la alimentación de algunas fuentes públicas.

Los modelos de 25 bujías producen un rendimiento de 750 litros por día. Los de 50, 1.500. Los de 15 y 6, 350 y 175 respectivamente, á condición de proceder á una limpieza diaria.

Estos filtros se pueden esterilizar por ebullición sin necesidad de desarmarlos, basta colocar el colector de agua filtrada sobre un hogar ó introducirlo dentro de un autoclavo-estufa, etc.

FILTROS GRAND JEAN.—La casa Ch. Prevet ha presentado en la Exposición varios modelos del filtro ideado por M. Grand Jean, cuyos elementos filtrantes están constituidos por placas ó pastillas de celulosa de papel comprimido y una placa de carbón fácilmente renovables después de gastadas. El precio de las placas es insignificante (de 1,05 á 2,60 francos la docena, según el modelo del filtro). Todos los aparatos funcionan con la presión ordinaria de la canalización general.

La figura 19 representa un modelo capaz de filtrar un litro ó litro y medio por minuto como rendimiento inicial; después va

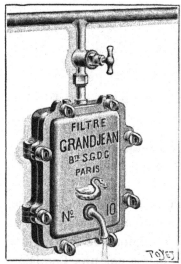

Fig. 19.—Filtro Grand Jean, núm. 10.

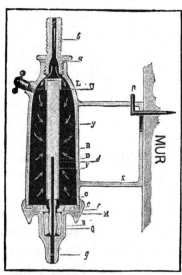

Fig. 20.—Sección perpendicular del filtro núm. 10.

disminuyendo el poder filtrante; se renueva una ó dos veces por semana, según los casos.

En la figura 20, que representa una sección perpendicular del anterior modelo, se aprecia su manera de funcionar; el agua entra por *b* y llena el espacio interior del filtro; después, empujada por la presión, atraviesa la pastilla y la placa de carbón para salir ya filtrada por *G*.

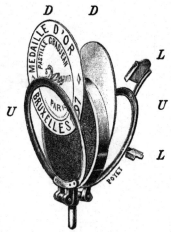

Fig. 21.—Elemento filtrante.

El elemento filtrante (fig. 21) forma la base de todos los modelos, en los cuales se combina en grupos más ó menos numerosos con el fin de obtener mayor y más rápido rendimiento; describiremos una operación de renovación de este elemento, y se comprenderá más fácilmente su composición:

1.° Se abren los cuatro cierres *L* que engastan fuertemente las pastillas.

2.° Se separan los aros *U*.

3.° Se extraen las pastillas *D*.

4.° Cuando el carbón que compone el disco central aparece manchado por impurezas, se lava hasta dejarlo limpio y después se deja secar al sol si es posible.

5.° Cuando el carbón está seco, se colocan nuevas pastillas *DD*.

6.° Se aproximan los aros *U* hasta quedar bien sujetas las pastillas.

Los modelos más sencillos son los de las figuras 22 y 25, que filtra $1/_2$ á $3/_4$ de litro por minuto; sus dimensiones son de 0,16 c. de alto por 0,12 × 0,20 de ancho; su precio es de 25,50 francos y 2,25 la docena de pastillas filtrantes.

El modelo figura 19 produce de 3 á 4 litros por minuto.

Sus dimensiones, 0,35 de alto y 0,20 × 0,20 de ancho.

Su precio 87 francos con una docena de pastillas.

En los casos en que no se dispone de agua con presión, es

preciso emplear una bomba que se puede combinar con varios elementos filtrantes (fig. 23), como sucede en la figura 24, com-

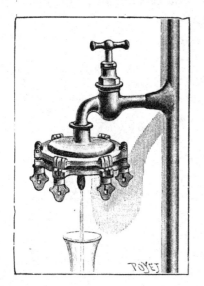

Fig. 22.— Filtro núm. 4.

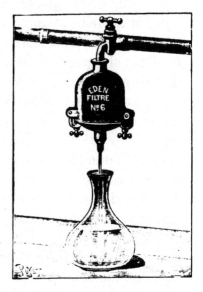

Fig. 25.—Filtro núm. 6.

puesta de ocho elementos que producen un rendimiento de 1 litro por minuto, y por elemento con una presión de 3 á 4 kg.» bien sea con la bomba ó con la presión de la canalización.

Este sistema da como resultado una depuración muy suficiente. En el laboratorio municipal de Química y en el laboratorio del Hospital Trousseau se han hecho ensayos, añadiendo

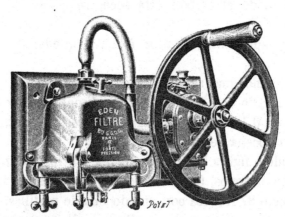

Fig. 23. — Filtro núm. 7, combinado con una bomba rotativa especial.

al agua impura cierto número de gérmenes del cólera y de la fiebre tifoidea, sin que apareciera colonia alguna de estos gérmenes en los cultivos sembrados con el agua filtrada.

Con la reserva de que no existe hasta el momento presente

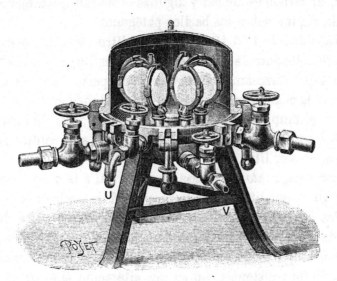

Fig. 24.— Batería de ocho elementos.

ningún filtro perfecto, se puede recomendar este sistema como uno de los mejores y más seguros.

Los filtros Howatson, Bourgeoise, Marcain, Magnan, no privan al agua de su materia orgánica ni en las proporciones más pequeñas.

Depuración química del agua potable.—Los diferentes procedimientos químicos empleados son, en general, defectuosos, y además peligrosos para la salud.

Su objeto consiste en desorganizar y destruir la materia orgánica y los gérmenes, poniéndolos en contacto con determinados agentes químicos en disolución.

Es indudable que en dosis algo elevadas estos cuerpos producen seguramente la completa desorganización de los microbios y de las substancias orgánicas; pero á su vez las dosis exageradas de estos reactivos desnaturalizan el agua, convirtiéndola en tóxica.

A título de curiosidad, mencionaremos los diferentes cuerpos químicos que se emplean.

La adición de alumbre al agua constituye un método de clarificación desprovisto de cualidades bactericidas. Precipita la arcilla, el carbonato de cal y algunas otras sales, sin ejercer influencia alguna sobre los bacilos patógenos.

La cantidad de 12 á 15 cg. por cada litro de agua necesarias á la precipitación de estos cuerpos, constituye una dosis de alumbre que forzosamente debe producir perturbaciones gastrointestinales cuando menos; por lo tanto, el médico hará bien en prohibir el empleo de este procedimiento, á pesar de la afirmación de los que dicen que después de filtrada sólo contiene 3 mg. de alumbre por litro.

El permanganato de potasa ó el de cal á la dosis de 5 á 10 centigramos por litro, tiene la propiedad de destruir la materia orgánica contenida en el agua. Con estas dosis, parte de ésta se oxida y precipita, arrastrada por el óxido de manganeso; pero la mayoría de los microbios, sobre todo los gérmenes patógenos en estado de resistencia, no sufren alteración sino en contacto con mayores dosis.

Aun privada el agua de su precipitado por filtración, es nociva por la potasa que queda en ella en estado de disolución. Este sistema es aún más peligroso que el anterior y tan inseguro en cuanto á los microbios se refiere.

El peróxido de cloro, que también se emplea para la depuración del agua, produce oxidaciones de la materia organizada, de tanta energía, que se hace posible la destrucción de la estructura de los microbios. El peróxido se puede emplear en forma gaseosa ó en solución acuosa. Según Vallin, este procedimiento es inofensivo; pero no apoya su opinión en suficiente número de hechos demostrativos, y la prudencia aconseja la reserva, tratándose de un gas tan enérgico como el cloro.

El cloruro de cal se emplea á la dosis de 4 mg. por litro combinado con el bisulfito de sosa, como correctivo del cloruro; posee en alto grado propiedades bactericidas, destruye seguramente el bacilo tífico y el colérico en pocos minutos. Para eliminar el cloro disuelto en el agua se emplea el bisulfito de sosa y después se trata por el ácido clorhídrico á fin de obtener la clarificación. Á primera vista se comprenderá por qué debe rechazarse un método que requiere tan complicadas operaciones químicas, aunque el resultado bactericida sea completo y seguro.

La influencia del hierro sobre la descomposición de la materia orgánica se ha aprovechado como método de depuración. Es evidente que este metal, ávido de oxígeno, se apodera de él donde lo encuentra; tratándose del agua donde este gas abunda en estado de disolución, el hierro no lo buscará en su combinación con la materia orgánica, sino más bien en su estado de disolución.

A expensas del oxígeno del agua y de la materia orgánica, pero en proporciones muy desiguales, se formarán subsales inestables transformables en peróxido gelatinoso, y formará combinaciones nitrogenadas insolubles con los ácidos orgánicos; estas transformaciones pueden servir de base teórica para justificar su empleo en la depuración del agua; pero se verifican estas precipitaciones en tan escasa cantidad, que ya hemos visto que con el procedimiento de Anderson, fundado en este principio, el agua, después de filtrada, sólo perdía del 18 al 22 por 100 de materia organizada, quedando intactos un gran número de microbios, resultados que permiten dudar fundadamente de la eficacia de este procedimiento.

DEPURACIÓN DEL AGUA POTABLE POR EL OZONO.—El primero que pensó utilizar las enérgicas propiedades oxidantes del ozono para la destrucción de la materia orgánica contenida en las aguas de alimentación fué Ohlmüller, y después Siemens y Halske, de Berlín, en 1891, y más recientemente, en 1893, los holandeses Tindall, Schnelles y Vander Steen.

Ohlmüller demostró estas propiedades en repetidos experimentos; esterilizó completamente en diez minutos agua del río Spré, que de ordinario contiene 22.000 gérmenes por centímetro cúbico, empleando aire mezclado con ozono en la proporción de 15 mm. por litro.

Van Emergen continuó estos experimentos con los mismos resultados, ensayando el agua del viejo Rhin, más impura que la del Spré. Este autor opina que dadas las condiciones de fácil oxidación, las toxinas microbianas, no deben resistir tampoco á la acción destructora del ozono.

Tindall presentó en la Exposición de Higiene de París de 1893 el primer aparato de depuración aplicable á la industria, con el que logró esterilizar 2 m.³ de agua por hora.

Estos primeros experimentos industriales encontraron un gran inconveniente, sobre todo en la principal operación, es decir, en la forma de establecer un contacto íntimo del agua impura con el ozono, pues no se tuvo en cuenta que no basta hacer barbotear fuertemente el gas con el agua para lograr la completa oxidación de las materias perjudiciales. La molécula de la substancia orgánica no tiene la misma afinidad para el ozono que tiene la molécula de aceite, por ejemplo, para la cual basta un contacto imperfecto con dicho gas para producir una resinificación rápida.

La afinidad del ozono por la materia orgánica disuelta en el agua es insignificante; por lo tanto, es preciso encontrar un medio económicamente posible para establecer un perfecto contacto entre las dos materias.

· Los grandes progresos de la electro-mecánica, al permitir la obtención del ozono en grado considerable de concentración, facilita notablemente la ozonización; utilizando estos medios los inventores del nuevo procedimiento, Sres. Marmier y Abraham, han podido efectuar experimentos en grande escala en una fábrica de depuración del agua de abastecimiento de la ciudad de Lille, situándola en los depósitos de Emmerin.

La instalación consta de tres partes: una destinada á la producción eléctrica, otra á la fabricación del ozono y la tercera á la esterilización del agua (fig. 26).

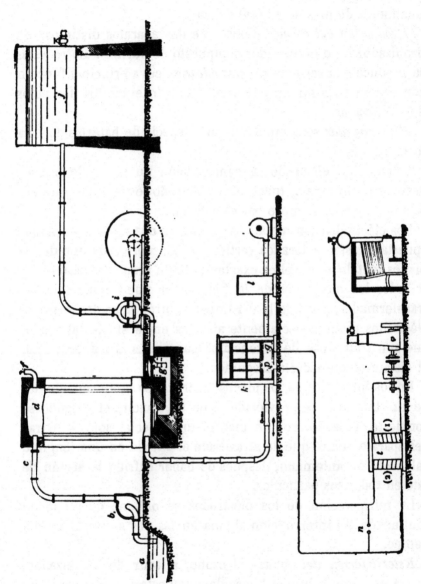

Fig. 26.—Plano esquemático de una instalación de esterilización de aguas por el sistema Marmier y Abraham.

Producción de la corriente eléctrica.—El trabajo se efectúa por medio de un motor ordinario de vapor. La corriente producida pasa á un aparato alternador de elevada potencia que desarrolla una fuerza de más de 40.000 voltas.

. *Producción del ozono.*—Consta de dos aparatos distintos: un ozonizador y un deflagrador compuesto de varillas. Entre estas se produce una serie de *chispas eficaces*, cuya principal función consiste en asegurar un potencial regulado entre los dos polos del ozonizador.

El ozonizador se compone de una especie de baterías en esta forma:

Primero un eléctrodo, á continuación un plano de cristal, después un intervalo, luego otro eléctrodo, otro plano y un espacio, etc., etc., siempre por este orden.

Los eléctrodos son metálicos, presentan dos superficies planas opuestas y están colocados verticalmente; sobre cada uno de los planos metálicos se aplica exactamente un plano de cristal.

Todos los eléctrodos de la fila par se unen á un polo del transformador, y los de la fila impar al otro. Estas dos series de eléctrodos están perfectamente aisladas entre sí, de tal modo, que aun tratándose de potenciales superiores á los previstos, el aislamiento quedaría asegurado.

En los intervalos de los planos de cristal se producen efluvios de un hermoso color violado; bajo su acción, el oxígeno se convierte en ozono. Por un mecanismo especial sólo se extrae del aparato el aire que ha atravesado el efluvio en una longitud calculada de antemano, después de haber sufrido la acción de éste en todas sus partículas.

La refrigeración de los eléctrodos se obtiene de un modo continuado sin interrupción alguna en las dos series al propio tiempo.

Esterilización del agua.—El ozono, al salir del ozonizador, pasa á una gran columna hueca de mampostería, en cuyo interior se pone en contacto con el agua impura, obteniéndose la esterilización por la circulación metódica del ozono y del líquido, puestos en íntimo contacto (fig. 27).

Después de depurada pasa el agua desde la parte inferior de

la columna á un depósito. En el trayecto de esta cañería de paso existe un aparato regulador de la cantidad de agua emitida.

Sobre el esquema de la fig. 26, se puede explicar con toda claridad el mecanismo de este procedimiento.

El agua impura desde *a*, pasando por *d*, va directamente al depósito *j*, de agua depurada.

El ozono fabricado en *k*, pasando por los organismos *p q*, se pone en contacto con el agua en *d*, y después de depurarla escapa por *f*.

El líquido es aspirado en *a* por una bomba centrífuga *b*; desde aquí pasa al vértice *c* de la columna *d*, que por una disposición interior especial, la divide en pequeños hilos sobre los cuales ejerce el ozono su acción. En el pozillo *g* se recoge el agua que es enviada al depósito *j* por el aparato elevador *t*; el aire ozonizado penetra en la cámara *d* de esterilización por la parte inferior y la atraviesa en toda su altura para salir por *f*.

Se activa la circulación del ozono por medio del ventilador *m* que aspira el aire atmosférico, haciéndole pasar antes por el desecador *l*; pasa después á un ozonizador *k* y á la cámara de la columna *d*.

El ozonizador *k* es un aparato en el que se producen los efluvios eléctricos que transforman el oxígeno en ozono.

La corriente eléctrica necesaria á la producción de los efluvios, se produce en el transformador *t* cuyo primer circuito (1) recibe la corriente de un alternador *u* accionado por una máquina de vapor *v*.

El circuito secundario (2) envía al ozonizador corriente de una tensión de 40.000 voltas.

En *n* figura un deflagrador compuesto de dos esferas entre las cuales se produce chispas eléctricas sobre las que pasa constantemente una corriente de aire enviada por un ventilador.

La fig. 27 representa un corte esquemático del ozonizador. En su interior existen dos discos D_1 D_2 suspendidos y con sus planos paralelos; además dos placas de cristal *p p* que se aplican sobre los dos discos; en el intervalo que dejan entre sí estos planos de cristal se producen los efluvios.

Los discos *D* están encerrados en una caja herméticamente

cerrada. El aire llega por *a*, atraviesa los efluvios en la dirección indicada por las flechas, se transforma en ozono y después sale por *o* para ser utilizado en la cámara de esterilización.

La Municipalidad de Lille, deseando conocer con toda exactitud el valor de los resultados de este procedimiento antes de adoptarlo, nombró una comisión compuesta de bacteriólogos y

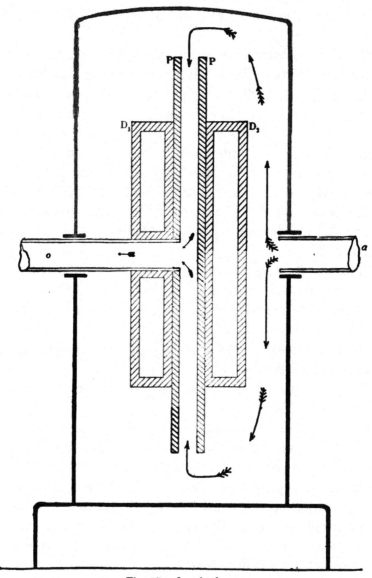

Fig. 27.—Ozonizador.

químicos eminentes y eligió á los Dres. Roux, Subdirector del Instituto Pasteur de París; Calmette, Director del mismo Instituto en Lille, Bouisine y Bouriez, presidido por el Dr. Staes Brame, para que verificaran este estudio.

La comisión dió principio á su trabajo el día 10 de Diciembre de 1898; se recogieron, con las precauciones prescritas, dos series de muestras: una de agua depurada y otra sin depurar.

Fueron sembrados cinco balones con 0,01 c. c. de agua impura; después de 24-60 horas, todos los balones estaban alterados. En una siembra en gelatina nutritiva (tubos planos de Erlemmayer) á las dosis de 0,01 á 0,05 c. c. de esta misma agua impura, se pudieron contar, después de siete días, 2.200 gérmenes, de los cuales 180 pertenecientes á especies liquefiantes.

El agua depurada en la columna esterilizadora, que contenía un aire ozonizado á 5,8 mm. por litro de aire, dió los siguientes resultados:

Corriente de agua en la columna, 35 m.³ por hora; concentración, 5 mm., 8 por litro de aire. Temperatura en el interior del ozonizador, 20°. Temperatura exterior, 13°.

Ozonizador.

MEDIO DE CULTIVO.	Número de balones ó matraces sembrados.	Cantidades de agua sembrada en cada balón.	Número de gérmenes por balón ó matraz, después de quince días de cultivo á 36° para los caldos ó siete días á 23° para las gelatinas.	Especies microbianas observadas.
Caldo neutro de carne.	10	0,5 cc.	0	»
Idem..............	5	1 cc.	1	Bacilo subtilis.
Idem..............	1	11 cc.	1	Bacilo subtilis.
Idem..............	1	12 cc.	0	»
Idem..............	2	13 cc.	0	»
Gelatina nutritiva....	5	1 cc.	0	»
Idem........	5	2 cc.	0	»

RESUMEN

2 gérmenes de bacilo-subtilis para una cantidad total de 74 cm.³ de agua ozonizada.

El día 11 de Diciembre se recogieron en Emmerin nuevas muestras de agua impura y de la depurada.

El ozonizador acusaba una concentración de 6 mg.; la corriente de agua permanecía en 35 m.³ por hora.

El agua impura se conservó durante véinticuatro horas en el laboratorio á una temperatura de 18°; sembrada en gelatina el día 12 dió (á los siete días) 3.960 gérmenes por c. c. de los cuales 340 liquefiantes.

Agua ozonizada recogida el 11 de Diciembre.

MEDIO DE CULTIVO	Número de balones ó matraces sembrados.	Cantidad de agua sembrada en cada balón ó matraz.	Número de gérmenes después de quince días de cultivo á 36° los caldos ó siete días á 25° las gelatinas.	Especies microbianas observadas.
Caldo neutro de carne.	10	1 cc.	0	»
Idem...............	5	0,5 cc.	0	»
Idem...............	5	1,3 cc.	1	Bacilo subtilis.
Idem...............	3	4 cc.	0	»
Gelatina nutritiva....	3	1,5 cc.	2	{ Fermento. { 1 bacilo subtilis.

RESUMEN

2 gérmenes de bacilo-subtilis y un fermento para una cantidad total de 35,5 de agua ozonizada.

El 12 de Diciembre se tomaron en Emmerin: un balón pipeta de agua ozonizada: uno idem id. de la misma agua, que la Comisión se propuso analizar, cuatro días después, para observar la pululación de los gérmenes.

Los resultados de ambos análisis se consignan en los siguientes cuadros:

Concentración, 6,5 mm. de ozono por litro de aire.

MEDIO DE CULTIVO	Número de balones sembrados.	Cantidad de agua sembrada en cada balón ó matraz.	Número de gérmenes después de quince días de cultivo á 36° los caldos y siete días á 28° las gelatinas.	Especies microbianas observadas.
Caldo neutro de carne.	5	1,3 cc.	1	B. subtilis.
Idem...............	5	4 cc.	1	B. subtilis.
Idem...............	1	11 cc.	0	»
Idem...............	1	21 cc.	1	B: subtilis.
Gelatina nutritiva....	4	1,5 cc.	0	»
Idem.	3	4 cc.	0	»

RESUMEN

3 gérmenes de bacilo subtilis para una cantidad total de 75,5 c. c. de agua ozonizada.

Agua ozonizada, conservada durante cuatro días en el laboratorio á una temperatura de 18° antes de sembrarla.

MEDIO DE CULTIVO	Número de balones sembrados.	Cantidad de agua sembrada en cada balón.	Número de gérmenes después de quince días de cultivo á 36° los caldos y siete días á 28° las gelatinas.	Especies microbianas observadas.
Caldo neutro.........	5	1 cc.	0	»
Idem...............	5	0,5 cc.	0	»
Gelatina nutritiva....	4	1 cc.	0	»

RESUMEN

Ningún germen microbiano en 11,5 c. c. de agua ozonizada, conservada antes de ser sembrada, durante cuatro días en el laboratorio á la temperatura media de 12°.

Se comenzó una segunda serie de experimentos desde el 17 de Enero al 12 de Febrero de 1899.

El 17 se tomó una muestra de agua ozonizada y se conservó el balón pipeta en el laboratorio veinticuatro horas antes de sembrarla.

Otra muestra se tomó el 24 de Enero y se conservó del mismo modo treinta y seis horas.

Hé aquí el resultado de los análisis:

1.ª muestra del 17 de Enero.

MEDIO DE CULTIVO	Número de balones sembrados.	Cantidad de agua sembrada en cada balón.	Número de gérmenes después de quince días de cultivo á 38°	Especies microbianas observadas.
Caldo neutro..	17	1,2 cc.	0	»

2.ª muestra del 24 de Enero.

MEDIO DE CULTIVO	Número de balones sembrados.	Cantidad de agua sembrada en cada balón.	Número de gérmenes después de quince días de cultivo á 36°	Especies microbianas observadas.
Caldo neutro.........	2	7 cc.	0	»
Idem...............	1	13 cc.	0	»
Idem...............	1	15 cc.	0	»

RESUMEN

El agua ozonizada, conservada durante 24-36 horas en el laboratorio antes de ser sembrada, permanece estéril.

En 27-28 de Enero de 1899 se procedió á la última serie de experimentos.

El ozonizador trabajaba sin interrupción día y noche con una concentración de 9,3 por litro de aire.

El agua impura, después de seis días de cultivo en gelatina, dió 1.170 gérmenes por centímetro cúbico.

Una segunda muestra recogida el día 28 dió 988 colonias por centímetro cúbico.

Un balón pipeta de agua ozonizada se conservó en el laboratorio cuarenta y ocho horas antes de efectuarse el análisis.

Los resultados de estas investigaciones figuran en los tres cuadros siguientes:

Concentración, 9.5 mm. por litro de aire; rapidez de la corriente de agua en el ozonizador, 35 m.³ por hora. Temperatura interior del ozonizador, 13°; exterior, 1°.

MEDIO DE CULTIVO	Número de balones sembrados.	Cantidad de agua sembrada en cada balón.	Número de gérmenes después de quince días de cultivo á 38° los caldos y siete días á 28° las gelatinas.	Especies microbianas observadas.
Caldo neutro.........	20	1,2 cc.	0	»
Idem...............	4	3 cc.	0	»
Idem	4	3,5 cc.	0	»
Idem...............	5	4 cc.	0	»
Idem...............	2	12 cc.	1	B. subtilis.
Idem...............	1	16 cc.	1	B. subtilis.
Gelatina nutritiva....	7	3 cc.	0	»
Idem...............	3	5 cc.	0	»

RESUMEN

146 c. c. de agua ozonizada, repartida en 46 balones ó matraces, han dado 2 gérmenes de bacilo subtilis.

Muestra de agua ozonizada tomada en Emmerin el 28 de Enero.

MEDIO DE CULTIVO	Número de balones sembrados.	Cantidad de agua sembrada en cada balón.	Número de gérmenes después de quince días de cultivo á 38° los caldos y siete días á 28° las gelatinas.	Especies microbianas observadas.
Caldo neutro.........	11	1,4 cc.	0	»
Idem..............	15	2,2 cc.	1	B. subtilis.
Idem........... ..	2	13 cc.	1	B. subtilis.
Idem......	1	9 cc.	0	»
Idem....	2	10 cc.	0	»
Idem...............	1	15 cc.	0	»
Idem...............	2	18 cc.	1	B. subtilis.
Idem...............	1	25 cc.	1	B. subtilis.
Gelatina.....	6	2,2cc.	0	»

RESUMEN

192,6 c. c. de agua ozonizada, distribuída en 41 balones, han dado 4 gérmenes de bacilo subtilis.

Muestra de agua ozonizada recogida en Emmerin el 28 de Enero y conservada en el laboratorio á 18° antes del análisis.

MEDIO DE CULTIVO	Número de balones sembrados.	Cantidad de agua sembrada en cada balón.	Número de gérmenes después de catorce días de cultivo á 36°	Especies microbianas observadas.
Caldo...............	6	1 cc.	0	»
Idem...............	6	2 cc.	0	»
Idem...............	1	8 cc.	0	»
Idem...............	3	10 cc.	1	B. subtilis.
Idem...............	1	11 cc.	0	»
Idem...............	1	12 cc.	1	B. subtilis.
Idem...............	1	13 cc.	1	B. subtilis.
Idem...............	3	14 cc.	1	B. subtilis.
Idem...............	2	20 cc.	1	B. subtilis.

RESUMEN

175 c. c. de agua ozonizada, conservada cuarenta y ocho horas en el laboratorio, han dado 5 gérmenes de bacilo subtilis, revivificables por el cultivo con caldo á 36°.

En vista de estos excelentes resultados, la Comisión quiso someter á estudio una particularidad que había fijado su atención; parecía extraordinario que el agua ozonizada conservada durante doce, veinticuatro y treinta y seis horas, y hasta cuatro días en el laboratorio, permaneciera estéril y apareciera más pobre en gérmenes que el agua pura analizada poco después de recogida; esto permitía suponer ó que algún gérmen de bacilo subtilis escapase á la acción del ozono á su paso por el depurador y que luego fuese destruido por una pequeña cantidad de ozono disuelto en el líquido, ó que la ozonización engendra en el agua substancias químicas que se oponen á la multiplicación de los gérmenes.

Para lograr un pleno convencimiento se procedió á la siguiente prueba:

Se mezclaron 68 c. c. de agua impura recogida el 26 de Enero con 373 c. c. de agua ozonizada recogida el 23 del mismo mes y conservada en el laboratorio durante tres días.

Esta mezcla fué sembrada en gelatina nutritiva el 28, es decir, dos días después de un contacto de las dos muestras, en seis matraces á la dosis de 6,1 c. c.; seis días después de un cultivo á 23° se procedió á la enumeración de las colonias y se contaron 1.340 gérmenes por centímetro cúbico.

Quedó demostrado que el agua ozonizada no contiene substancia alguna antiséptica capaz de esterilizar los gérmenes del agua impura, con la cual fué mezclada, y que no impidió la pululación de los bacilos.

Análisis químico.—MM. Buisine y Bouriez efectuaron el análisis químico de las aguas de Emmerin antes y después de un tratamiento por el ozono, especialmente bajo el punto de vista de sus proporciones en oxígeno, materia orgánica y nitratos.

Era preciso saber si el tratamiento por el ozono daba por resultado el aumento notable de la proporción de los nitratos en las aguas como consecuencia de la oxidación de las substancias orgánicas que pudiera contener, y al propio tiempo era conveniente poner de manifiesto la influencia del ozono sobre la materia orgánica. En el siguiente cuadro se consignan los resultados de este análisis:

	Litro de agua impura.	Lit de agua ozonizada.
	Gramos.	*Gramos.*
Materia orgánica (evaluada en ácido oxálico).....	0,014	0,003
Idem (evaluada en oxígeno, procedimiento Levy).	0,00088	0,00080
Azoe nítrico (en nitrato de potasa, procedimiento Schlœsing).................	0,034	0,030
Idem (procedimiento Grandval y Lajoux)........	0,020	0,019
Ázoe nitroso (por el metafenileno-diamino).......	0	0
Idem (por la resorcina).	0,0005	0,003
Amoníaco (por el reactivo de Nessler)............	0	0
Oxígeno disuelto.............................	9,7 mg.	9,8 mg.

Conclusiones.—El conjunto de los análisis bacteriológicos y químicos verificados desde el 10 de Diciembre de 1898 al 12 de Febrero de 1899 permitió á la comisión exponer las siguientes conclusiones:

1.ª El procedimiento de esterilización de las aguas de alimentación por el ozono, basado sobre el empleo de los aparatos ozonizadores con las columnas de esterilización de los señores Marmier y Abraham, es de una eficacia superior á la de todos los procedimientos de esterilización actualmente conocidos susceptibles de ser aplicados á la depuración de grandes cantidades de agua.

2.ª La disposición muy sencilla de estos aparatos, su solidez, la constancia de su producción y la regularidad de su mecanismo, dan todas las garantías que se deben exigir á los aparatos de uso industrial.

3.ª Todos los microbios patógenos ó saprofitos que se encuentran en las aguas que hemos estudiado, quedan completamente destruídos á su paso por la columna ozonizante.

Unicamente resisten algunos gérmenes del bacilo subtilis.

Se ha comprobado la existencia de uno de estos gérmenes por 15 c. c. próximamente de agua tratada con una concentración de ozono de 5 mg. por litro de aire; con la de 9 mg. por litro, el número de gérmenes del bacilo subtilis capaces de multiplicarse en un cultivo de caldo disminuyó á menos de uno por 25 c. c. de agua depurada.

Importa observar que el bacilo subtilis (microbio del heno) es completamente inofensivo para el hombre y para los animales, y que sus gérmenes resisten no solo á las temperaturas de 110° bajo presión sino á la mayoría de los medios conocidos de destrucción. No es, por tanto, indispensable exigir su desaparición completa en el agua potable, y consideramos suficiente la esterilización obtenida por el ozono concentrado á 5 ó 6 mg. por litro de aire.

4.ª La ozonización no transmite al agua ningún elemento extraño perjudicial á la salud de las personas que la empleen como bebida. Por el contrario, á consecuencia del no aumento de los nitratos y la disminución considerable de las proporciones de la materia orgánica, las aguas ozonizadas resisten más á las contaminaciones ulteriores, y por tanto son menos alterables.

Finalmente, no siendo el ozono más que un estado molecular especial del oxígeno, el empleo de este cuerpo ofrece la ventaja de airear enérgicamente el agua haciéndola más sana y más agradable al gusto, sin privarla de ninguno de sus. elementos minerales útiles.

Lille, 12 Febrero 1899.—*Doctores Roux, Calmette, Bouriez, Bouisine, Stars Brame*, Presidente.

No se puede establecer de una manera exacta el precio de coste de 1 m.³ de agua esterilizada por este procedimiento. Se indica 0,01 francos m.³ con alguna aproximación; pero es indudable que este precio debe variar en cada instalación por condiciones especiales de localidad, mecanismo económico, exigencias del capital invertido en la obra, etc., etc. Lo que se puede asegurar exactamente es que el metro cúbico de agua ozonizada resultará en cualquier circunstancia notablemente inferior al coste del metro cúbico de agua traída por canalización, comprendiendo el coste de la instalación de este método, amortización é interés del capital, sostenimiento, reparaciones, etc.

Esterilización del agua por el calor.—Es sin duda alguna el sistema más perfecto tocante á la destrucción de los gérmenes vivos, tanto los inofensivos para la salud como los patógenos, por más que la materia orgánica disuelta, la procedente de la estructura de los microbios y las toxinas contenidas en el agua, no sufran alteración y conserven sus principales propiedades. Con la ebullición, los gases disueltos en el líquido desaparecen, pero pueden ser reintegrados por la refrigeración y aireación, en volúmenes casi iguales á los disueltos naturalmente.

La dosificación de las sales minerales contenidas sufre una alteración por la cantidad de agua evaporada y no repuesta, pero en proporciones insignificantes.

Sin embargo de estas condiciones favorables, la depuración por el calor no está libre de censuras, apoyadas algunas en razones muy científicas.

Muchos médicos opinan que esta agua es un cocimiento de microbios, materias orgánicas y toxinas no exento de peligro.

Otros creen que sus cualidades digestivas han disminuído por efecto del calor, que ha alterado sus combinaciones químicas juntamente con la desaparición del oxígeno, disuelto naturalmente, alteración que se manifiesta por el gusto característico del agua, aun hervida en receptáculos inatacables por ninguna substancia.

En general se puede aceptar en *teoría* que ciertamente no es sana un agua que contenga microbios vivos ó muertos, materias orgánicas y, *teóricamente*, toxinas; pero estos elementos existen en tan reducida cantidad en las reconocidas como potables, que *prácticamente* deben considerarse como inofensivos, sin que sea posible presentar un solo ejemplo en contrario.

Mayor razón asiste á los que acusan de imperfecto este procedimiento de depuración, fundándose en las siguientes consideraciones:

El grado de ebullición siempre se relaciona con la presión atmosférica, llegando á 100° al nivel del mar. ¿Se puede garantizar que todos los microbios patógenos mueren á una temperatura algo inferior á 100°?

Aun dada la seguridad de su desaparición á los 100° existe el peligro, pues las más de las veces esta operación está encomendada á personas que no saben apreciar la utilidad de la rigurosa exactitud de estas manipulaciones, y puede suceder que no se llegue á la ebullición ó que ésta sólo se sostenga unos segundos, procediendo después á la aireación de una manera imperfecta, en este caso se obtendrá un agua indigesta que no ofrecerá garantía alguna de pureza.

Es evidente que el agua depurada por este medio, aun de la manera más perfecta y con una aireación suficiente, no posee el grado de digestibilidad ni las cualidades organolépticas de la natural, y que esta diferencia, por pequeña que sea, se opone á aconsejar su empleo en bebida por tiempo ilimitado; el agua hervida debe aconsejarse como único medio seguro de defensa todo el tiempo de la duración de una epidemia; en todos los casos en que se sospeche de la pureza del agua potable y con mayor motivo en los domicilios ó establecimientos donde hay casos de enfermedad infecciosa; pero únicamente en estas circunstancias.

La ebullición debe prolongarse de quince á veinte minutos, cubriendo el recipiente con una tapa que encaje lo mejor posible, después se enfriará rápidamente y se trasvasará á otra vasija

desde cierta altura, ó se hará barlotear aire con el líquido para
devolverle el oxígeno que perdió con la ebullición.

Para la mayor seguridad de esterilización convendrá emplear
aparatos sencillos, construidos especialmente para este objeto.

La depuración del agua por el calor es prácticamente imposible para hacer frente á las necesidades de una población, por
pequeña que sea; los aparatos de purificación en grande que
vamos á mencionar se refieren al agua potable destinada á ciertas colectividades de relativa importancia (hospitales, cuarteles,
asilos, escuelas, etc., etc.)

La esterilización por ebullición llena dos necesidades igualmente importantes, la de procurar un agua potable completamente desprovista de gérmenes patógenos y la de poner al servicio de la cirugía agua total y completamente pura, capaz de
conservarse exenta de todo género de cultivos microbianos por
espacio de tiempo indefinido con sólo ponerla al abrigo de toda
contaminación exterior. La necesidad quirúrgica es más exi-
gente que la médica, la cual consiente la presencia de algunos gérmenes inofensivos que algunos autores consideran como indicio
de potabilidad.

Dejaremos para la segunda parte la descripción de los aparatos esterilizadores quirúrgicos.

En la Exposición de 1900 no se ha presentado ningún modelo
que pueda considerarse como una novedad; la mayor parte de
estos aparatos son conocidos. Sólo algunos de fecha muy reciente
presentan ligeras modificaciones que constituyen un progreso.
Uno de los más antiguos y que reune condiciones ventajosas es
el esterilizador de Rouart Herscher, y como quiera que su mecanismo es parecido al de todos los que se han construido después,
su descripción podrá servir para simplificar el análisis mecánico
de los demás aparatos de la misma índole.

La ventaja más importante de este sistema consiste en producir una esterilización del agua á 120 y 130° bajo presión, lo cual
garantiza absolutamente la destrucción de los gérmenes contenidos en ella.

Se compone de una caldera con su hogar, dispuesto para la
calefacción por gas.

De un transformador, con un complemento, y de un clarificador.

En los grandes aparatos la caldera está rodeada de un serpentín, en el cual el agua se calienta antes de penetrar en ella, obteniéndose por este medio una economía de combustible.

El agua de la caldera permanece á un nivel constante por medio de un aparato regulador de la alimentación; su temperatura puede llegar á 120 y 130° sin producción notable de vapor, por verificarse esta calefacción bajo presión en recipiente cerrado; de esta manera se suprime la vaporización, con lo cual el agua, al permanecer en su estado líquido, conserva su composición y mucha parte del aire disuelto; otra de las ventajas consiste en la economía del calórico necesario para sostener el calor latente de la vaporización del agua.

Después de un tiempo variable, según el menor ó mayor grado de la temperatura, el agua pasa al transformador. Este consiste en un serpentín por el cual circula el agua caliente esterilizada, y en sentido inverso fuera de este serpentín el agua fría que se quiera depurar; de esta combinación resulta otra economía de calórico, pues el agua ya depurada cede parte del calor adquirido á la impura, y ésta entra en la caldera con una temperatura de 100°.

El complemento del transformador de la temperatura consiste en otro serpentín independiente, donde el agua esterilizada concluye de enfriarse para pasar al clarificador, en el cual abandona todas las materias en suspensión y después sale por el conducto completamente depurada.

Se fabrica un modelo pequeño para los usos domésticos, desprovisto de transformador; el filtro está situado en la envoltura de la caldera, el grado de calefacción se regula automáticamente.

Con un kilo de carbón se esterilizan 100 litros de agua.

Los Dres. Miquel y Charrin han practicado experimentos con el agua esterilizada por este medio y los resultados han sido completamente satisfactorios.

ESTERILIZADOR DE AGUA CONTINUA SISTEMA VAILLARD Y DESMAROUX.—La casa constructora de P. Flicoteaux, de París, presenta un aparato esterilizador de agua potable en grandes cantidades capaz de producir un rendimiento de 1.000 litros por hora. Esta máquina está montada sobre cuatro ruedas, y se puede trasladar fácilmente á grandes distancias. Presenta además la ventaja de poder encargarse de su manejo cualquier operario sin necesidad de educación especial. El sistema Vaillard, adoptado por el ejército francés, surte de agua muchas guarniciones y campamentos donde antes de su empleo existían foeos de fiebre tifoidea que han desaparecido, como en la guarnición de Evreux y en la de Lure, gracias á la esterilización completa obtenida con una temperatura de 120° á 130°.

Las máquinas de esterilización de agua en grandes cantidades, en general, no han encontrado gran aceptación por su elevado precio, por la dificultad de su transporte, y sobre todo, porque en razón de su mecanismo complicado sólo podían ser dirigidas por un maquinista.

MM. Vaillard y Desmaroux han construído el siguiente aparato, en el que quedan vencidas estas dificultades (fig. 28).

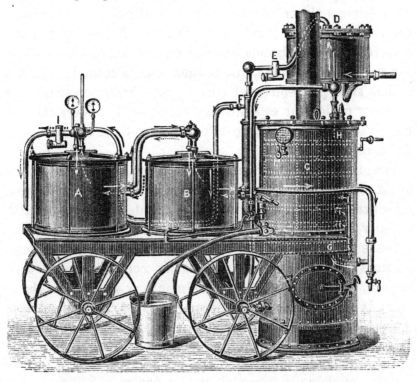

Fig. 28.—Esterilizador de agua potable Vaillard y Desmaroux.

Se compone de tres organismos principales:

1.° Un calefactor C, en el cual el agua impura alcanza una temperatura de 112°.

2.° Dos cambiadores de temperatura A B, en los cuales el agua fría y la calentada se transmiten mutuamente su temperatura, hasta encontrar el equilibrio, por medio del contacto de ciertos circuitos interiores pero con perfecta independencia entre uno y otro líquido, permaneciendo cada uno con su grado propio de esterilización.

3.° De un filtro D, para clarificar el agua antes de pasar á los circuitos.

El calefactor está compuesto de una caldera formada por dos cilindros concéntricos; el agua que se ha de vaporizar ocupa el espacio entre estos cilindros y el hogar ocupa el espacio libre del cilindro interior en casi toda su altura; de este modo se obtiene una calefacción rápida.

El vapor producido en el calefactor no se mezcla con el agua y sólo sirve á elevar su temperatura circulando por los serpentines del interior de la caldera y por los de B A. En estos cambiadores existe un sistema especial de circulación que permite por su dirección inversa, que el agua impura antes de pasar á la caldera sirva para enfriar el agua ya esterilizada, apoderándose del calor cedido por esta última y entrar en la caldera con una temperatura algo elevada, con lo cual se obtiene una economía de combustible.

El agua impura penetra en el filtro D, de aquí pasa al cambiador B, donde se calienta en contacto con los serpentines de agua esterilizada y después al cambiador A, donde adquiere unos 100° de calor, finalmente pasa á la caldera, donde se calienta á 112°.

Desde el calefactor pasa otra vez á los cambiadores de la temperatura, en donde por la circulación contraria con el agua impura, vá perdiendo calor gradualmente, y sale por el tubo I, casi á la misma temperatura normal del agua; es decir, el agua impura se calienta gradualmente hasta llegar á 112°, y después, ya esterilizada, se enfría lenta y progresivamente hasta salir con su primitiva temperatura aproximadamente.

Su rendimiento es constante y da 1.000 litros por hora, con

un gasto de combustible de 2 kilos de carbón (después de entrar en presión).

Precio del esterilizador Vaillard:

El modelo que representa la fig. 28, 8.200 francos.

El mismo con rendimiento de 500 litros (con un solo cambiador de temperaturas), modelo fijo, calefacción por carbón, 5.500 francos.

Idem de 250 litros, 3.300 francos.

Idem de 100, 2.200 francos.

Idem de 50, 1.100 francos.

Esterilizador sistema Merke, de Berlín.—El inventor de este procedimiento opina que para llegar á una esterilización absoluta la ebullición no es suficiente, pues se han encontrado microbios en el agua después de hervida, y declara que para llegar á una depuración indiscutible es preciso convertir el agua en vapor y utilizar la producida por condensación.

El aparato que presenta ofrece ventajas por su sencillez y es recomendable para la obtención del agua destilada, pero no para la esterilización de agua potable, á pesar de la opinión de su autor.

El Esterilhidro presentado en la Exposición por el ingeniero y constructor M. Dehaitre es el aparato más moderno, más útil y el más práctico para la esterilización de agua potable (fig. 29).

Se compone de un recipiente metálico, inalterable por el agua, á la cual no transmite ningún gusto desagradable. Esta pequeña caldera lleva una cubierta que cierra herméticamente, y en la parte superior una llave de escape para dar salida al vapor; en uno de los lados del cilindro hay un tubo de aspiración de aire que llega hasta el fondo del recipiente por una de sus extremidades.

El agua se introduce por la parte superior de la tapa (que sólo se levanta para limpiar interiormente el aparato); seguidamente se abre la llave de salida de gases y se enciende la lámpara de petróleo, gas, etc. Poco después comienza á hervir el agua y por la llave de salida á escapar los gases disueltos.

Se sostiene la ebullición por espacio de quince minutos, después se apaga la lámpara y se cierra la llave. Con la salida de gases se produce el vacío en el aparato; al enfriarse el agua y el vapor se verifica una aspiración de aire atmosférico; éste, filtrado á través de algodón en rama barbotea en el agua, cediendo su oxígeno á medida que aumenta el enfriamiento.

El agua así tratada sufre poca alteración y presenta garantías suficientes contra la pululación de gérmenes patógenos.

Este sistema es muy económico, tanto por el precio del aparato como por el gasto de combustible.

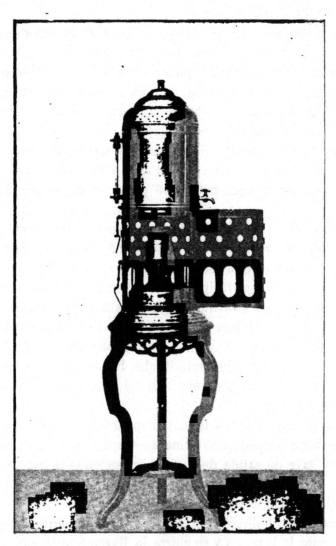

Fig. 29.—Esterilhidro Dehaitre.

Esterilización del agua por el calor para los usos quirúrgicos.—En principio se puede decir que todo aparato que no asegure una temperatura de más de 100° sostenida durante el tiempo preciso, debe considerarse como defectuoso é inseguro, y por tanto peligroso en cirugía.

Los sistemas de vapor bajo presión son los que más garantía ofrecen, y aun así, manejados por servidores poco cuidadosos, se corre el riesgo de no haber llegado ni á los 100° de calor.

Fundándose en la frecuencia de semejantes descuidos, seguidos de graves consecuencias ocurridas en los hospitales, la casa constructora Flicoteaux, Borne y Boutet, de París, ha presentado un aparato en el cual de un modo inevitable el agua tiene que pasar por una temperatura equivalente á 2 kg. de presión (135°) antes de salir al exterior (fig. 30).

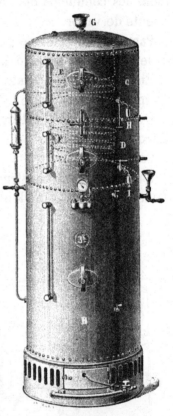

. Se compone de una caldera, B, y dos recipientes superpuestos, el uno, C, para el agua esterilizada caliente y D para la enfriada.

En el recipiente C funciona un serpentín, E, por el cual pasa una corriente de vapor destinada á calentar el agua; el serpentín D es mayor y sirve para enfriarla por

Fig. 30.—Esterilizador de agua bajo presión.

efecto de una corriente constante de agua impura. La cámara B, en la cual se introduce el agua por medio de un embudo situado lateralmente, está construída con placas de hierro acerado y puede resistir una presión de 3 kg.; además lleva los sistemas de seguridad impuestos por la ley. Ambos serpentines C y D están provistos de tubos de nivel. La abertura G colocada en la parte superior da entrada al aire necesario para la oxigenación del agua, pasando antes por un filtro de algodón en rama. La válvula de seguridad es muy fácil de regular ó inspeccionar.

El agua esterilizada, caliente ó fría, al salir del aparato atraviesa los dos filtros *H I*, donde abandona todas sus impurezas en suspensión.

.Antes de comenzar cada esterilización se deben desinfectar todos los conductos del mecanismo haciendo circular una corriente de vapor.

Para la calefacción se puede emplear el gas; otros modelos se calientan con petróleo ó con carbón.

El precio de un aparato de una cabida de 40 litros con dos recipientes *C D* y filtro, es de 775 francos.

Una caldera de 100 litros con los recipientes *C D*, pero sin filtro, 1.200 francos.

Cada filtro, 25.

La misma casa constructora ha instalado en el hospital de Tunez el siguiente modelo de ESTERILIZADOR (fig. 31):

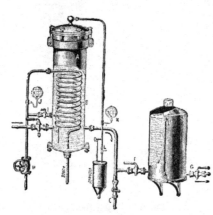

Fig. 31.—Esterilizador de agua
bajo presión.

A, caldera de esterilización.

B, serpentín de circulación de vapor.

C, depósito de agua esterilizada.

D, entrada del agua impura.

E y *F*, grifos de agua esterilizada caliente.

G, íd. de esterilizada fría.

H, llave de paso del vapor.

I, llaves de vapor destinadas á la esterilización de la caldera y de todos los mecanismos interiores.

J y *K*, manómetros.

Precio del aparato completo de cobre y de 50 litros de cabida, 1.200 francos.

Modelo de 100 litros, 1.600.

ESTERILIZADOR DE AGUA BAJO PRESIÓN DE LAVASSORT.—Se compone de un autoclavo *G*, del filtro de amianto *K* y de un depósito de agua esterilizada fría *L* (fig. 32).

El grifo *C* envía agua esterilizada caliente y *M* envía la misma fría.

El precio de este modelo completo varía desde 520 francos con autoclavo de 36 litros de cabida, á 300 francos el de 8 litros con depósito para 20 litros.

EL ALAMBIQUE ESTERILIZADOR DE SOREL permite la depuración del agua á la temperatura de 200°. Ha sido instalado en la fundación de Isaac Pereire, de París. Consta de (fig. 33):

. *N*, alambique calentado con gas. En *O* el agua, segunda vez

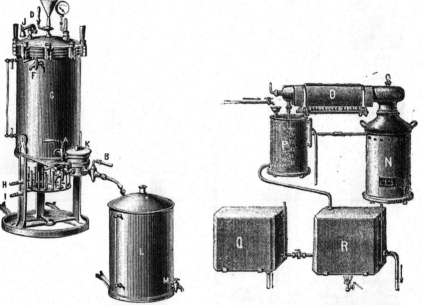

Fig. 32.—Autoclavo esterilizador, sistema Lavassort.

Fig. 33.—Alambique esterilizador de Sorel.

calentada también con gas, adquiere su máximo de temperatura y se enfría en el depósito *P*, circulando por un serpentín.

Q, receptáculo de agua esterilizada fría.

R, íd. íd. caliente.

Precio del alambique de 10 litros de capacidad con dos depósitos, cada uno de 20 litros, 675 francos.

Se ha instalado en las salas militares del hospital de Angulema el siguiente AUTOCLAVO que funciona con una gran regularidad (fig. 34).

A, autoclavo.

B, refrigerador.

C, filtro de amianto.

D y *E*, depósitos comunicantes.

F y *G*, cierres asépticos.

Después de esterilizar todo el aparato con una corriente de vapor durante un cuarto de hora, se abre la cubierta del auto-clavo, los grifos *H* y *J* y se llena de agua hasta una altura de la mitad del recipiente ó algo más. Después se cierran los grifos

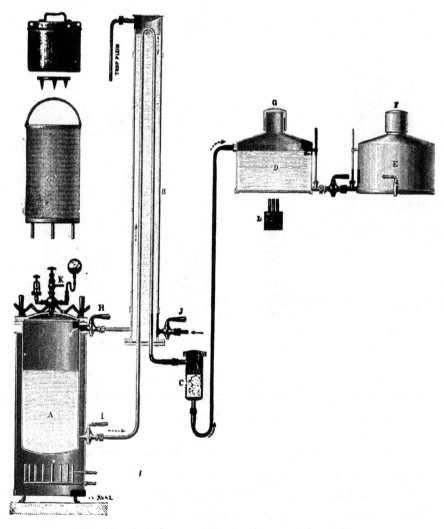

Fig. 34.—Autoclavo. esterilizador de agua bajo presión.

y se eleva la temperatura hasta que el chorro de vapor que salga por K sea homogéneo y tenga alguna fuerza. Se cierra K y se deja que la presión llegue á un kilo (120°), la cual debe mantenerse durante quince minutos para obtener una completa esterilización.

Después se apaga el gas, y cuando la presión ha disminuído bastante se abren los grifos I y J; el vapor entonces empuja el agua hasta el refrigerador B, obligándola á atravesar el filtro C antes de acumularse en los depósitos D y E.

Precio del aparato con autoclavo de 0,25 c. de altura, capaz de esterilizar 20 litros de agua en cada operación y dos depósitos, D E, de 20 litros de cabida uno, 525 francos.

Precio de los modelos de 30 y 40 litros, 800 y 950 francos.

ESTERILIZADOR DE AGUA PARA LAS INSTALACIONES QUE NO DISPONGAN DE GAS (fig. 35).—Se compone de una caldera A de cobre, calentada por un hornillo de petróleo C.

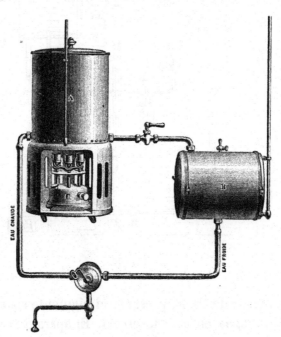

Fig. 35.

La caldera, estañada interiormente, se compone de dos cilindros concéntricos y se comunica con un depósito más pequeño horizontal *B* de cobre, provisto de un nivel de agua y de un grifo para purgar de aire el interior.

Una vez hervida el agua en la caldera *A*, se abre la comunicación con *B*, dispuesto para su enfriamiento.

Se pueden hervir 20 litros de agua en media hora.

El precio de este aparato con una caldera de 20 litros de capacidad, es de 200 francos.

ESTERILIZADOR DE AGUA PARA GRANDES SALAS DE OPERACIONES, MATERNIDADES, ETC. (fig. 36).—La casa constructora del ingeniero

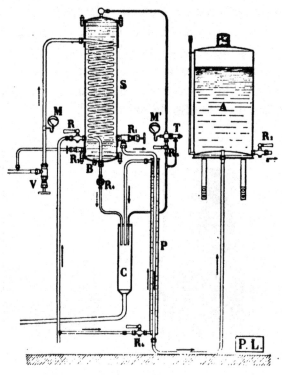

Fig. 36.

M. P. Lequeux, de París, presenta el siguiente sistema de esterilización de agua en grande escala. El aparato se compone de un esterilizador, propiamente dicho, en el cual el agua procedente de la canalización general, entrando por la llave de paso *R*, adquiere una temperatura de 115 á 120° en contacto con el vapor procedente de un generador que circula en un serpentín

interior. La admisión del vapor se regula por medio de la válvula V. El agua esterilizada se acumula en el depósito A de
cobre, provisto de un cierre aséptico. El líquido se enfría en el
refrigerante P antes de penetrar en el depósito A.

Por este método sencillo y fácil de manejar, se obtienen 150
litros de agua completamente esterilizada en menos de una hora.

La capacidad del depósito A es variable, en ciertos modelos
se pueden acumular grandes cantidades de agua esterilizada.

Sus dimensiones son:

1,60 m. de ancho.

2,30 m. de alto.

ESTERILIZADOR DE AGUA PARA PEQUEÑAS INSTALACIONES (Lequeux)
(fig. 37).—En este aparato, que se puede calentar con gas ó con

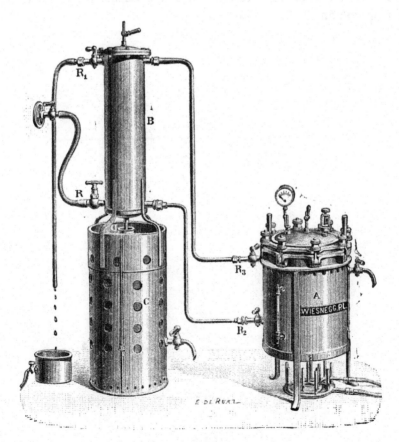

Fig. 37.

carbón, el agua se esteriliza en un autoclavo ordinario ó en un serpentín, circulando dentro de este autoclavo.

Se llena de agua hasta sus dos terceras partes el autoclavo A y se calienta hasta que la presión llegue á 1 kg., después se hace pasar el líquido, abriendo el grifo R_1, al refrigerador B y después de enfriada se recoge en el depósito C.

Según la cantidad de agua fría que haya hecho circular en el refrigerador B, así se obtendrá agua más ó menos fría.

Los grifos R_1 y R_2 pueden ponerse en relación con las extremidades de un serpentín que circule dentro de una masa de líquido saturado de sales para retrasar la ebullición, contenido en el autoclavo. Este serpentín puede ser de plata y de dimensiones variables.

El modelo descrito corresponde á una capacidad de 10 litros por operación.

Medios generales de defensa
contra las enfermedades infecciosas y epidémicas.

En la Conferencia internacional contra la propagación de las enfermedades sifilíticas, celebrada en Bruselas en el año 1899, el Dr. Fournier, haciendo el resumen de las opiniones emitidas por la mayoría, concretó el resultado de la discusión en la siguiente frase: «*El Estado no sólo tiene el derecho de defender y proteger la salud general, sino también el deber ineludible de combatir por medio de disposiciones convenientes todo lo que la pueda perjudicar.*»

El Ministro inglés Disraeli, defensor acérrimo de las libertades en todas sus manifestaciones, dijo en uno de sus discursos acerca de las atribuciones del Ministro encargado de la sanidad: «La salud pública es el fundamento del bienestar de los pueblos y de la fuerza del Estado; la más poderosa de las naciones, poblada de ciudadanos inteligentes y laboriosos, dotada de una industria floreciente, de una agricultura en su apogeo, con todos los recursos militares para defender esas riquezas, esa nación perecerá forzosamente si su población permanece estacionaria y si cada año decrecen sus ciudadanos en estatura y en vigor. Por estas razones estimo que el primer deber de un hombre de Estado es el de velar por la salud pública.»

El exagerado respeto á estas libertades y la defectuosa interpretación del derecho de propiedad, ha sido la causa de no existir hasta el presente una seria legislación sanitaria destinada á proteger eficazmente la salud pública contra los peligros de las enfermedades infecciosas. En casi todas las naciones de Europa se han creído suficientes los decretos municipales y gubernativos para prevenir estos riesgos, sin tener en cuenta que la mayor parte de estas disposiciones no encuentran el apoyo de la ley faltándoles por tanto la sanción de los tribunales de justicia. La meretriz detenida en la calle y obligada á la inspección médica por una orden del Gobernador, quedará en libertad si acude á los tribunales; el dueño de un establo que se niega al reconocimiento de sus vacas por la inyección de tuberculina, podrá continuar expendiendo leche de animales tuberculosos; el prendero que compra los muebles y efectos de un domicilio infectado por una enfermedad contagiosa, podrá venderlos libremente y sembrar el contagio.

No existe ley alguna que obligue al propietario de una fábrica á observar los preceptos higiénicos contra el contagio de la tuberculosis.

Las disposiciones gubernativas para la denuncia de los casos de enfermedades infecciosas son completamente ineficaces, por exigir responsabilidad únicamente al médico.

En una palabra; la salud pública está virtualmente abandonada por la ley.

En Francia, la protección contra las enfermedades infecciosas y contagiosas ha sido regida hasta ahora por decretos municipales; pero el Estado y el Parlamento han comenzado á interesarse en estos asuntos de capital interés admitiendo á discusión el proyecto de ley sobre la protección de la salud pública, dando posteriormente fuerza legal á ciertos artículos con la votación parlamentaria del 27 de Junio de 1893. Citaremos los más interesantes:

Artículo 1.° La lista de las enfermedades epidémicas á que se refiere el art. 15 es la siguiente:

1.° Fiebre tifoidea.
2.° Tifus exantemático.
3.° Viruela y varicela.
4.° Escarlatina.
5.° Difteria (crup y angina membranosa).
6.° Sudamina.
7.° Cólera y enfermedades coleriformes.

8.° Peste.

9.° Fiebre amarilla.

10. Disentería.

11. Infecciones puerperales cuando no se imponga el secreto profesional.

12. Oftalmía de los recién nacidos.

Art. 2.° La autoridad pública ante la cual deberán cumplirse las prescripciones del art. 15 estará representada por el Prefecto ó por el Alcalde.

Art. 3.° La declaración facultativa se hará por medio de tarjetas encuadernadas en forma talonaria, en las cuales se inscribirán la naturaleza de la enfermedad, la indicación del domicilio del enfermo y la fecha, adoptando el orden indicado en la primera página de este cuaderno. Además se indicarán las medidas profilácticas prescritas. Todos los doctores, médicos de segunda clase y profesoras en partos recibirán gratuitamente estos libritos.

Art. 15. Todo doctor, oficial de salud, profesora en partos, está obligado á dar cuenta á la autoridad pública del diagnóstico de cualquiera enfermedad epidémica estudiada ú observada.

La lista de las de carácter epidémico, cuya divulgación no quebrante el secreto profesional, será promulgada por un decreto del Ministro del Interior, después de aprobada por la Academia de Medicina y por el Comité consultivo de Higiene pública de Francia.

Art. 21. El doctor en medicina ó el oficial de salud que no haya hecho esta declaración impuesta por el art. 15, será castigado con una multa de 50 á 200 francos.

Estas disposiciones legales hacen únicamente responsables de estas declaraciones á los médicos, lo cual es insuficiente, como lo viene demostrando la práctica en Francia, España y todos los países en que no existe una ley eficaz en que se haga caso omiso de ciertas rancias preocupaciones sociales.

Al Gobierno del Japón corresponde el mérito de haberse sobrepuesto á todas estas preocupaciones perjudiciales; en la *Revista de Medicina y Cirugía* de mi amigo el Dr. Ulecia aparece un artículo, firmado por el Sr. F. Toledo, que dice lo siguiente:

«El 30 de Marzo de 1897 se publicó una ley sobre las medidas profilácticas contra las enfermedades siguientes: cólera, disentería, fiebre tifoidea, viruela, tifus exantemático, escarlatina, difteria y peste. Al redactar esta ley los japoneses no tuvieron en cuenta ni la opinión pública, ni las costumbres antiguas, ni los escrúpulos de libertad; han llegado de un salto en medio de la civilización europea, adoptando los últimos perfeccionamientos de la higiene y de las leyes sanitarias.

»Según los artículos de 1 á 4 de esta ley, la declaración de todo caso de las ocho enfermedades infecciosas citadas, es obligatoria para el médico y para el jefe ó gerente de cada casa particular ó de cada establecimiento público (templo ó convento, escuelas, fábricas, etc.).

Todo médico que visite á uno de estos enfermos, tiene el deber de enseñar á la familia cómo se practica la desinfección prescrita por los reglamentos de policía. El propietario de la casa en que ocurra un caso de enfermedad epidémica, es responsable de la ejecución de las medidas de desinfección y de limpieza prescritas por los médicos ó por los funcionarios de la Administración (art. 5). Estos funcionarios están autorizados para trasladar los enfermos á un hospital de contagiosos ó á una barraca de aislamiento, cuando es indispensable para impedir la propagación de la enfermedad; en tales casos, tienen hasta el derecho de aislar á las personas sanas (art. 7). Toda la casa en la que ha habido un caso de enfermedad epidémica, y hasta las casas inmediatas, deben ser aisladas los días que la Administración juzgue necesarios (art. 8). El cadáver de cualquier individuo muerto de enfermedad infecciosa, debe ser incinerado; el entierro sólo está permitido con autorización de la policía, y la exhumación no se concederá antes de los tres años.»

Mi compañero el Dr. Toledo hubiera podido decir más, y asegurar, sin incurrir en exageración, que los japoneses se habían adelantado á la civilización europea creando una ley nueva en 1897 que marca un gran progreso, tres años antes que la promulgada por el Emperador alemán Guillermo, en la que se sobrepone la salud pública á los mal entendidos escrúpulos de una libertad cuya definición exacta debería ser la que por deducción se desprende de la definición de las atribuciones del Estado, hecha por Laboulaye: *«El Estado no puede intervenir en la vida del individuo más que para impedir que perjudique á otro.»*

La reciente ley alemana para combatir *las enfermedades contagiosas que constituyen un peligro general* promulgada el 30 de Junio de 1900 merece ser reproducida íntegramente por la importancia que reviste:

«Nos, Guillermo, por la gracia de Dios Emperador de Alemania, Rey de Prusia. etc., etc.

Ordenamos en nombre del Imperio, después del asentimiento del Consejo Federal y del Reichstad, lo que sigue:

Declaración obligatoria.

§ 1.º—Todo caso de enfermedad ó de fallecimiento causado por la lepra, cólera asiático, tifus exantemático, fiebre amarilla, peste bubónica, viruela, ó sólo cuando se sospeche la existencia de una de estas enfermedades, deberá declararse inmediatamente el caso ó el fallecimiento á la policía del lugar de residencia del enfermo ó fallecido.

El cambio de domicilio del atacado debe declararse en el acto á la policía de la residencia abandonada y á la del nuevo domicilio.

§ 2.º—Quedan obligados á esta declaración:

1.º El médico de cabecera.

2.º El jefe de la familia ó el patrón.

3.º Toda persona dedicada al cuidado del enfermo.

5.º El médico forense.

Los sujetos comprendidos en los números 2.º y 5.º sólo quedan obligados á declarar en caso de ausencia de una ó varias personas obligadas en los otros números.

§ 3.º—En los casos en que la enfermedad ó el fallecimiento ocurran en hospitales públicos, maternidades, asilos, cárceles y otros establecimientos análogos, el Director ó la persona de representación oficial que le sustituya debe hacer la declaración.

En los barcos y almadías, el batelero, el conductor, ó el sustituto, queda obligado á hacer la declaración. El Consejo Féderal está autorizado para designar la autoridad ante la cual se deberá declarar el caso ó defunción ocurrida á bordo.

§ 4.°—Esta puede hacerse verbalmente ó por escrito. Los administradores de policía entregarán gratuitamente á quien lo solicite fórmulas impresas.

§ 5.°—Los Reglamentos vigentes en los Estados Federales que tiendan á una mayor severidad y extensión de estas declaraciones, no quedarán suprimidos por la presente ley.

Las prescripciones sobre la declaración obligatoria (párrafos 1.° á 4.°), previa orden del Consejo Federal, pueden hacerse extensivas á otras enfermedades transmisibles que no se incluyen en la lista del primer párrafo.

Demostración de la enfermedad.

§ 6.°—Una vez informada la administración de policía de la aparición de un caso, bien sea sospechoso ó efectivo de una de las enfermedades mencionadas en el párrafo 1.°, avisará al médico delegado competente. Este procederá inmediatamente y en el mismo local donde ocurrió, á las investigaciones concernientes á la naturaleza, estado y origen de la afección, dando los informes á la Administración acerca de la exactitud ó de lo infundado de las sospechas. En ciertos casos el médico delegado puede proceder á sus investigaciones sin dar cuenta previa á la Administración de policía.

Las poblaciones de más de 10.000 habitantes quedan sujetas al párrafo 1.° del Reglamento, aun en el caso en que la enfermedad ó el fallecimiento se hayan producido en una región aislada de la localidad, en la cual no se hayan observado casos anteriores de la misma dolencia.

La autoridad competente está autorizada á exigir el informe correspondiente á cada caso ó á cada defunción. En tanto que esta petición no sea formulada, el médico delegado, después de sus primeras investigaciones, no podrá continuar (sin autorización de la Administración) estas investigaciones, que deben limitarse á averiguar la extensión, la duración y la propagación del mal.

§ 7.°—Cuando el médico delegado lo crea necesario, le será permitido estudiar la enfermedad pero sin causar perjuicio al enfermo, podrá visitarlo, y en caso de defunción practicar las investigaciones necesarias al diagnóstico. Cuando exista sospecha de cólera, fiebre amarilla ó peste, la policía podrá ordenar la autopsia cuando el médico delegado lo crea necesario.

El médico de cabecera está autorizado á presenciar todas las investigaciones, y principalmente las autopsias.

Las personas mencionadas en los párrafos 2.° y 3.° quedan obligadas á facilitar al médico delegado, así como á las autoridades competentes, los informes y datos que se les pida concernientes al origen y marcha de la afección.

§ 8.°—Cuando el médico delegado en su informe afirme la aparición ó justifique la sospecha de la enfermedad, la Administración de la policía debe proceder inmediatamente á la ejecución de las medidas preventivas necesarias.

§ 9.°—Cuando en el domicilio del enfermo exista peligro, el médico delegado, sin la intervención de la policía, podrá ordenar la práctica de aquellas medidas que se opongan á la propagación. El alcalde de la localidad se someterá á las disposiciones dictadas por el médico delegado. Este último informará por escrito á la policía, y estas disposiciones quedarán en vigor hasta que la autoridad competente dicte otras órdenes.

§ 10.—En las localidades ó distritos atacados ó amenazados de una enfermedad que pueda producir daños generales, la autoridad competente puede ordenar que el cadáver del sospechoso sea sometido á la autopsia antes de la inhumación.

Medidas de preservación.

§ 11.—Para evitar la propagación de enfermedades susceptibles de producir un peligro general, se podrán adoptar, durante todo el tiempo que dure el peligro de epidemia, las medidas consignadas en los párrafos 12 á 21.

Las observaciones acerca de las medidas propuestas no impedirán su aplicación.

§ 12.—Los enfermos y las personas sospechadas de enfermedad ó de contagio podrán ser sometidas á observación. Unicamente con los sugetos sin domicilio, ó sin domicilio fijo, con los bohemios y vagabundos, se podrá intervenir prohibiendo ó aprobando su elección de domicilio ó lugar de trabajo.

§ 13.—La autoridad competente, en toda ó parte de su circunscripción, puede obligar á presentarse ante la policía á los forasteros que hayan habitado comarcas invadidas por una epidemia.

§ 14.—Deberá organizarse un sistema de aislamiento para las personas enfermas ó sospechadas de tales.

El aislamiento del enfermo se organizará de modo que sólo se pongan en contacto con él un enfermero, el médico y el cura, á fin de evitar la propagación. Los parientes, así como las personas autorizadas para la redacción de actas ó documentos oficiales podrán penetrar en su habitación cuando se trate de asuntos importantes, á condición de someterse á las precauciones prescritas para evitar la propagación del mal.

Cuando las disposiciones dictadas por la policía, consideradas necesarias al aislamiento por el médico delegado, no se hayan cumplido en el domicilio del enfermo, se podrá efectuar el traslado de éste al hospital ó á otro local conveniente, si el médico delegado lo cree necesario y el médico de cabecera lo considera posible sin detrimento del paciente.

Las casas y domicilios habitados por personas enfermas podrán ser señalados, así como se podrán sujetar á ciertas medidas restrictivas los enfermeros y enfermeras de profesión.

§ 15.—Las Autoridades de los Estados Confederados, y las de localidades y distritos atacados de enfermedad infecciosa, quedan autorizadas para dictar las siguientes prescripciones referentes á la fabricación y á la venta de objetos susceptibles de propagar la epidemia:

1.ª Para instituir una vigilancia sanitaria y tomar las medidas conducentes á fin de evitar la propagación; sólo en los casos de cólera, tifus exantemático, peste y viruela se podrá prohibir la exportación.

2.ª Podrán excluir los objetos designados en el núm. 1.º de las mercancías de los vendedores ambulantes.

3.ª Prohibir ó limitar los mercados, ferias y otras aglomeraciones populares.

4.ª Someterán á una vigilancia sanitaria á todos los que ejercen la navegación en las barcas de transportes, y podrán impedir la traslación de personas enfermas ó sospechosas de enfermedad infecciosa, así como la de efectos susceptibles de contaminación.

5.ª Están autorizados para fijar las horas del día en que sean permitidas las comunicaciones por las vías fluviales.

§ 16.—Los jóvenes que habiten domicilios en los cuales se hayan presentado casos de enfermedad infecciosa, podrán ser excluidos de las escuelas y establecimientos de enseñanza. En cuanto á las medidas preventivas que se deban adoptar en estos centros, serán las mismas dictadas en los actuales Reglamentos de los Estados Confederados.

§ 17.—En las localidades atacadas ó amenazadas por el cólera, tifus exantemático, peste ó viruela, y en sus alrededores, se podrá prohibir ó restringir el uso de las aguas de pozos, estanques, lagos, cursos de agua, canales, y su empleo en las balsas de natación, lavaderos y retretes.

§ 18.—Cuando el médico delegado lo considere necesario para combatir eficazmente la enfermedad, se podrá ordenar total ó parcialmente la evacuación de las casas ó domicilios donde se hayan presentado casos. Las personas lesionadas por esta orden recibirán gratuitamente habitación conveniente.

§ 19.—Los objetos y locales susceptibles de contaminación serán desinfectados.

Sólo se someterán á la desinfección, en los casos de cólera, fiebre amarilla ó lepra, los equipajes de viajeros y las mercancías cuando estos objetos sean motivo de sospecha de contaminación fundada en circunstancias especiales.

§ 20.—Para combatir la peste se dictarán disposiciones para la destrucción de las ratas, ratones y otros animales.

§ 21.—Se impondrán reglas especiales para el embalsamamiento, transporte é inhumación de las personas fallecidas á consecuencia de una enfermedad contagiosa.

§ 22.—Serán redactados por el Consejo Federal los Reglamentos ejecutivos de las medidas de preservación prescritas en los párrafos 12 á 21, en particular los referentes á la desinfección.

§ 23.—La autoridad competente puede obligar á los Municipios y otras asociaciones comunales á ejecutar las instalaciones necesarias para combatir las epidemias. En lo concerniente á los gastos regirá el párrafo 37, número 2.°

§ 34.—Para evitar la importación de las epidemias del extranjero se someterá la entrada de buques á las prescripciones sanitarias, y la autoridad podrá suspender ó limitar:

1.° La entrada de los barcos de transporte del público y de mercancías.

2.° La entrada y el tránsito de mercancías y objetos de uso habitual.

3.° La entrada y el transporte de personas procedentes de países contaminados.

El Consejo Federal tiene atribuciones para dictar las prescripciones á que deben sujetarse estas medidas.

Las que se refieren á la vigilancia sanitaria de los barcos pueden hacerse extensivas á la navegación entre todos los puertos alemanes.

§ 25.—Cuando una enfermedad infecciosa se haya producido en el extranjero ó en los países alemanes limítrofes al mar, el Canciller del Imperio ó el Gobierno del Estado Confederado más amenazado decidirán cuándo y con qué extensión serán aplicables las prescripciones del párrafo 24, núm. 2.°, contando siempre con el asentimiento del Canciller.

§ 26.—El Consejo Federal podrá dictar las prescripciones sobre las patentes de sanidad que se hayan de entregar á los barcos que salgan de los puertos alemanes.

§ 27.—El Consejo Federal está autorizado para prescribir las medidas de precaución á que se deben sujetar los trabajos científicos de Laboratorio sobre bacteriología patógena, y las que se deban emplear para la manipulación y conservación de las preparaciones.

Indemnizaciones.

§ 28.—Las personas aseguradas contra la imposibilidad de trabajo por causa de enfermedad tienen derecho á una indemnización por haber perdido su salario durante cierta época á causa de haber sido aisladas, según el párrafo 14, ó haber obedecido al párrafo 12, que autoriza la prohibición de habitar ó trabajar en el sitio de su elección.

Para fijar la indemnización se tomará como base de cálculo del salario diario la trescienta ava parte del sueldo anual. No tendrá derecho á indemnización el individuo anteriormente asegurado que reciba socorros por una enfermedad causa de invalidez para el trabajo, ni la persona que reciba un tratamiento gratuito en un establecimiento público.

§ 29.—Podrán ser indemnizados los objetos que después de la desinfección ordenada y vigilada por la policía, según la ley, resulten de tal modo deteriorados que no puedan volver á servir, y los mandados destruir por orden de la policía; pero sólo se podrá pedir la indemnización bajo la reserva de las excepciones señaladas en los párrafos 32 y 33.

§ 30.—El objeto será indemnizado en su valor general, sin tomar en cuenta la depreciación por una contaminación eventual; cuando el objeto haya sido deteriorado ó destruído en una parte, el valor de la restante se deducirá de la indemnización total.

§ 31.—Esta se pagará al poseedor del objeto deteriorado ó destruído en el momento de la desinfección, á menos que exista un tercero con mayor derecho.

Verificado el pago, la obligación de indemnizar (párrafo 29) queda definitivamente satisfecha sin apelación.

§ 32.—De conformidad con esta ley, no tendrán derecho á indemnización:

1.° Los objetos de la propiedad del Imperio, de un Estado confederado ó de una Corporación comunal.

2.° Los objetos que hayan sido importados ó exportados

contra la interdicción formulada en el párrafo 15, núm. 1.°, ó en el párrafo 24.

§ 33.—Este derecho caduca:

1.° Cuando el que debe recibirla ha adquirido los objetos deteriorados á sabiendas de que estaban contaminados, y por tanto sujetos á una desinfección.

2.° Cuando la persona que deba recibir la indemnización de los objetos destruídos ó deteriorados haya provocado la desinfección infringiendo la ley ó cualquiera de sus disposiciones.

§ 34.—Estos gastos serán satisfechos por las cajas del Estado; sin embargo, los Gobiernos de los Estados Confederados se reservan el derecho de decidir sobre:

1.° Quién deberá pagar la indemnización.

2.° El plazo del derecho á esta.

3.° La determinación y tasa de la cantidad que se debe pagar.

Prescripciones generales.

§ 35.—Las instalaciones de uso general y las destinadas al aprovisionamiento de agua potable ó á limpieza de inmundicias, estarán constantemente vigiladas por funcionarios nombrados por el Estado. Los Municipios están obligados á suprimir todas las causas aparentes de insalubridad. Deben encontrarse dispuestos para cumplir en cualquier momento las prescripciones del núm. 1.° sobre instalaciones destinadas á combatir la epidemia en las proporciones permitidas por su situación económica.

Los procedimientos que deban emplearse con los Municipios obedecerán al derecho vigente en los diferentes Estados Confederados.

§ 36.—Los médicos delegados, en el sentido de esta ley, son los que están al servicio del Estado, ó los que ejercen funciones con su asentimiento.

Los médicos delegados podrán ser reemplazados por otros médicos en ciertos casos y por razones urgentes, los cuales reemplazantes, durante el período del cumplimiento de su comisión,

serán considerados como médicos delegados y estarán autorizados y obligados á desempeñar las funciones confiadas á los delegados impuestas por la presente ley y por sus Reglamentos ejecutivos.

§ 37.—A los Estados Confederados y á sus autoridades corresponde la reglamentación de las medidas preservativas.

Para decidir el grado de competencia de las autoridades y la
determinación de los gastos necesarios, regirá la legislación del
Estado Confederado.

Las cajas públicas deberán pagar los gastos originados por las
investigaciones administrativas conforme al párrafo 6.°; los referentes á los casos del párrafo 12 y los de la desinfección ordenada y vigilada por la policía según el párrafo 19, y pagará además los causados por la ejecución de las precauciones prescritas
referentes al transporte é inhumación de los cadáveres.

Los Gobiernos de los Estados Confederados designarán las
corporaciones que deban ser consideradas como Municipio, Aso-
ciación ó Corporación comunales.

§ 38.—Las autoridades de los Estados Confederados deberán
ayudarse mutuamente en los trabajos para combatir las enfermedades transmisibles.

§ 39.—La Administración de los ejércitos de mar y tierra eje-
cutará, sujetándose á la presente ley, las precauciones necesarias
en lo concerniente á:

1.° Las personas pertenecientes al ejército de mar y tierra.

2.° Las personas alojadas en los establecimientos militares ó
que se encuentren á bordo de barcos ó navíos de la marina im-
perial, ó fletados por dicha marina.

3.° Los militares en marcha y los destacamentos del ejército
y de la marina, así como también á los efectos de equipo y los
de uso personal.

4.° Las dependencias y establecimientos exclusivamente
explotados por las Administraciones militares y de la armada.

Las medidas restrictivas no serán aplicables á las maniobras
militares.

El Consejo Federal decidirá por qué medio el gobierno militar y la Administración de policía se pondrán de acuerdo para

darse mutuo conocimiento de la aparición de una enfermedad transmisible, de su invasión, de su marcha ó de su desaparición.

§ 40.—Las autoridades competentes del Imperio y de los Estados Confederados están exclusivamente encargadas de la organización, según la presente ley, de las precauciones concernientes al servicio de ferrocarriles, correos y telégrafos, así como los de la navegación combinada con las líneas férreas. El Consejo Federal decidirá sobre la extensión de las medidas de restricción y la correspondiente á las operaciones de desinfección organizadas por la policía conforme á esta ley, referentes á:

1.° Las personas reconocidas enfermas ó sospechosas durante su transporte.

2.° Los empleados y obreros del camino de hierro, correos, telégrafos y de la navegación, tanto los que se encuentren en servicio como los que estén de paso, fuera de su residencia.

§ 41.—Al Canciller del Imperio corresponde velar por la ejecución de esta ley y de sus Reglamentos.

Cuando para combatir enfermedades contagiosas las medidas adoptadas se extiendan á los territorios de varios Estados Confederados, el Canciller del Imperio ó el comisario en quien delegue, velará por el cumplimiento de las anteriores disposiciones.

§ 42.—Cuando se haya evidenciado en una localidad la invasión de una epidemia, se avisará inmediatamente al Kaiserliche Gesundheitsamt.

§ 43.—Como adjunto al Kaiserliche se nombrará un Consejo superior de higiene. El Canciller del Imperio, con el asentimiento del Consejo Federal, redactará el Reglamento de este Consejo, cuyos miembros serán nombrados por el Consejo Federal.

Penalidades.

§ 44.—Será castigado con tres años de cárcel:

1.° Quien á sabiendas emplee, ceda á otras personas ó haga comercio de bienes muebles que deban ser desinfectados, antes de haberse practicado esta operación.

2.° Quien use, ceda á otras personas ó venda vestidos, ropa blanca, telas, camas y otros bienes muebles que hayan servido á personas atacadas de enfermedad contagiosa, ó á su tratamiento, antes de ser desinfectados como ordena el párrafo 22.

3.° Quien á sabiendas use ó ceda á otras personas vehículos ú otros utensilios que hayan servido al transporte de un enfermo ó de un fallecido á consecuencia de afección contagiosa, antes de la desinfección de los referidos objetos.

Cuando existan circunstancias atenuantes se podrá conmutar la pena con la multa de 1.500 marcos, ó menos según el caso.

§ 45.—Será castigada con una multa de 10 á 50 marcos, ó una semana de prisión:

1.° Toda persona que no haga la declaración obligatoria dictada en los párrafos 2.° y 3.°, ó falte á las prescripciones ordenadas por el Consejo Federal previstas en el párrafo 5.°, y á quien retarde más de veinticuatro horas la declaración obligatoria, á contar desde el momento en que tuvo conocimiento del hecho; cuando otra persona la hubiere prestado en el tiempo fijado, todas las demás obligadas á la declaración quedarán libres de responsabilidad.

2.° Toda persona que se oponga á la entrada del médico delegado en la habitación del enfermo y dificulte las investigaciones necesarias.

3.° A quien sin respetar el párrafo 7.°, núm. 3.°, se resista á dar los informes pedidos por el médico delegado ó por la autoridad competente, ó los dé falsos.

4.° A toda persona que falte á las disposiciones del párrafo 13.

§ 46.—Será castigado con una multa máxima de 150 marcos, ó con el encarcelamiento, excepto en los casos en que las leyes impongan mayor pena:

1.° Al que falte á las disposiciones indicadas en el párrafo 9.° ordenadas por el médico delegado ó por el alcalde de la localidad, ó á las señaladas en el párrafo 10, ordenadas por la autoridad competente.

2.° A toda persona que no cumpla las disposiciones impuestas por la policía, previstas por los párrafos 15, 18 y 19 al 22.

3.ª A quien falte á las prescripciones de los párrafos 24, 26 y 27.

Ultimas disposiciones.

§ 47.—Los Reglamentos ejecutivos de esta ley se pondrán en conocimiento del Reischstad.

§ 48.—Las prescripciones de los Estados Confederados destinadas á combatir otras enfermedades transmisibles que no figuran en el párrafo 1.º, núm. 1.º, quedarán en vigor.

§ 49.—Esta ley comenzará á regir el mismo día de su promulgación.

En fe de lo cual Nos firmamos de nuestro puño y letra y sellamos con los sellos Imperiales.

Hecho en Travemunda el 30 de Junio de 1900.

WELHEIM,
Conde de Posadowsky.

Esta ley, promulgada hace veinticinco años, hubiera sido recibida en Alemania con un grito de indignación y la protesta hubiera sido general; pero hoy, aunque se publicara en Francia, el país más susceptible en materia de libertades, no encontraría oposición seria. En el nuevo proyecto de ley que se someterá á la aprobación de los Cuerpos Colegisladores franceses se manifiesta un espíritu restrictivo muy parecido al de la ley alemana. Este cambio notable en la opinión pública de todos los países es debido á que antes de Pasteur nadie creía en la higiene y hoy todo el mundo la acata y la acepta como una ciencia útil á la salud de los pueblos.

En la lucha sostenida contra las enfermedades infecciosas, contra ese enemigo invisible, oculto durante los millares de siglos de la vida del mundo y descubierto por el insigne sabio francés, secundado por los ilustres bacteriólogos Koch, Duclaux, Roux, Ebert, Yersin, etc., etc., si sólo se contara con una ley, por severa y bien meditada que fuese, los resultados serían escasos;

es preciso que la higiene facilite y concrete los casos de aplicación de esta ley, que indique de manera segura los peligros que se han de remediar con ella, señalándola claramente los enemigos que debe destruir; en esta cuestión es preciso reconocer que Francia ha realizado en estos tres últimos años una obra de la mayor importancia, que no ha podido ser imitada por las demás naciones, por la rapidez maravillosa con que ha sido ejecutada y cuya utilidad se evidencia con sólo describirla, como lo hacemos con toda extensión en el capítulo siguiente.

Encasillado sanitario de las casas y domicilios de París.

El Consejo Municipal, por acuerdo tomado en el mes de Diciembre de 1893, é inspirándose en el informe de M. Escudier, creó el *encasillado sanitario de las casas de París*.

Los trabajos comenzaron el 1.º de Enero de 1894 y se distribuyeron en tres secciones distintas:

1.º Establecimiento de un expediente para cada casa y su clasificación en los casilleros especiales del negociado.

2.º Una descripción de cada una de ellas, según el modelo adoptado formándose además el plano de cada casa.

3.º Inscripción diaria de los incidentes sanitarios ocurridos en cada inmueble, consignados en hojas especiales incluídas en el expediente.

El trabajo señalado en el párrafo primero terminó el 1.º de Marzo de 1894. La descripción de todas las casas de París está completamente terminada sin que falte una sola.

Desde 1.º de Enero de 1894 se viene efectuando la inscripción *diaria* no interrumpida de todos los incidentes sanitarios ocurridos en los domicilios.

Organización.

El personal se compone:

1.° De un Director municipal, con honores de subjefe técnico, encargado de la dirección inmediata, de la vigilancia del servicio y de la conservación de los expedientes.

2.° De siete funcionarios municipales ayudados por dos agentes expedicionarios encargados de la descripción de las casas y de la marcha diaria de los expedientes.

A uno de los funcionarios municipales le está encomendada la copia del plano de cada casa, tomándola en las oficinas del servicio de planos de París; en caso necesario debe levantar el plano sobre el terreno del inmueble.

En los primeros momentos del trabajo previo de encasillado, cada uno de los ocho agentes activos, provistos de los planos correspondientes á cada casa se encargaba do una calle.

El agente avisaba por medio de una carta al propietario del inmueble rogando le facilitase el cumplimiento de su misión y autorizase la inspección dáudole un plazo de una semana para adquirir informes en la administración, el agente dejaba transcurrir esos ocho días antes de proceder á su investigación.

El expediente de cada casa se compone de:

1.° Una cubierta, en la cual se inscribe el distrito, el barrio, la calle y el número de la finca.

2.° Un plano de la casa reducido á escala de dos milésimas con indicación de las canalizaciones, pozos negros, fijos ó movibles, pozos de agua, fuentes, depósitos de estiércol.

3.° Una hoja descriptiva del inmueble.

4.° Inscripción en otra hoja de los fallecimientos por enfermedades transmisibles ocurridos *día por día* en la casa.

5.° Otro folio indicando la fecha y la causa de las desinfecciones practicadas.

6.° Una hoja donde se inscriben las medidas prescritas por la Comisión de domicilios insalubres, y datos sobre su ejecución.

7.ª y 8.ª Dos hojas especiales, una destinada á la inscripción de los análisis del agua, aire, polvo y suelo del inmueble que se hayan practicado.

La otra se reserva al proceso sanitario, para los casos especiales.

Todos los expedientes de una calle figuran reunidos bajo una cubierta de cartón, sobre la cual aparecen todas las indicaciones útiles, es decir, el largo y ancho de la calle, número de casas habitadas y el de habitantes, sistema de alcantarillado, canalización de agua, etc., etc. A cada expediente de éstos va unido un plano de conjunto de la calle y el de los inmuebles que la componen.

Una vez por semana, uno de los agentes activos hace una guardia de un día en el negociado para ayudar á la ordenación de los expedientes, á las inscripciones necesarias y para preparar el trabajo que se haya de ejecutar la semana siguiente.

Desde el 1.º de Enero de 1894 al 1.º de Enero de 1900 se ha efectuado sobre el terreno la descripción de 73.031 casas, repartidas en la vía pública de tal modo, que representa la cifra de 1.936 km. recorridos por los agentes. El número de fallecimientos ocasionados por enfermedades transmisibles inscritas en los expedientes sanitarios ha sido de 75.588, distribuidos en 26.816 casas; el número de desinfecciones fué de 142.320 en 50.002 casas; el número de prescripciones impuestas por la Comisión de domicilios insalubres llegó á 11.000. Se procedió á 99 pesquisas sanitarias, se han manipulado, clasificado y anotado 302.038 expedientes.

En un principio se creyó que este trabajo encontraría obstáculos por parte de los propietarios de fincas. Felizmente nada de esto ha ocurrido, y se ha logrado terminar en un plazo corto el primer trabajo de descripción de las casas; de las 73.031 sólo han presentado una oposición formal 186 propietarios; los demás han comprendido el valor de esta obra, que, además, no lesionaba sus intereses.

La conducta cortés y respetuosa de los agentes activos dando todo género de explicaciones á los interesados, ha contribuido mucho al fácil desempeño de su misión.

El Municipio, para simplificar el encasillado, ha dividido París en ocho circunscripciones, y de cada una de ellas se encargó un mismo agente, de modo que en poco tiempo este funcionario conoció á fondo y en todos sus detalles las fincas, siéndolo fácil despertar, con el trato frecuente, la confianza de los dueños, porteros y servidumbre de cada casa, y adquirir sin dificultad las noticias necesarias á cada expediente.

El resultado de estos trabajos constituye un venero de riqueza de datos preciosos para la higiene. Al señalar con puntos do diferente color (según la enfermedad) los casos ocurridos en cada casa, marcándolos en un plano general de la ciudad, aparecen á simple vista los focos importantes, no sólo de las enfermedades infecciosas en general, sino de cada una de ellas, con sólo fijarse en el color de los puntos.

Para que se comprenda toda la importancia del encasillado sanitario, servicio nada costoso desempeñado por nueve empleados de modesto sueldo, reproduciremos una hoja de la estadística sanitaria correspondiente al período de 1.° de Enero de 1894 á 1.° de Septiembre de 1899:

ALTURA MEDIA DE LAS CASAS	Superficie total comprendiendo las calles, plazas, etc.	Superficie construida.	Superficie de los patios.	NÚMERO DE			Número de domicilios.	NÚMERO DE RETRETES			Número de habitantes.	Número de habitantes por metro cuadrado de construcción.	Número de habitantes por domicilio.	Número total de enfermedades transmisibles.	Fallecidos por tuberculosis.	Proporción por 100 habitantes de muerte por enfermedad contagiosa.	Proporción por 100 habitantes de muerte por tuberculosis.	Número de desinfecciones.	Casas desinfectadas.	Casas con agua de fuente.
	M²	M²	M²	Alcantarillas.	Pozos negros y otros.	Total.		Particulares.	Comunes.	Total.										
Ocho pisos..	1.956	1.016	121	•	8	8	209	40	48	88	400	0,3987	1,9139	2	2	0,50	0,50	1	1	•
Siete íd.....	180.706	43.225	7.890	39	146	185	3.927	1.273	575	1.848	6.815	0,1577	1,7854	116	93	1,7021	1,3646	253	120	•
Seis íd.	406.489	200.618	62.804	180	757	937	18.171	3.423	3.261	6.684	37.916	0,1890	2,0866	1.169	929	3,0831	2,4502	2.092	768	6
Cinco íd....	464.564	241.130	94.942	149	731	880	17.266	3.709	3.083	6.792	36.593	0,1518	2,1206	1.029	785	2,8120	2,1452	2.121	716	5
Cuatro íd...	68.720	34.410	16.953	19	83	102	1.686	434	383	817	3.491	0,1044	2,1299	86	67	1,8658	1,92	192	79	8
Tres íd.....	34.723	16.885	7.533	9	28	37	719	199	151	354	1.429	0,0845	1,9905	37	23	2,6032	1,6005	76	34	1
Totales...	1.107.169	537.284	190.243	396	1.753	2.149	41.968	9.078	7.505	16.588	86.744	0,1614	2,0669	2.439	1.890	2,8117		4.735	1.710	15

De todas las casas de este distrito, sólo 15 están provistas de agua de fuente.

Del examen de este cuadro resultan observaciones curiosas.

La mortalidad por tuberculosis se eleva en proporción directa de la altura de los edificios, lo cual señala como un peligro la altura exagerada de las casas, en cuyos pisos altos encuentran obstáculos la aireación y la penetración de los rayos solares en las habitaciones interiores.

El siguiente modelo de expediente sanitario permitirá comprender, mejor que la más detallada descripción, toda la utilidad del ENCASILLADO SANITARIO:

Cubierta de un expediente sanitario de una casa.

ENCASILLADO SANITARIO

Calle .... núm. ....

DISTRITO

Barrio ....

Número de habitantes ....

DESCRIPCIÓN DEL INMUEBLE

Calle .... **núm.**

Longitud de la fachada.........................

Profundidad.........................

Superficie.........................

Entrada. { 1.° Puerta principal.........................
{ 2.° Idem excusada. { Sobre vestíbulo.....
{ { Idem pasillo.......

Número de cuerpos de edificio.........................

Número de patios.........................

Idem patinillos.........................

Piso de los patios.........................

Idem patinillos.........................

Superficie de los patios.........................

Idem patinillos.........................

	INTERIOR			EXTERIOR				
	Canalones en habitaciones.	CAÑERÍAS DE FACHADA		CANALONES		Enlace con la alcantarilla.	Pozos negros.	OBSERVACIONES.
		Delante de huecos de locales habitados.	En pasillos ó escaleras.	Cubiertos.	Descubiertos.			
Sistema de eliminación de agua.........								

	Fosa fija.	Foss móvil.	Sistema divisor.	Alcantarilla.	Aireación directa.	Aireación indirecta.
Evacuación de materias fecales.........						
Número de retretes { Particulares..... { Comunes......						
Número de desagües......... Idem de ventiladores.........						

AGUA potable.	AGUA industrial.	NATURALEZA DEL ABONO		OBSERVACIONES.
		Contador.	Aforo.	
Agua de fuente.........				
— de río.....				
— de pozo.....				

NÚMERO DE DOMICILIOS

	Entresuelo.	1.er piso.	2.º piso.	3.er piso.	4.º piso.	5.º piso.	6.º piso.	SOBRE sótanos ó cimientos.
Cuerpo de edificio.....								

Establecimientos industriales y comerciales ....

Número de habitantes..............

Idem de tiendas sobre la calle..............

Idem de piezas habitadas con luz del patinillo............

Época de la construcción de la casa..............

El 190

Hoja verde.

Calle .... *núm.* ....

ESTADÍSTICA DEMOGRÁFICA Y SANITARIA

Años, meses, días	ENFERMEDADES TRANSMISIBLES (1)																			Diversos.	
	T.		S.		Es.		Dif.		V.		Tf.		Col.		Tub.		Eri.		Fp.		Casos.	Defunciones.
	Casos	Defunciones	Casos	Defunciones	Casos	Defunciones	Casos	Defunciones	Casos	Defunciones	Casos	Defunciones	Casos	Defunciones	Casos	Defunciones	Casos	Defunciones	Casos	Defunciones		

(1) Las letras que figuran á la cabeza de las columnas, corresponden á las iniciales: Tifus, Sarampión, Escarlatina, Viruela, Difteria, Tos ferina, Cólera, Tuberculosis, Erisipela y Fiebre puerperal.

Años, MESES, DÍAS	ENFERMEDADES TRANSMISIBLES																				Diversos.	
	T.		S.		Es.		Dif		V.		Tf.		Col.		Tub.		Eri.		Fp.			Casos.	Defuncio- nes.
	Casos	Defunciones	Casos	Defunciones	Casos	Defunciones	Casos	Defunciones	Casos	Defunciones	Casos	Defunciones	Casos	Defunciones	Casos	Defunciones	Casos	Defunciones	Casos	Defunciones			

Calle .... núm. ....

DESINFECCIÓN

AÑOS MESES DÍAS	DESINFECCIONES POR CAUSA DE											OBSERVACIONES.
	Tif.	Sa.	Esc.	Dif.	V.	T. F.	Col.	Tub.	Bri.	F. P.	Diversos.	

AÑOS MESES DÍAS	DESINFECCIONES POR CAUSA DE											OBSERVACIONES.
	Tif.	Sa.	Esc.	Dif.	V.	T. F.	Col.	Tub.	Eri.	F. P.	Diversos.	

(Hoja azul.)

Calle .... núm. ....

INVESTIGACIÓN SANITARIA

Naturaleza del piso de los patios
$\begin{cases} \text{Sin revestimiento} \\ \text{Empedrado} \\ \text{Asfaltado} \\ \text{Cimentado} \\ \text{Enlosado} \end{cases}$

Número y naturaleza de los sistemas de evacuación.......
$\begin{cases} \text{Fosa fija} \\ \text{Idem movible} \\ \text{Aparato con depósito} \\ \text{Aparato divisor} \\ \text{Directo á la alcantarilla} \end{cases}$

Número de
$\begin{cases} \text{depósitos de agua} \begin{cases} \text{en buen estado} \\ \text{en mal estado} \end{cases} \\ \text{ventiladores.....} \begin{cases} \text{en buen estado} \\ \text{en mal estado} \end{cases} \\ \text{retretes.........} \begin{cases} \text{en buen estado} \\ \text{en mal estado} \end{cases} \end{cases}$

Sistema de aireación de los retretes.....................

EVACUACIÓN DE AGUAS

1.° Superficialmente
$\begin{cases} \text{á un pozo negro} \\ \text{al canalón de la calle} \\ \text{hasta la canalización á partir de la fachada.........} \end{cases}$

2.° Por canalizacion total

TRAYECTO DE LAS TUBERÍAS DE PLOMO

Número

Situación .
$\begin{cases} \text{Delante de los huecos de locales habitados} \\ \text{Delante de pasillos ó escaleras} \end{cases}$

Estado

DOTACIÓN DE AGUA

Agua del Ayun- (Fuente
   tamiento...... (Río
Pozos
Humedad permanente del piso, muros, etc.
Depósitos de estiércol ó de inmundicias
Estancación de aguas pluviales ó domésticas
Falta de aseo en patios, es- (
   caleras, corredores, cua- }
   dras, etc.............. (
Disposición defectuosa de la ca- (
   nalización, bocas de alcanta- }
   rilla, sifones, bocas de riego. (

OTRAS CAUSAS DE INSALUBRIDAD INHERENTES

1.º A la vía pública.... }

2.º A la habitación..... }

3.º A las casas vecinas. }

París   *190* .

(Hoja azul.)

Calle .... núm. ....

Domicilio insalubre núm. ....

Denunciado el ....

Informó la Comisión el ....

Deliberó el Consejo Municipal el ....

Prescripciones: ....

....

....

....

....

....

....

....

Condenas: ....

....

Legajo *clasificado el* ....

A consecuencia de ....

(HOJA COLORADA.)

Calle .... núm. ....

ANÁLISIS QUÍMICO Y MICROGRÁFICO

I.—AGUAS

	FECHAS Y LUGARES DE LA TOMA DE MUESTRAS						
ANÁLISIS QUÍMICO							
Grado hidrotimétrico...							
Total.........							
Cal. Carb.to alc.no-terroso.							
Cloro..........							
Materia orgánica							
Oxígeno disuelto							
Residuo seco á 180°.....							
ANÁLISIS MICROGRÁFICO							
Bacterias por cm. cúb.°.							
Fermentos por cm. cúb.°							
Natur.ª de las bacterias.							

OBSERVACIONES

....

....

....

12

II.—AIRE

ANÁLISIS QUÍMICO	FECHAS Y LUGARES DE LA TOMA DE MUESTRAS						
Ácido carbónico........							
Óxido de carbono							
Hidrógeno sulfurado,...							
Ázoe amoniacal........							
Agua.............							
Oxígeno...........							
Ázoe.............							
ANÁLISIS MICROGRAFICO							
Bacterias por m. cúbico..							
Fermentos por m. cúb.º.							
Natur.ª de las bacterias .							

III.—POLVO DEL SUELO

Laboratorio municipal.

Con el objeto de facilitar la investigación de las enfermedades infecciosas y permitir el cumplimiento en breve espacio de tiempo de las prescripciones ordenadas por la ley referentes á las medidas de protección contra su propagación (desinfección, aislamiento, etc., etc.), el Municipio de París ha creado recientemente un Laboratorio destinado á los análisis bacteriológicos, inyecciones fisiológicas y otros procedimientos rápidos de diagnóstico seguro al servicio de los médicos.

Dirige esta importante institución el eminente bacteriólogo doctor Miquel, secundado por un personal poco numeroso.

Se ha instalado el Laboratorio en el centro topográfico de París, algo apartado de los boulevares y del movimiento de la población cosmopolita. En la rue des Hospitaliers Saint Gervais quedó terminado, hace cuatro ó cinco meses, un pequeño edificio construido expresamente para este objeto. Consta de varias salas destinadas á los trabajos analíticos diversos, instaladas con todos los elementos de la ciencia moderna.

Cuando un médico de la población cree necesario un análisis de esta índole, le basta pasar un aviso escrito al Laboratorio, dando las señas del domicilio del enfermo; en el acto se envía á su disposición un estuche de nikel fácil de desinfectar, con los instrumentos necesarios para el diagnóstico de la difteria y de la tuberculosis y también lo necesario para el sero-diagnóstico; torundas de algodón para la exploración de la faringe y fosas nasales, tubos y espátulas para recoger las falsas membranas. Generalmente, los médicos que han solicitado este análisis reciben el resultado obtenido en el plazo de veinticuatro horas.

Este Laboratorio es dependiente del Observatorio municipal de Montsouris, y fué creado en 1895 por instigación del doctor Dubois. Los trabajos analíticos comenzaron en un estrecho local perteneciente al Ayuntamiento, hasta quedar instalado en local propio que ocupa actualmente.

El Observatorio de Montsouris comprende tres servicios distintos:

1.º El micrográfico y bacteriológico.

2.º El de análisis química.

3.º Y el de meteorología.

Sus principales trabajos consisten en los análisis micrográficos del aire, del suelo y las aguas, empleando procedimientos ideados por el eminente Dr. Miquel, Director de estos tres servicios; todos los aparatos correspondientes á estos métodos y los diagramas relativos al diagnóstico de las afecciones contagiosas han sido presentados en la Exposición de 1900. Sentimos vivamente que la extensión de estos interesantes datos, nos impida darles el lugar que por su mérito les corresponde en la presente Memoria.

Si el enfermo puede salir de su casa, el médico lo envía al Laboratorio con una nota escrita, en la cual indica el género de análisis que desea se practique.

Servicio de estadística municipal.

Este servicio importante ha presentado en la Exposición de 1900 una verdadera riqueza documental, compuesta de 140 diagramas y cartogramas referentes á la población de París.

En dos diagramas aparece la distribución de la población por edades y estado civil, según el último censo de 1896.

Cinco cartogramas indican el número de las diferencias de edades en cada distrito.

Otros diagramas y cartogramas se ocupan del estado de la nupcialidad por edades y estado civil, dedicando un diagrama á las diferencias de edad entre los cónyuges en los veinte distritos.

Otro documento trata de los nacimientos.

En un diagrama figuran datos de suma importancia respecto á la mortalidad, según la edad de la madre, siendo muy interesantes otros dos diagramas referentes á la mortinatalidad antes y después del sitio de París. Al terminar el asedio, la mortinatalidad aumentó considerablemente á causa de las privaciones sufridas. Nueve meses después los nacimientos disminuyeron y la mortinatalidad aumentó hasta hacerse más considerable que la del final del sitio, lo cual parece indicar que los fetos concebidos durante esta época de privaciones han podido resistir durante el período de gestación, pero sin adquirir fuerza suficiente para defender su vida posteriormente.

Uno de los diagramas se ocupa de la mortalidad por edades, consignando datos de la mayor transcendencia.

Otro documento muy interesante señala la parte que corresponde á cada enfermedad en la mortalidad general. Aparece la tuberculosis pulmonar con la cifra imponente de 423 defunciones anuales por cada 100.000 habitantes. Las demás afecciones tuberculosas figuran en número muy inferior.

La diarrea infantil acusa una mortalidad importante, 153 por 100.000. Todas estas enfermedades, las orgánicas del corazón, pneumomías y las inflamatorias del aparato respiratorio, el cáncer, la apoplegía cerebral, etc., se ponen de manifiesto en otros 100 cartogramas y diagramas.

A cada enfermedad se destinan tres gráficas; una relativa á la frecuencia de la enfermedad año por año desde 1865 á 1886; otro cartograma estudia la frecuencia de casos en cada distrito, y en la tercera gráfica se toma como base la edad y el sexo. En este último documento, la población por edades y sexos está representada de modo que á simple vista se puede formar idea del número absoluto de las defunciones en cada categoría.

Este procedimiento ha sido ideado por el servicio de Estadística Municipal de la Villa de París en época muy reciente; facilita, ó mejor dicho permite, las comparaciones internacionales, muy difíciles hasta hoy. Esta nomenclatura ha sido adoptada por todas las administraciones estadísticas de América del Norte y de la del Sur y por muchas europeas.

Creemos oportuno presentar un modelo de esta reforma que comenzará á regir desde 1901.

Movimiento de la población de París por distritos.

DISTRITOS	MATRI-MONIOS	NACIMIENTOS			MORTINATALIDAD			MORTALIDAD					
	De 1.000 hombres de 15 á 50 años, no casados, ¿cuántos se casan en un año? (1886, 1891, 1895)	De 1.000 mujeres de 15 a 49 años casadas, ¿cuántos nacimientos (mortinatalidad comprendida) en un año?	De 1.000 mujeres de 15 á 49 años, no casadas, ¿cuántos nacimientos en un año? (mortinatalidad comprendida).	De 1.000 mujeres de 15 á 49 años, en cualquier estado civil, ¿cuántos nacimientos en un año?	De 1.000 nacimientos (mortinatalidad comprendida), ¿cuántos nacidos muertos?			De 1.000 habitantes de cada grupo de edades, ¿cuántas defunciones en un año? 1893-1897					
		1891 Legítimos	1891 Ilegítimos	1891 Cifra media	1886-1895 Legítimos	1886-1895 Ilegítimos	1896-1895 Cifra media	De 0 á 1 año.	De 1 á 4 años.	De 5 á 19 años.	De 20 á 39 años.	De 40 á 59 años.	De más de 60.
1 Louvre	25,6	86,3	28,6	55,4	91,3	105,0	95,1	203,4	23,2	4,1	7,3	16,0	60,0
2 Bolsa	28,5	92,7	37,1	63,7	75,5	94,2	81,2	246,0	31,6	4,8	7,8	16,5	60,1
3 Temple	31,5	105,1	42,3	74,5	66,2	88,4	72,4	241,6	30,8	5,4	9,1	19,6	61,3
4 Hotel de Ville	28,5	115,3	41,4	78,7	73,4	107,0	82,2	210,2	37,8	4,9	9,8	23,2	66,9
5 Panteón	21,8	119,6	46,5	77,8	70,0	86,4	75,6	227,2	36,4	5,8	9,4	21,9	68,6
6 Luxemburgo	27,4	99,7	39,0	65,2	66,4	85,5	72,0	219,7	31,2	4,3	7,3	15,7	60,6
7 Palacio Borbón	20,5	103,0	22,0	57,5	76,3	92,0	79,7	153,4	26,3	4,9	7,1	16,6	67,9
8 Elíseo	23,6	64,0	12,6	33,1	77,4	92,0	80,8	108,5	15,8	3,3	4,2	11,0	53,0
9 Opera	23,3	86,4	24,1	47,4	73,1	102,1	82,5	185,6	23,5	4,3	5,5	13,9	55,5
10 San Lorenzo	28,2	104,6	38,7	69,5	72,3	96,5	79,7	203,0	33,1	4,8	8,7	18,7	63,0
11 Popincourt	33,4	125,2	56,4	93,2	67,4	91,2	73,8	230,2	40,5	5,2	10,7	21,1	61,1
12 Reuilly	30,7	126,4	49,6	94,6	73,8	101,0	79,7	200,6	36,5	5,7	10,3	20,6	75,4
13 Gobelinos	35,0	150,0	65,5	113,5	65,8	76,8	68,6	277,8	44,3	5,7	12,0	25,3	97,0
14 Observatorio	31,6	131,5	58,0	97,5	64,5	83,5	69,8	309,6	50,0	7,0	14,0	26,8	78,2
15 Vaugirard	37,0	141,8	53,9	103,7	141,8	85,1	73,0	252,6	37,0	5,7	10,9	22,7	72,6
16 Passy	26,5	103,2	20,5	51,7	103,2	86,8	87,0	135,2	23,1	3,9	6,1	14,4	64,0
17 Batignolles	30,8	107,0	37,2	71,6	107,0	87,6	76,0	190,9	30,4	4,6	7,7	17,1	61,6
18 Montmartre	33,7	134,0	60,7	100,8	134,0	85,7	71,0	193,7	35,5	5,4	10,7	21,1	72,8
19 Buttes Chaumont	34,7	145,3	71,7	114,0	145,3	82,3	70,3	259,8	44,7	5,5	11,6	23,6	69,6
20 Menilmontant	31,3	152,0	78,8	117,9	152,0	76,5	69,7	252,0	41,2	5,0	13,2	25,1	62,1
	29,1	117,4	43,5	79,9	117,4	88,7	75,8	224,0	36,4	5,1	9,3	19,9	67,0

Movimiento de la población de París por edades.

| EDADES | MATRIMONIOS — De 1.000 habitantes de cada edad y de cada estado civil, ¿cuántos casamientos en un año? 1891-1895 | | | | | | NACIMIENTOS — De 1.000 mujeres de igual edad, casadas, ¿cuántos nacimientos en un año? (1891-1897) | De 1.000 mujeres de igual edad, no casadas, ¿cuántos nacimientos en un año? (1891-1897) | MORTALIDAD — De 1.000 nacimientos (mortinatalidad), ¿cuántos nacidos muertos según la edad de la madre? 1891-1897 | |
| | MASCULINOS | | | FEMENINOS | | | | | | |
	Célibes	Viudos	Divorciados	Célibes	Viudas	Divorciadas	Legítimos	Ilegítimos	Legítimos	Ilegítimos
De 15 á 19........	1,1	»	»	31,7	13,2	40,0	874,5	514,6	76,0	90,3
20 á 24.........	45,5	44,5	46,1	93,6	49,0	47,4	670,1	164,8	65,9	91,3
25 á 29........	127,2	136,0	99,3	91,3	53,3	58,3	473,0	179,4	09,0	91,7
30 á 34.......	98,8	165,8	125,3	67,0	50,1	67,3	310,1	128,5	74,7	94,2
35 á 39........	52,8	96,0	100,0	36,5	30,4	51,2	175,1	75,7	87,0	89,0
40 á 44........	37,5	64,4	81,7	27,0	19,8	48,6	69,3	25,2	94,7	96,7
45 á 49........	20,5	47,8	70,8	18,1	12,6	28,1	6,6	1,8	138 6	174,0
50 á 54........	23,6	35,7	52,1	12,3	7,7	25,1	»	»	269,0	»
55 á 59........	19,0	27,4	52,3	7,6	3,4	16,9	»	»	»	»
60 á 64........	14,4	16,9	43,4	4,3	1,8	7,1	»	»	»	»
65 á 69........	11,6	9,3	46,0	2,8	0,8	11,5	»	»	»	»
70 á 74........	9,8	4,7	22,2	1,6	0,4	»	»	»	»	»
75 y más......	4,5	4,5	13,2	0,4	0,1	»	»	»	»	»
Edad ignorada....	»	»	»	»	»	»	»	»	130,3	103,7
	53,2	53,2	81,0	56,8	11,1	47,9	286,6	105,3	73,2	92,2

arís (1886–1895)   De 100.000 habitantes, ¿cuántos fallecimientos

DISTRI

SA CE LOS FALLECIMIENTOS	I Louvre.	II Bolsa.	III Temple.	IV Hotel de Ville.	V Panteón.	VI Luxemburgo.	VII Palacio Borbón.	VIII Elíseo.	IX Ópera.	X San Lorenzo.	XI Popincourt.
bre tifoidea.............	32,2	29,1	29,7	28,0	39,4	29,8	42,8	27,3	26,8	38,4	30,8
uela.....	2,6	3,8	4,0	6,9	5,4	3,9	1,6	1,7	2,7	6,4	8.2
ampión..................	20,0	28,8	30,4	45,5	43,5	20,6	26,2	9,2	17,2	31,9	46,9
arlatina...............	5,1	5,9	7,6	8,9	6,7	6,8	7,0	6,5	8,2	7,2	9,2
ferina................	6,0	10,0	7,9	11,6	13,1	6,1	7,7	2,7	5,4	11,1	20,6
teria-Croup.............	30,3	33,8	46.1	52,3	45,3	37,2	44,3	18,9	26,2	44,0	71,8
erculosis pulmonar......	300,7	346,0	432,3	504,8	486,1	305,8	295,0	152,7	242,6	380,3	510,6
— meníngea...... ..	18,0	9,3	12,3	22,4	36,4	20,9	25,4	8,5	13,5	25,1	35,2
— peritoneal...... .	3,9	5,6	3,7	6,4	7,0	5,4	4,7	2,8	3,1	5,6	6,5
al de tuberculosis........	342,1	337,5	470,1	504,5	553,0	356,0	344,0	173,6	273,7	426,0	564,0
cer........	88,0	75,8	84,8	96,3	99,0	91,5	109,7	60,5	82,6	95,5	90,4
betes..............	11,3	9,3	13,4	14,4	10,5	16,1	13,3	16,4	19,1	12,3	12,1
oholismo (general)..... ..	8,9	5,0	5,1	9,4	8,7	4,1	2,5	3,2	2,0	4 65	4,8
xia locomotriz...........	2,4	1,3	1,8	2,7	2,4	2,0	4,8	3,8	2,7	2,6	2,9
cción orgánica del corazón.	107,0	117,8	115,0	133,1	120,5	121,6	117,0	101,8	107,9	117,7	117,5
nquitis aguda...	25,5	42,3	56,1	47,6	63,3	46,0	53,9	19,8	42,2	52,3	65,5
— crónica..........	75,5	43,5	78,8	61,9	65,9	51,5	80,6	38,4	51,2	91,5	89,0
nco-neumonía...........	63,1	54,8	41,2	68,4	103,8	49,7	42,8	24,3	19,8	38,3	78,5
monía	101,6	79,3	106,3	112,7	129,2	124,3	129,2	101,3	111,9	112,5	101,3
uresía................. .	15,5	17,5	19,4	14,7	17,0	14,9	20,1	13,4	13,6	16,2	15,7
oplegía pulmonar........	42,5	55,9	65,8	55,0	43,8	61,1	52,0	40,1	47,2	65,6	46,1
rrea niños, atrepsia.......	65,5	76,4	90,1	109,1	133,4	70,2	77,7	29,5	51,1	93,9	191,7
nias, obstrucción intestinal.	14,1	10,0	11,0	10,6	12,5	11,5	16,8	8,8	11,7	13,3	12,1
rosis hepática.............	17,5	10,4	15,2	21,2	21,7	10,7	14,1	9,4	9,9	15,9	19,0
ermedad de Bright......	30,1	33,6	31,7	34,9	34,6	29,1	33,5	30,7	31,3	27,8	31,9

en un año por cada una de las causas indicadas?

TOS

XII Reuilly.	XIII Gobelinos.	XIV Observatorio.	XV Vaugirard.	XVI Passy.	XVII Batignolles.	XVIII Montmartre.	XIX Buttes Chaumont.	XX Menilmontant.	TOTAL para PARIS	CAUSA DE LOS FALLECIMIENT
36,2	43,4	38,2	31,8	23,1	26,6	26,4	27,9	24,9	31,1	Fiebre tifoidea.
11,1	9,0	5,6	8,7	2,2	4,9	14,4	14,8	5,4	6,6	Viruela.
55,0	80,4	72,7	60,4	17,7	36,2	64,7	71,8	74,8	44,5	Sarampión.
11,1	10,1	10,8	9,1	6,9	9,1	7,5	14,9	9,8	8,7	Escarlatina.
25,8	27,0	23,4	19,4	5,4	13,7	23,7	36,6	36,0	17,1	Tos ferina.
71,0	81,2	89,4	85,2	40,9	42,6	61,8	85,3	82,0	57,0	Difteria Croup.
461,5	464,5	606,8	489,2	289,0	337,0	511,7	521,6	560,7	422,9	Tuberculosis pulmonar.
39,9	32,0	62,4	71,2	7,8	15,9	82,9	76,9	5,3	32,7	— meníngea.
5,6	5,2	7,4	6,0	4,2	4,4	8,8	4,2	5,7	5,4	— peritoneal.
504,7	581,0	715,0	606,0	263,8	379,5	589,0	637,0	662,0	488,1	Total de tuberculosis.
99,0	139,5	122,1	135,0	79,5	90,4	96,5	105,9	112,2	98,9	Cáncer.
11,2	9,9	15,6	14,5	16,2	16,0	9,9	8,8	8,7	12,6	Diabetes.
8,1	6,2	10,8	5,3	3,4	7,09	6,3	10,7	4,7	5 9	Alcoholismo (general).
2,4	8,9	4,1	2,5	8,7	2,9	1,7	1,8	1,5	2,6	Ataxia locomotriz.
133,0	149,5	166,1	142,0	127,2	124,0	127,9	127,0	134,9	126,6	Afección orgánica del coraz
59,2	87,2	64,2	55,4	44,1	54,8	45,2	79,4	108,4	57,4	Bronquitis aguda.
69,9	110,1	75,1	84,2	50,0	81,0	78,8	135,8	105,2	78,8	— crónica.
69,2	116,8	169,4	117,8	26,9	48,6	81,2	93,8	86,2	71,5	Bronco-neumonía.
107,5	303,4	126,8	106,9	118,2	108,7	139,9	109,6	119,2	122,9	Neumonía.
16,5	15,8	19,7	13,1	15,5	16,8	15,5	13,2	13,9	15,7	Pleuresía.
61,0	49,1	71,8	51,3	67,5	53,6	35,3	30,8	42,8	50,7	Apoplegía pulmonar.
157,6	261,4	302,2	232,9	70,4	108,4	173,5	262,6	302,1	152,5	Diarrea niños, atrepsia.
12,3	13,9	15,2	12,5	12,3	12,8	13,2	13,2	11,8	12,5	Hernias, obstrucción intesti
19,6	21,0	26,5	24,8	7,3	14,4	17,5	27,4	21,5	17,6	Cirrosis hepática.
31,8	34,7	36,3	29,8	80,2	38,5	34,0	24,1	29,4	31,3	Enfermedad de Brigh.

ENFERMEDADES	1 año.																
	M	F	M	F	M	F	M	F	M	F	M	F	M	F	M	F	M	F
Fiebre tifoidea	10,8	8,1	38,3	46,4	40,1	42,1	42,7	54,5	71,2	68,2	96,4	50,7	48,6	38,5	30,8	26,0	22,8	19,1
Viruela	127,5	105,5	156,5	187,0	1,8	1,7	1,9	1,1	4,4	8,8	7,1	5,8	5,0	6,5	7,8	6,2	6,2	4,9
Sarampión	977,0	887,0	636,0	600,0	35,5	33,8	2,87	8,3	1,4	1,7	3,8	1,1	0,3	0,8	0,2	0,1	»	»
Escarlatina	71,0	36,1	90,8	66,9	32,7	25,3	10,8	8,0	5,3	6,9	6,5	3,2	1,6	4,0	1,9	1,4	1,0	1,8
Tos ferina	546,0	632,0	154,6	217,0	7,3	9,8	»	»	»	»	»	»	»	»	»	»	»	»
Difteria-Croup	430,0	338,0	931,0	808,0	172,0	163,0	17,5	13,5	5,4	5,4	4,4	3,5	2,0	2,1	1,4	2,2	1,0	2,3
Tuberculosis pulmonar	258,3	228,6	192,6	176,4	58,0	71,5	64,2	124,4	355,7	309,0	548,9	386,7	582,0	458,0	736,5	462,4	846,9	439,0
— meníngea	471,0	388,0	319,0	309,0	78,8	72,8	19,6	16,5	16,8	10,7	18,6	7,3	11,7	5,3	11,4	5,0	13,2	3,6
— peritoneal	24,3	14,0	20,0	12,7	7,9	6,7	5,1	6,0	6,1	6,1	6,1	4,5	4,5	5,1	6,0	4,0	5,2	4,4
Total de tuberculosis	918,0	741,1	629,9	575,0	168,5	173,5	101,0	157,8	397,1	340,0	602,9	412,9	626,0	482,5	789,9	492,2	910,0	467,5
Cáncer	0,7	»	1,3	0,8	0,3	0,1	0,4	1,2	2,3	26,5	4,1	4,9	5,2	13,4	14,2	37,7	27,6	86,0
Diabetes	»	»	»	»	0,1	»	0,3	0,1	0,1	0,3	0,7	0,4	2,2	1,5	3,0	1,6	6,5	3,4
Alcoholismo (general)	»	»	»	»	»	»	»	»	0,2	»	1,2	0,7	5,6	1,4	8,9	2,9	18,2	3,6
Ataxia locomotriz	»	»	0,1	»	0,1	»	»	»	»	0,1	»	0,1	0,4	0,2	1,3	0,3	3,4	1,6
Afección orgánica del corazón	54,8	50,7	6,2	6,3	13,0	14,8	18,9	22,0	23,8	26,7	20,0	26,7	21,1	27,1	32,8	42,8	55,3	61,4
Bronquitis aguda	236,5	194,6	326,0	335,0	14,0	21,8	2,2	3,0	2,3	3,8	4,9	1,8	5,1	3,1	5,3	3,1	6,8	4,1
— crónica	168,2	109,0	64,3	48,1	8,2	5,7	2,1	3,9	6,4	7,8	9,9	7,5	12,0	11,9	23,3	17,1	32,2	24,8
Bronco-neumonía	195,5	148,8	491,0	482,0	24,6	30,0	3,6	4,3	3,8	2,5	9,0	4,6	4,4	5,4	10,8	5,0	11,3	8,4
Neumonía	804,0	678,0	215,0	212,0	235,0	272,0	74,3	10,0	19,7	13,6	34,1	16,4	39,6	21,5	56,8	29,9	32,7	36,2
Pleuresía	21,0	23,0	16,2	11,1	50,2	40,1	3,6	2,4	8,8	4,4	14,7	5,3	12,3	7,8	16,8	8,2	16,8	10,5
Apoplegía pulmonar	202,0	153,0	25,1	25,1	7,5	5,1	2,6	4,1	6,6	7,1	-8,6	6,6	9,8	9,2	16,1	8,6	26,8	13,6
Diarrea niños, atrepsia	11037,0	9870,0	387,6	365,1	0,1	0,2	»	»	»	»	»	0,1	»	»	»	»	»	»
Hernias, obstrucción intestinal	48,7	24,0	38,6	16,3	1,2	1,8	1,2	1,1	3,8	2,1	3,6	2,6	3,8	2,5	5,3	2,5	4,9	5,2
Cirrosis hepática	4,1	2,6	0,3	0,5	0,4	»	0,4	0,4	0,6	0,7	1,2	0,4	4,0	2,2	7,7	0,5	2,1	0,9
Enfermedad de Bright	15,5	10,0	12,9	9,7	8,8	7,4	6,3	5,7	8,5	7,6	10,1	10,7	12,2	16,6	16,7	16,3	28,3	20,7

	C1	C2	C3	C4	C5	C6	C7	C8	C9	C10	C11	C12	C13	C14	C15	C16	C17
Fiebre tifoidea	16,1	13,2	18,9	10,0	9,1	8,8	6,2	10,0	2,9	7,2	4,0	1,5	1,8	8,7	»	67,5	87,2
Viruela	6,8	4,7	6,6	6,4	4,5	3,6	8,3	3,0	2,3	2,2	2,5	6,0	3,5	8,6	4,2	30,6	5,3
Sarampión	0,1	0,4	0,1	0,4	0,4	»	0,2	»	»	»	»	»	»	»	»	24,5	46,8
Escarlatina	0,5	1,8	0,6	0,1	0,4	»	0,5	1,3	0,9	2,2	0,5	»	»	»	»	24,5	»
Tos ferina	»	»	»	»	»	»	»	2,5	»	»	»	»	»	»	»	»	10,6
Difteria-Croup	1,6	1,0	0,6	0,4	2,1	1,1	1,0	2,5	2,9	3,9	3,5	»	»	»	1,4	49,0	60,3
Tuberculosis pulmonar	887,7	349,4	784,9	681,0	269,8	602,3	218,1	501,9	189,9	319,9	142,5	204,5	108,4	150,0	73,4	544,4	505,9
— meninges	10,1	2,4	7,7	4,7	1,3	1,4	0,9	2,9	1,8	»	1,5	»	»	»	»	36,8	32,0
— peritoneal	8,6	8,4	8,8	4,9	0,9	4,7	2,4	4,2	2,0	2,9	0,5	3,0	0,9	»	»	»	»
Total de tuberculosis	918,0	371,5	852,0	784,0	290,0	646,0	231,2	546,9	200,5	356,5	154,0	225,9	122,6	152,9	64,9	544,2	543,9
Cáncer	108,0	219,3	193,2	295,0	412,0	421,0	500,6	574,8	583,0	627,0	672,8	620,0	700,5	447,5	589,0	153,2	269,2
Diabetes	21,7	11,4	35,9	57,0	42,6	88,6	43,4	110,1	75,4	123,0	62,0	94,0	66,8	54,9	35,2	37,5	36,8
Alcoholismo (general)	21,6	5,7	23,2	24,5	6,6	21,2	8,6	16,5	4,5	22,3	3,0	9,1	2,6	2,9	»	61,4	»
Ataxia locomotriz	8,8	2,8	11,0	14,5	3,2	16,3	5,7	22,4	4,8	15,8	6,0	10,6	4,4	8,7	2,0	6,1	»
Afección orgánica del corazón	160,0	155,0	253,0	380,0	343,0	566,0	497,0	791,0	772,0	1065,0	1053,0	1230,0	1250,0	973,0	1008,0	233,0	353,0
Bronquitis aguda	18,4	8,6	19,3	27,2	24,0	43,5	44,6	61,3	69,2	104,2	126,5	14,2	22,0	327,0	347,0	67,5	106,0
— crónica	74,2	54,5	127,0	192,0	152,0	332,0	274,0	531,0	449,0	842,0	720,0	1165,2	1080,0	1328,0	1195,0	172,0	181,0
Bronco-neumonía	32,1	19,2	40,8	54,8	48,2	94,0	85,4	142,0	154,0	183,0	242,0	308,0	463,0	477,0	728,0	104,2	74,6
Neumonía	147,0	80,9	200,0	262,0	208,0	366,0	327,0	520,0	551,0	804,0	900,0	1082,0	1342,0	1770,0	2270,0	270,0	256,0
Pleuresía	28,9	15,2	37,4	50,0	24,5	51,6	32,4	66,0	33,5	69,8	43,5	82,0	46,2	59,0	38,3	24,1	21,8
Apoplegía pulmonar	61,2	38,0	94,2	135,9	87,0	197,0	140,0	300,0	231,5	462,0	414,5	783,0	650,0	1168,0	918,0	153,2	138,4
Diarrea de los niños, atrepsis	»	»	»	»	»	»	»	»	»	»	»	»	»	»	»	»	10,6
Hernias, obstrucción intestinal	13,4	14,7	22,3	28,8	29,5	46,2	49,8	71,1	75,7	106,5	95,4	163,6	118,0	157,4	128,5	30,6	31,8
Cirrosis hepática	59,3	26,9	81,0	96,1	37,1	102,5	35,2	106,2	44,0	80,6	89,0	68,3	26,6	87,5	25,4	18,4	20,6
Enfermedad de Bright	58,2	39,0	43,4	113,5	58,4	163,5	56,9	199,5	86,1	256,8	100,0	267,0	135,5	225,0	100,5	79,8	26,6

Saneamiento de la habitación.

Hacia la mitad del pasado siglo, la población de París vivía en el mayor abandono, aun en el centro de la ciudad; en las antiguas calles, sustituídas hoy por magníficas avenidas como la de la Opera, era muy reducido el número de casas de buen aspecto, en el resto de ellas, que componían la mayoría, ni la luz, ni la ventilación, ni el aseo existían, sino al estado rudimentario. En los pisos altos y en los bajos los vecinos se apiñaban en verdaderos tugurios; los retretes, desprovistos de agua, estaban al servicio, no de una, sino de varias familias; las basuras, acumuladas, infestaban toda la casa; en algunas porterías había bajadas para la alcantarilla imperfectamente cerradas. En locales donde apenas cabían cuatro personas, dormían ocho y diez individuos en una atmósfera asfixiante; ciertos patinillos cubiertos con cristales servían de taller; otros de almacén de todo género de mercancías, algunas mal olientes, ó de cocina, en la cual los pasteleros, salchicheros y otros industriales ejercían su oficio produciendo toda clase de molestias para los vecinos de la casa con grave riesgo de la salud. Era tanta la incuria, la aglomeración y el desaseo de ciertos barrios, que en ocasión de la epidemia del año 1884 fué preciso derribar, por orden del Ayuntamiento, toda una calle, la de Santa Margarita, por considerarla como un foco inextinguible de cólera á causa de sus irremediables condiciones higiénicas; al mismo tiempo que el cólera hacía estragos la fiebre tifoidea. La situación de París se agravó tanto posteriormente, que las autoridades alarmadas decidieron adoptar las medidas más radicales y severas para remediarla. Puede decirse que de esa fecha datan casi todas las disposiciones legales sobre el saneamiento de la población y sobre la higiene en general, dictando medidas tan acertadas y previsoras que algunas están actualmente en vigor.

Efecto de esta alarma se ampliaron las atribuciones de la Comisión de las habitaciones y domicilios insalubres, creada por una ley del 13 de Abril de 1850.

El Director de los Asuntos municipales tiene á sus órdenes dos Comisiones de higiene igualmente importantes. La del Saneamiento y Salubridad de la habitación y la Comisión de domicilios insalubres.

La primera está organizada de la siguiente manera:

Prefecto del Sena, Presidente.

Secretario general de la Prefectura.

Presidente del Consejo Municipal.

Un Consejero Municipal.

Presidente de la Comisión sanitaria.

Cuatro miembros de esta última Comisión, y los doctores Brouardel, Presidente del Comité Consultivo de higiene de Francia.

Charrin, catedrático de patología.

Collin, Presidente del Consejo de Sanidad Militar.

Dujardin Beaumetz, médico de los hospitales.

Proust, catedrático de higiene de la Facultad de Medicina.

Roux, Subdirector del Instituto de Pasteur.

Armando Gautier, catedrático de química.

Bourneville, miembro del Comité Consultivo de higiene de Francia.

A. Carnot, ingeniero jefe de minas, miembro de la Comisión del saneamiento de cementerios.

Director de los Asuntos municipales.

Inspector general de Saneamiento y Salubridad de la habitación.

Director de la Beneficencia municipal.

Inspector general del cuerpo de ingenieros de caminos y canales y encargado del servicio de aguas.

Ingeniero jefe encargado del servicio de alcantarillas.

Idem íd., íd. de la vía pública.

Director de la enseñanza primaria del departamento.

Director de los asuntos departamentales.

Arquitecto en jefe del departamento.

Ingeniero en jefe del departamento.

Inspector general de los servicios técnicos de arquitectura de la Villa de París.

El jefe del Gabinete del Prefecto.

El médico en jefe de la Prefectura.

Jefe del servicio de la estadística municipal.

El Dr. Du-Mesnil, miembro de la Comisión de domicilios insalubres.

Dres. Miquel y Levy, representántes del Observatorio nacional de Montsouris.

Dr. Renault, médico forense encargado de la inspección de las incineraciones y embalsamamientos.

Dr. Maugenot, médico-inspector de escuelas.

Secretarios: 1.° Juillerat, subjefe del negociado de domicilios insalubres. 2.° Masson, ingeniero-inspector del Saneamiento y Salubridad de la habitación y el secretario del director de los Asuntos municipales.

Dr. A. J. Martin, inspector general del Saneamiento y Salubridad de la habitación.

La diversidad de conocimientos técnicos y la experiencia personal de esta sabia Corporación en muy diferentes especialidades, asegura una acertada solución á cuantos problemas pueda presentar la higiene pública.

La Comisión de domicilios insalubres, dependiente también de la Dirección de los Asuntos municipales, está autorizada para investigar las causas de insalubridad de los domicilios—establecimientos públicos y privados—fábricas, etc., y para propagar las reformas higiénicas que crea convenientes.

Estas dos Comisiones—hasta cierto punto independientes—se completan persiguiendo un fin común.

Esta última se compone actualmente de 11 médicos, 4 farmacéuticos, 7 arquitectos, un publicista y un negociante nombrados por el Consejo Municipal y renovados cada dos años.

Se eligen tres vicepresidentes y tres secretarios encargados de la redacción de actas y expedientes. La Comisión se reune dos veces por semana y después de la sesión cada miembro recibe una ficha de presencia por valor de 25 francos.

Este servicio sufrió una favorable reforma en 1893 al reunirse en un solo negociado de la Dirección de los asuntos municipales.

1.º El servicio de habitaciones insalubres, separándolo de su primitivo negociado.

2.º El servicio del Saneamiento de la habitación que estaba englobado con el de aguas, canales y Saneamiento de la población.

3.º El Encasillado sanitario.

Este negociado comprende en realidad dos secciones, una la *administrativa*, encargada de los domicilios insalubres y del saneamiento de la habitación, y la otra *técnica*, encargada del encasillado sanitario.

Sección administrativa.—El personal administrativo de la primera sección se compone de:

Un jefe de negociado de segunda clase.

Un ídem íd. de tercera íd.

Un oficial primero.

Seis agentes activos.

Atribuciones.—1.º Intervenir en los asuntos relativos á la Comisión de domicilios insalubres.

2.ª En el estado sanitario de las carnicerías y salchicherías; eu la limpieza y revoque de las fachadas de las casas.

3.ª En todas las cuestiones que tengan relación con la salubridad exterior de las casas, falta de retretes, construcción de pozos negros, eliminación de aguas sucias, pozos, fosas movibles y fijas, retretes de uso común, limpieza de letrinas, aplicación de la ley de 10 de Julio de 1894 sobre eliminación de aguas fecales á la alcantarilla.

4.ª Contabilidad administrativa del servicio técnico del Saneamiento de la habitación.

5.ª Depósito de materias fecales de la Villette.

6.ª En la constitución de los sindicatos de propietarios de vías privadas, autorizadas por la ley de 22 de Diciembre de 1888.

Cada expediente de domicilio insalubre se compone de los siguientes trámites: la denuncia dirigida al negociado del Saneamiento se señala con un número de orden y se inscribe en un registro; el mismo día pasa á conocimiento del miembro de la Comisión encargado de la circunscripción donde radica el inmueble, acompañada de una nota por la que se le invita á que proceda á una investigación. El comisario delegado, después de visitar el local denunciado, redacta un informe que debe leerse en la primera sesión; la Comisión puede aprobarlo, modificarlo ó desecharlo, según los casos; después se envía una copia de este informe al alcalde del distrito á que pertenezca la casa y el propietario recibe aviso para que tome conocimiento de la denuncia, pudiendo formular ante la Comisión las observaciones que le parezcan pertinentes. El informe queda depositado en la alcaldía treinta días, á contar de la fecha en que se notificó al propietario. Después pasa á la administración y al Consejo Municipal encargado de hacer ejecutivas las prescripciones de la Comisión. La deliberación del Consejo Municipal se pone en conocimiento del propietario por conducto del teniente alcalde del distrito. Transcurrido un mes desde la fecha de esta notificación, el arquitecto del distrito debe girar una visita para ver si las obras han sido ejecutadas. En caso contrario, por un decreto prefectoral se concede al propietario ocho días para realizarlas; pasado este plazo se concede otro más corto y, por último, después de una segunda inspección el arquitecto instruye un proceso verbal al propietario que no haya cumplido las órdenes del Consejo. Este proceso pasa al Procurador de la República encargado de perseguir al delincuente ante el tribunal de justicia correccional; el jefe de segunda clase encargado del negociado de saneamiento lleva la representación de la administración.

Las multas impuestas pueden ser de 26 á 100 francos la primera vez; el art. 463 del Código civil sobre circunstancias atenuantes, es siempre aplicable. Si en el término de un año, transcurrido después de la condena no se han cumplido las órdenes de la Comisión de domicilios insalubres ni las del Consejo Municipal, el arquitecto del distrito vuelve á incoar otro proceso verbal en el cual se incluye el presupuesto á que asciende la ejecución de las obras ordenadas; este proceso pasa al Procurador de la República y de nuevo al tribunal correccional que puede en este caso imponer al propietario una multa doble del importe de estos trabajos.

Por la ley de 13 de Abril de 1850, el propietario puede usar del recurso de alzada contra el Consejo Municipal ante el Consejo Prefectoral durante el plazo de un mes, y después ante el Consejo de Estado contra la decisión del Consejo de la Prefectura.

Esta es la organización de un servicio que ha prestado, presta y prestará grandes beneficios al saneamiento de la ciudad á pesar del exiguo apoyo que le ofrece la ley, que llena de reparos y temores al mismo tiempo que decreta, abre varias puertas de escape para que puedan evadirse los propietarios hasta de las más insignificantes multas.

Los sindicatos de propietarios, que representan una fuerza política respetable, gracias á la lenidad de los Gobiernos han podido oponer á las prescripciones del Comité de domicilios insalubres, y con la mayor impunidad, una resistencia pasiva contra toda reforma impuesta desde 1850 á 1892.

Ha venido después una reacción, debida principalmente á la imposición de los inquilinos y de la opinión pública, que comenzaba á apercibirse de los beneficios que la higiene podía procurar suprimiendo todos los peligros de las habitaciones insalubres.

Ya en 1899 el Procurador de la República sólo tuvo que intervenir en 81 procesos, de los cuales sólo 15 propietarios fueron condenados por el tribunal correccional, sometiéndose los demás al cumplimiento de las prescripciones de la Comisión.

Por los siguientes datos se puede adquirir una idea aproximada del trabajo incalculable llevado á cabo por esta benéfica institución, digna de ser imitada en todos los países.

Para combatir las enfermedades infecciosas con éxito favorable se impone el conocimiento de su origen y de su desarrollo. En las epidemias de las grandes ciudades sólo se conocen los focos al cabo de cierto tiempo de su formación y que al haber adquirido gran intensidad, puede llegar ésta á imposibilitar su destrucción; los trabajos de la Comisión de domicilios insalubres, juntamente con los resultados del encasillado sanitario, que nos dan á conocer las condiciones fisiológicas, digámoslo así, de un distrito, barrio, calle, casa ó domicilio, y con la observación diaria de los casos de enfermedad, no se podrán formar grandes focos sin que la higiene haya tenido suficiente tiempo para intervenir con las medidas eficaces de desinfección, aislamiento, etc., etc.

En las habitaciones, en las casas, en los colegios, asilos, etc., es donde se cultivan principalmente los gérmenes de las enfermedades que causan una mortalidad alarmante, no en la forma brusca y poco duradera de la epidemia, sino de una manera constante, lenta y progresiva, como lo hacen la tuberculosis pulmonar, la diarrea de los niños y la fiebre tifoidea, que figuran con cifras aterradoras en las estadísticas francesas y españolas; estas enfermedades sólo podrán ser combatidas eficazmente acudiendo al remedio de las causas de insalubridad que puedan favorecer el contagio en los focos que señala hoy con toda exactitud el encasillado sanitario. Esta institución ha creado un mapa de París en el cual se marcan con puntos de colores distintos el sarampión, escarlatina, viruela, fiebre tifoidea, diarrea infantil, tuberculosis, etc., etc., y á simple vista aparecen en determinados distritos, calles y casas grandes manchas de puntos azules, por ejemplo, que denuncian un foco de tuberculosis; analícense las condiciones higiénicas de la casa y se verá en ella aglomeración, insuficiencia de aire, retretes defectuosos, falta de agua, etc., etc., es decir, todas las condiciones convenientes al cultivo y propagación del gérmen patológico.

La actividad desplegada en los primeros tiempos por la Comisión de domicilios insalubres para vencer la resistencia de los propietarios y la indiferencia y apatía de todos, obtuvo un importante beneficio con la ley de 26 de Marzo de 1852, que obligaba á los dueños de casas:

1.° A someter á la aprobación de la Administración municipal los planos de las nuevas construcciones.

2.° A hacer obligatoria la evacuación por la alcantarilla de
las aguas pluviales y las aguas sucias de cada casa.

3.° A revocar y limpiar cada diez años las fachadas de los
edificios.

Los trabajos de saneamiento de la Comisión desde 1851 á
1869 tuvieron por objeto la limpieza de muros, tabiques y techos
de las habitaciones; la renovación del empapelado y de la pintura al óleo ó la del encalado; el aumento necesario de puertas
y ventanas para activar la aireación y la soleación; la colocación
de cristales en las ventanas; la instalación de chimeneas en los
locales insuficientemente aireados; la supresión de tabiques y
otros medios de dividir en dos un local pequeño disminuyendo
su cubicación de aire; la reparación de muros viejos ó salitrosos;
la supresión de cañerías capaces de producir infiltraciones; la
renovación del embaldosado de los pisos, aconsejando la sustitución por el sistema de entarimado.

La Comisión usó con mucha prudencia de la autorización
legal para prohibir la habitación diurna ó nocturna en todo ó en
parte de un domicilio ó de un inmueble. Sólo en casos extremos
impuso esta prohibición.

Denunció los grandes peligros á que se exponían los niños y
los jóvenes en las escuelas por las pésimas condiciones de los
retretes, hediondos agujeros al nivel del piso, cuyas emanaciones amoniacales eran tan intensas que producían numerosos
casos de oftalmías graves.

Determinó que el mínimum de cubicación de aire por individuo había de ser de 14 m., y fijó en 2,60 m. la altura mínima
de techos en locales habitados.

Considerando que los pisos bajos y entresuelos eran por lo
general insalubres, y siendo imposible prohibir ni limitar su
habitación, propuso reformar en ellos la distribución de aguas,
ordenó la supresión de pozos negros é impuso el drenaje completo de la casa y de la calle.

Estas prescripciones adquirieron fuerza de ley por el decreto
prefectoral de Noviembre de 1853.

Considerando ineficaz la acción represiva de los tribunales ordinarios, obtuvo del Guarda sellos en 1858 una circular ordenando que los procesos por rebeldía contra las disposiciones de la Comisión de domicilios insalubres se viesen ante los tribuna.. les correccionales, y que se oyera en ellos al Secretario administrativo de la Comisión, encargado de informar á los magistrados sobre todos los extremos del proceso.

La Comisión, con muy buen acuerdo, se ocupó activamente de la cuestión jurídica, base única é indispensable para obtener los resultados que se proponía, y trató de fijar la jurisprudencia de los tribunales administrativos, la del Consejo de la Prefectura y la del Consejo de Estado.

Se dirigió á este último consultando si era posible autorizar al Consejo de la Prefectura para que *agravara* las medidas dictadas por el Consejo Municipal, con arreglo á la decisión del 14 de Julio de 1859. El Consejo de Estado contestó negativamente.

Esta primera etapa de la Comisión fué de pocos resultados, bajo el punto de vista jurídico; sin embargo de ésto, continuó sus trabajos sin la menor señal de desaliento.

Desde 1860 hizo una campaña activa para lograr en grandes cantidades el aumento de la dotación de agua.

Excitó al Municipio para que se construyera una red de alcantarillado, especialmente en los barrios obreros.

Prohibió el uso común de los retretes llamados á la turca, es decir, abiertos al nivel del piso, permitiéndolos únicamente para el uso de un solo domicilio, á condición de aislarlos y dotarlos de agua y ventilación suficientes.

Propuso los depósitos ó fosas movibles en sustitución de los pozos negros fijos. Preconizó la construcción de chimeneas como un buen medio de ventilación.

Por su constancia, la Comisión obtuvo que se multiplicaran las fuentes públicas en los barrios pobres.

De 1862 á 1865 giró 301 visitas de inspección en las escuelas comunales y 1.102 en las particulares, volviendo á insistir en la reforma de los retretes.

En fin de 1869 la Comisión había realizado 33.000 inspecciones oculares en diferentes locales habitados.

La aglomeración en las casas de huéspedes y de dormir fijó su atención; pero al tratar de poner el remedio tropezó con la falta de autorización para fijar el número de camas que pueden colocarse en una habitación determinada; nada pudo hacer porque nada hay legislado acerca de este punto del mayor interés para la salud pública, este número puede ser ilimitado.

Indicó como perjudicial la exigüidad de los patios y patinillos, y en vista de los malos olores debidos á la expansión de gases de los conductos de retretes, prescribió la colocación de aparatos de oclusión hermética funcionando automáticamente. Persiguió sin descanso este grave motivo de insalubridad, y obtuvo en Julio de 1869 un decreto de la Prefectura por el cual se condenaba como mal sana la ausencia ó la insuficiencia de éstos en los domicilios.

Impuso el empleo del agua en abundancia para su lavado y limpieza; la Comisión se apercibió con satisfacción del cumplimiento de esta última orden al saber que desde esa fecha hasta 1869 había ascendido á 34.438 el número de los nuevos abonos al agua de la villa de París.

Volvió á insistir, sin notables resultados, en la cuestión jurídica.

Hasta esa fecha la Comisión había procedido en su trabajo por tanteos, sin norma fija, aunque con una constancia á prueba de negativas y reveses por parte de la Administración del Estado, sin desalentarla la negligencia y apática indiferencia de la opinión pública; pero ya en 1870, después de un estudio práctico debido á sus numerosas visitas de inspección, adquirió una idea exacta sobre las diferentes causas de insalubridad que reclamaban su intervención, y se trazó un camino más seguro en la aplicación del remedio contra los males que podía aminorar ó suprimir.

Solicitó de las autoridades que se impusiera á los médicos de las casas de socorro la obligación de denunciar los locales insalubres en el domicilio de los pobres que visitasen.

Prohibió la habitación de los sótanos y de las porterías que no tuvieran suficiente luz y aire. Dictó medidas para corregir la humedad en las habitaciones y para suprimirla en los domicilios de las casas de reciente construcción.

Prohibió el empleo de pinturas con base de plomo, imponiendo la sustitución con el blanco de zinc.

En 1873 apareció el cólera en París produciendo gran alarma en la opinión pública; el Gobierno, hasta entonces negligente en todas las cuestiones de higiene, apremiado por la prensa, perseguido por la opinión general que le hacía responsable del desastre, no sabiendo qué partido tomar, acudió al Ministro de Hacienda pidiendo recursos y dió atribuciones extraordinarias á todas las corporaciones oficiales ó privadas para que procedieran á su antojo, las más de las veces á palo de ciego, y acudieran al remedio.

En 1873 la Comisión de domicilios insalubres obtuvo las más ilimitadas atribuciones, de las cuales usó con moderación y prudencia como lo demuestran las acertadas y eficaces medidas que dictó en aquella época de peligro; esta conducta, juntamente con el resultado obtenido, aumentaron su crédito y su autoridad, sirviéndose de estas ventajas para imponer después medidas más rigurosas.

En 1878 prohibió la habitación de una casa que se había comenzado á construir en Mayo, y cuyo propietario pretendía alquilar en Octubre del mismo año, considerándola peligrosa por la humedad de sus muros, paredes y tabiques.

Prohibió asimismo la habitación diurna en un cuarto bajo sin aireación que servía de oficina á más de 50 dependientes de un banquero.

Fijó reglas referentes al número y modo de construcción de los retretes, obedeciendo á los últimos progresos de la ciencia.

Intervino en cuestiones de higiene relativas á un asilo y á un importante Liceo, el de San Luís.

Proyectó un Reglamento concerniente á la salubridad de las casas de huéspedes y de dormir, y confirmó la altura mínima de 2,60 m. para los techos de las habitaciones.

Prohibió el uso de pinturas procedentes de sales tóxicas, plomo, arsénico y mercurio.

Con el objeto de remediar los inconvenientes del amontonamiento nocturno ó matinal de basuras delante de los portales de las casas y en medio de la calle, solicitó de la Prefectura la adopción de cajas herméticamente cerradas para su depósito hasta ser recogidas por los carros de la limpieza, sin permitir su colocación sobre la acera. (En 7 de Mayo de 1884 se realizaron los deseos de la Comisión en lo referente á esta reforma.)

Animada por los resultados obtenidos, dió mayor extensión á sus aspiraciones.

Pidió á la autoridad municipal que las casas fueran construídas sobre cimientos compuestos de materiales hidrófugos, que se fijaran las dimensiones de los arcos y galerías destinados á la aireación de las cuevas y sótanos, que las puertas de estos locales no se abrieran sobre lugares habitados; que los cuartos bajos, para ser habitables, debían estar situados á un nivel mínimo de 16 cm. sobre el de la calle, con luz y aire directos; que todo patinillo debía estar en comunicación con el aire exterior por medio de un pasadizo común; que la distribución de agua fuera obligatoria en todos los inmuebles; que se prohibiera la construcción de cubiertas de cristales ó de otro material en los patios que dan aire á las habitaciones privadas de toda otra ventilación; fijó en 30 m.³ como mínima capacidad la aireación de las porterías.

Antes de formular estas peticiones, la Comisión estudió detenidamente lo que sobre la materia se había legislado ó aplicado en diferentes países del extranjero, principalmente en Bruselas, Roma, Bucharest, New-York, Dinamarca, etc., etc.

Para la mayor rapidez y eficacia en la aplicación de. sus decisiones, insistió en la pretensión de autorizar legalmente al Municipio para obligar por medio de oficio á que los propietarios ejecutasen á sus expensas las obras de saneamiento, y solicitó que todo propietario de un local declarado inhabitable por la Comisión de domicilios insalubres fuera castigado con una multa, además de la pena de encarcelamiento, cuando desobedeciendo á la prohibición lo alquilase en el concepto de habitable.

En esta fecha tampoco obtuvieron éxito sus gestiones sobre la cuestión jurídica; pero logró que el Parlamento aceptase en estudio el proyecto de la nueva ley de protección de la salud pública.

Durante 1890 prosiguió sus trabajos en favor de la extensión

de la red de alcantarillado; fijó en 25 el número máximo de personas que en una casa podían hacer uso de un mismo retrete;
propagó el empleo de depósitos filtrantes de materias fecales en
sustitución de los otros sistemas, y aconsejó la colocación de
sifones sobre las bocas de alcantarilla de la vía pública.

Aplicó la ordenanza municipal de 25 de Agosto de 1880 referente á la aglomeración de animales domésticos en un local.

Solicitó la traída de mayor cantidad de agua de fuente.

Durante la epidemia de cólera de 1884, y como siempre, por
influencia del terror, la Comisión obtuvo facultades verdaderamente dictatoriales. Fundada en que toda la acera izquierda de
la calle de Santa Margarita y toda la calle des Filles-Dieu eran
un foco de cólera sostenido por una insalubridad permanente
irremediable, obtuvo la expropiación y ordenó el derribo de
todas las casas de ambas calles.

Pidió la desinfección obligatoria de toda habitación ó local
infectado ó contaminado por gérmenes infecciosos.

En este mismo año se creó otro servicio nuevo, la «Inspección
general del saneamiento y salubridad de las habitaciones, dirigida por el eminente higienista Dr. A. J. Martin, á quien tanto
debe la salud pública de París.

La cuestión más interesante, que puede calificarse de capital
para el saneamiento de París, ha sido la realización del proyecto
del *Tout á l'égout* á que se refiere la ley de 4 de Julio de 1894.
Esta ley impone á todo propietario de inmuebles la obligación
de instalar en la casa un sistema de cañerías que viertan las
aguas y las materias fecales de los retretes directamente á la alcantarilla en la forma prescrita por la Comisión de domicilios
insalubres, para cuya ejecución se otorgó un plazo de tres
años.

Actualmente 2.284 vías públicas tienen un alcantarillado que
permite la supresión de toda especie de fosas y depósitos y que
vierten todas las inmundicias de los retretes directamente á la
alcantarilla, sin que este resultado haya dado lugar á gran resistencia por parte de los dueños de fincas, á pesar de la lesión
de sus intereses.

La Comisión ha tenido un eficaz apoyo en la ley del 24 de

Diciembre de 1897, aprobada en su totalidad por el Consejo de Estado el 9 de Marzo de 1900, con la que se ha logrado la sumisión completa de algunos propietarios rebeldes.

El Consejo Municipal, por acuerdo de 19 de Mayo de 1899, ha confiado á la Comisión de domicilios insalubres la delicada misión de presentar los informes resultantes de sus visitas de inspección en los diversos establecimientos municipales, consignando en ellos los defectos higiénicos que pudieran existir, y señalando las reformas que reclamen.

A pesar de lo arduo y delicado de una tarea que venía á complicar sus numerosos trabajos, la Comisión aceptó la invitación y los miembros delegados por ella nombrados giraron visitas á los diversos establecimientos dependientes del Municipio; alcaldías, hospitales, oficinas de consumos, prevenciones y delegaciones de policía, mercados, mataderos y todas las oficinas y locales del Ayuntamiento. Poco tiempo después de realizada, como resultado de sus estudios, la Comisión presentó varios informes del mayor interés.

Es verdaderamente asombroso que una pequeña agrupación de personas independientes, la mayor parte de ellas ajenas á la ciencia de la higiene y sin más interés que el bien público, haya desarrollado tan firme voluntad, una energía y constancia inquebrantables en la realización de esta obra colosal.

Este esfuerzo y esta labor demuestran un nivel intelectual y una cultura envidiables, y deben servir de ejemplo digno de imitación.

Publicaremos íntegra la ley del 13 de Abril de 1850 que ha servido de base al logro de estos progresos:

Ley relativa al saneamiento de los domicilios insalubres.

Artículo 1.º En todos los Ayuntamientos en los que el Consejo Municipal haya declarado necesaria una deliberación especial, se nombrará una Comisión encargada de investigar é indicar las medidas indispensables al saneamiento de las habitaciones y dependencias insalubres alquiladas ú ocupadas por inquilinos que no sean los propietarios ó usufructuarios.

Se considerarán como insalubres las habitaciones que por sus condiciones puedan comprometer la vida, perjudicar ó amenazar la salud de sus habitantes.

Art. 2.° La Comisión se compondrá de 9 miembros cuando más y de 5 como mínimo.

Habrá en el seno de la Comisión un médico y un arquitecto, ó persona apta para sustituirlos; en la Comisión figurará también un miembro dependiente de la Beneficencia.

El alcalde ó su teniente serán los presidentes.

El médico y el arquitecto no necesitan ser vecinos de la localidad.

La Comisión se renovará por terceras partes cada dos años; los miembros salientes conservarán indefinidamente su derecho de reelección.

En París la Comisión se compondrá de 12 miembros.

Art. 3.° La Comisión visitará los locales señalados como insalubres. Determinará el estado de insalubridad é indicará las causas, así como los medios de corregirlas. Denunciará aquellos domicilios que no sean susceptibles de saneamiento.

Art. 4.° Los informes de la Comisión serán depositados en la secretaría de la alcaldía y se pondrán á disposición de las personas interesadas para que, en el transcurso de un mes, expongan las observaciones que crean oportunas.

Art. 5.° Expirado este plazo, los informes y las observaciones se someterán al Consejo Municipal, que determinará:

1.° Las obras de saneamiento necesarias y el plazo concedido para su terminación.

2.° Las habitaciones imposibles de sanear.

Art. 6.° Los interesados podrán usar del recurso de alzada ante el Consejo de la Prefectura durante el plazo de un mes, á contar desde la fecha de la notificación de la decisión municipal. Este recurso producirá la suspensión de este decreto.

Art. 7.° En virtud de la determinación del Consejo Municipal y la del Consejo de la Prefectura, cuando en los casos de alzada se haya reconocido que las causas de insalubridad dependen de la voluntad del propietario ó del usufructuario, la autoridad municipal impondrá la ejecución de los trabajos necesarios considerándolos como medida de orden y de policía.

Art. 8.º El rasgado de muros practicado para la ejecución de las obras de saneamiento estará exento de la contribución de puertas y ventanas durante tres años.

Art. 9.º En el caso de inejecución de las reformas ordenadas, pasado el plazo marcado, si el domicilio continúa habitado, el propietario ó el arrendador serán castigados con una multa de 16 á 100 francos; si á pesar de esta condena éstas no han sido terminadas en el plazo de un año, continuando habitado el domicilio, la multa impuesta será la del valor de los trabajos impuestos, y del doble en ciertos casos.

Art. 10. Cuando se reconozca la imposibilidad del saneamiento y que la insalubridad depende de condiciones inherentes á la habitación misma, la autoridad municipal podrá decretar la interdicción provisoria de su arrendamiento bajo el concepto de lugar habitable.

La interdicción absoluta podrá decretarse por el Consejo prefectoral, y en este caso cabe el recurso de alzada ante el Consejo de Estado.

El propietario ó arrendador que no obedezca á esta interdicción incurrirá en la multa de 16 á 100 francos, y en caso de reincidencia durante el año, pagará doble del valor en alquiler del local en cuestión.

Art. 11. Cuando, por consecuencia de la presente ley, haya lugar á la rescisión del contrato, el inquilino no tendrá derecho á reclamar daños y perjuicios.

Art. 12. El art. 463 del Código penal será aplicable á todos los casos de desobediencia indicados.

Art. 13. Cuando la insalubridad sea debida á causas exteriores y permanentes, ó cuando estas no puedan ser destruidas más que por trabajos de conjunto, el Ayuntamiento, después de cumplidas las formalidades prescritas por la ley del 3 de Mayo de 1841, podrá adquirir la totalidad de las fincas comprendidas en el perímetro del trabajo.

Las parcelas de estas fincas que después del saneamiento queden fuera del trazado convenido para las nuevas construcciones podrán ser vendidas en pública subasta, sin que en este caso los propietarios primitivos puedan reclamar la aplicación de los artículos 60 y 61 de la ley de Marzo de 1841.

Art. 14. Las multas impuestas por la presente ley se pondrán á disposición del Negociado de Beneficencia ó al de cualquier establecimiento benéfico de la localidad donde fueran decretadas.

El 26 de Mayo de 1861 se modificó el art. 2.° de esta ley en la siguiente forma:

Artículo único. Sustituirán al párrafo final del art. 2.° de la ley de Abril de 1850 las disposiciones siguientes:

En los Municipios cuya población exceda de 50.000 almas, el Consejo Municipal queda autorizado para nombrar varias Comisiones ó para elevar hasta 20 el número de los miembros de la Comisión existente.

En París el número de miembros podrá llegar á 30.

Los trabajos de la Comisión de los domicilios insalubres han influído notablemente en la redacción de los Reglamentos sanitarios de las carnicerías y salchicherías correspondientes al año 1858, modificados en 1887, en 1894 y en 1896, en los que se imponen reglas para evitar el doble peligro de la insalubridad de estos establecimientos, el de los vecinos de la carnicería y salchichería y el de la infección de las carnes del consumo público.

Alguno de los artículos de esta ley son dignos de mención, y sobre todo el

Art. 2.° Sólo se concederá la autorización para el comercio de las carnicerías después de adquirida la seguridad de que el local ó locales destinados á este comercio reunen las siguientes condiciones:

1.ª El despacho de carnes tendrá como mínimo 3,50 m. de ancho, 4 m. de profundidad y 2,80 m. de altura; pero en las construcciones anteriores al decreto de 23 de Julio de 1884 se considerará suficiente una altura de 2,60 m.

2.ª El despacho se cerrará por medio de una reja de hierro que cubra toda la extensión del hueco sobre la calle.

3.ª No se consentirá en este local caramanchón ni cuarto de dormir; no contendrá chimeneas, hogares, hornillos ni tampoco comunicación alguna directa ni indirecta con la alcantarilla.

4.ª El nivel del piso será superior al de la calle, cubierto por un revestimiento impermeable con declive hacia un sumidero provisto de un sifón obturador que conduzca las aguas á la alcantarilla por canalización subterránea; sobre el sumidero se colocará un enrejado que detenga las materias sólidas para impedir su paso á la alcantarilla.

5.ª Las paredes y tabiques del local deberán revestirse en toda su extensión con materiales impermeables y de superficie lisa.

6.ª La ventilación estará asegurada por una toma de aire sobre un patio ó por medio de tubos de una sección mínima de 4 dm.², pasando por un patinillo, recorriendo la fachada hasta por encima del tejado de la casa ó pasando de este nivel cuando el tejado vecino sea más elevado.

Sólo se podrá tomar luz sobre el patinillo por medio de vidrieras esmeriladas.

7.ª No se permitirá ninguna comunicación entre el despacho y los cuartos de dormir, ni con el local donde se depositen los desperdicios de la carne.

8.ª La dotación de agua se asegurará por medio de un abono de 500 litros por día, cuando menos; sólo en casos excepcionales se tolerarán los pozos y los depósitos de agua. Cuando estos últimos tengan mayor cabida que la de medio metro cúbico, deberán llenarse diariamente.

Art. 4.° Los desperdicios de la carne se eliminarán del establecimiento todos los días y deberán ser desinfectados de modo á suprimir el mal olor.

12 Mayo 1896.

El Prefecto, POUBELLE.

Servicio municipal de desinfección.

La palabra desinfección en Higiene significa la destrucción de los gérmenes patológicos por los diferentes medios de que dispone la ciencia, sin que se confunda con esta palabra la limpieza vulgar; por ejemplo, la sábana sucia que ha servido á un escarlatinoso será desinfectada al pasar por la estufa á vapor bajo presión con todos sus gérmenes muertos, pero puede quedar sucia.

Siendo muy difícil, por no decir imposible, averiguar cuáles son los objetos y ropas contaminados en el domicilio de un individuo infeccioso, se ha dado á la desinfección una interpretación muy amplia, conviniendo en que todo lo que rodea á un enfermo de esta naturaleza puede estar contaminado; por lo tanto, esta operación debe ser completa y general, especialmente en las habitaciones ocupadas por el enfermo y sobre todos los objetos que haya podido tocar; de aquí resulta que la desinfección necesita una técnica especial, no sólo para obtener la destrucción de los microbios patógenos, sino también para dirigir procedimientos distintos, á fin de purificar efectos y objetos de distinta naturaleza sin destruirlos ni inutilizarlos. En el último capítulo dedicado á la *Desinfección en general*, nos ocuparemos de este asunto.

14

El mejor procedimiento para la profilaxis de las enfermedades infecciosas y epidémicas es el de la desinfección; tan grande es su influencia sobre la propagación de estas enfermedades, que no sólo las autoridades, sino también una gran parte de la población de París la confirman; la Prefectura y el Municipio multiplicando las estaciones de desinfección y el público acudiendo cada día en mayor número, solicitando esté servicio en las estaciones oficiales y en los establecimientos particulares.

En el siguiente diagrama, donde se indica el número de fallecimientos por enfermedades infecciosas en relación con la cantidad de desinfecciones verificadas en París desde el año 1899, se puede apreciar el considerable aumento en la proporción de estas desinfecciones desde 1891 á 1899, siendo la mayor parte de ellas solicitadas por los particulares, y téngase en cuenta que en Francia la desinfección no es aún obligatoria.

También debe fijar la atención la disminución del número de fallecimientos en relación al aumento de las desinfecciones.

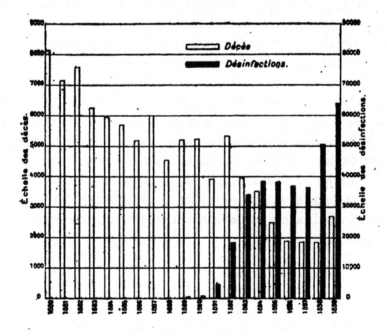

Fig. 38.—Diagrama de la mortalidad por enfermedades infecciosas en relación con el número de desinfecciones.

Para que la desinfección alcance el favor del público es preciso que reuna ciertas condiciones: debe ser rápida, segura y cómoda; rápida en la recepción del aviso pidiendo este servicio; segura en cuanto á la eficacia destructiva de los gérmenes patógenos con cualquiera de los procedimientos empleados, y cómoda en lo concerniente á no producir trastorno ni perjuicio en los efectos y objetos, sobre todo cuando se practique la desinfección domiciliaria, reteniéndolos el menor tiempo posible en la estación.

El personal debe ser muy escogido para que verifique estas operaciones de una manera correcta, sin perjuicio para las familias, sin deteriorar los muebles y objetos, empleando los procedimientos adecuados á la naturaleza de cada una de las materias que los componen. Con los sistemas modernos de desinfección ya no son necesarios aquellos agentes químicos que, como el ácido fénico, dejan un olor insoportable durante mucho tiempo.

El servicio municipal de París, teniendo en cuenta estos inconvenientes, ha elegido un personal de desinfectadores inteligente y muy atento con las familias que reclaman este servicio.

Desde que en Junio de 1898, el Consejo Municipal creó la estación de estufas al lado del Asilo de noche de la rue du Chateau des Rentiers, se han creado tres más en los siguientes barrios: rue des Recollets, 6, cerca del Asilo de noche del Quai Valmy (1890), en la rue de Chaligny (1891) y en la rue de Stendhal, al lado del Asilo de noche para mujeres (1894).

Estos cuatro establecimientos están dotados de suficientes aparatos para proceder á la desinfección, no sólo en su local propio, sino también á domicilio. Todas las estaciones están bajo las órdenes del director de los Asuntos municipales y sometidas á la dirección técnica del inspector general del Saneamiento y salubridad de los domicilios.

Una Comisión, compuesta de los doctores Proust, presidente, Navarre, Berlioz, Léon Collin, Cornil, Albert-Levy, J. A. Martin, Manon, Miquel, Thierry y Vallin, entiende en todas las cuestiones científicas y prácticas que pueda originar la ejecución de las medidas de desinfección.

La instalación de la rue des Recollets, que funciona desde Julio de 1889, se puede considerar, dada su importancia, como el establecimiento central.

Se divide en dos partes absolutamente separadas por una pared maestra, por la izquierda entran los objetos para su desinfección y por la derecha salen ya desinfectados.

La única comunicación entre estas dos secciones se verifica por un pasillo en el que se encuentran el lavabo y las duchas; en esta sala es donde se establece la comunicación por medio de puertas construidas de tal modo que no se puedan abrir simultáneamente; no es posible abrir la una sin que se cierre la otra.

Este establecimiento comenzó á construirse en 1890 y se

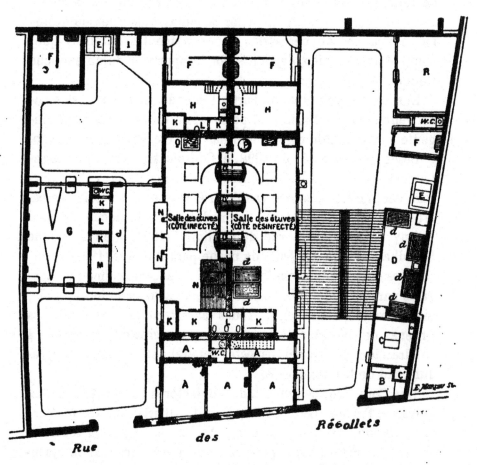

Fig. 39.—Plano general de la estación municipal de desinfección de la Rue des Récollets.

inauguró en 1891; ocupa una extensión total de 960 m., de los cuales 600 pertenecen á la edificación cubierta.

La construcción y la instalación ha costado al Municipio 125.000 francos (fig. 39).

El lado infectado comprende:

1.º Sala de entrada de objetos en las estufas, provista de mesas *N* para desempaquetar los efectos y ropas para la desinfección; una pila *Q* para lavar los objetos manchados con pus ó con sangre.

2.º *I*, patio cubierto para la descarga de los coches.

3.º Lavabos y baños, duchas *L* y guarda ropas *K*.

5.º Una cochera *G* y cuadras *F*.

6.º Refectorio *H* y guarda ropas *K*.

7.º Retrete.

8.º *I*, comunicación con el refugio municipal de noche.

La parte desinfectada comprende:

1.º Salas de estufas *O*, con la caldera *P*, y los estantes para secar las ropas.

2.º Una cochera *G*.

3.º Cuadras *F*.

4.º Un refectorio *H*.

5.º Un secadero de ropas *D*.

6.º Oficina *C*, teléfono *C*[1].

7.º Retrete.

8.º Depósito de desinfectantes.

El material se compone de: 1.º, tres estufas á vapor bajo presión, provistas de registradores automáticos de la temperatura; 2.º, pulverizadores para la proyección de líquidos antisépticos; 3.º, mezcladores dosimétricos de Laurans; 4.º, cubetas de madera para la mezcla y dosificación de los antisépticos; 5.º, envoltorios, sacos y demás objetos destinados al transporte de ropas y efectos; 6.º, cajas de desinfectantes, esponjas y otros accesorios.

El presupuesto votado por el Municipio para este servicio durante el año 1899 ha sido de 594.879 francos, de los cuales 346.177 se destinan al personal y 248.700 francos al material para el servicio de las cuatro estaciones de desinfección en la forma siguiente.

·El personal de los establecimientos se compone de

<table>
<tr><td></td><td align="right">Francos.</td></tr>
<tr><td>1 inspector con</td><td align="right">3.000</td></tr>
<tr><td>4 jefes de estación á 2.600</td><td align="right">10.400</td></tr>
<tr><td>1 maquinista jefe</td><td align="right">2.600</td></tr>
<tr><td>4 fogoneros á 2.455,20</td><td align="right">9.820,50</td></tr>
<tr><td>6 ayudantes de maquinista á 2.107,20</td><td align="right">12.643,20</td></tr>
<tr><td>2 desinfectadores vigilantes á 2.600</td><td align="right">5.200</td></tr>
<tr><td>30 ídem de 1.ª clase á 2.321,15</td><td align="right">69 655,50</td></tr>
<tr><td>30 ídem de 2.ª íd. á 2.214,40</td><td align="right">66.432</td></tr>
<tr><td>73 ídem de 3.ª íd. á 2.107,20</td><td align="right">153.825,60</td></tr>
<tr><td>Mozos auxiliares en caso de enfermedad de los agentes...</td><td align="right">8.000</td></tr>
<tr><td>Socorro á las familias en caso de defunción</td><td align="right">1.000</td></tr>
<tr><td>Complemento de sueldo para los agentes provisionalmente trasladados á otros servicios</td><td align="right">1.000</td></tr>
<tr><td>Trabajos suplementarios, gastos diversos é imprevistos...</td><td align="right">1.000</td></tr>
<tr><td>Indemnización á los desinfectadores encargados de la contabilidad de las estaciones</td><td align="right">800</td></tr>
<tr><td>Gastos de inspección</td><td align="right">800</td></tr>
<tr><td align="right">TOTAL</td><td align="right">346.177,10</td></tr>
</table>

Material.

<table>
<tr><td>Conservación de los edificios</td><td align="right">3.300</td></tr>
<tr><td>Caballos, coches, sueldo de cocheros</td><td align="right">148.000</td></tr>
<tr><td>Productos químicos y desinfectantes</td><td align="right">27.000</td></tr>
<tr><td>Proposición de la Comisión</td><td align="right">10.000</td></tr>
<tr><td>Calefacción de máquinas y alumbrado de las estaciones.</td><td align="right">14.000</td></tr>
<tr><td>Proposición de la Comisión</td><td align="right">12.000</td></tr>
<tr><td>Renovación y compostura de coches</td><td align="right">5 000</td></tr>
<tr><td>Renovación y conservación del material de desinfección</td><td align="right">11.500</td></tr>
<tr><td>Renovación y conservación del material en general, uniformes, etc</td><td align="right">33.500</td></tr>
<tr><td>Impresos y material de oficina</td><td align="right">5.000</td></tr>
<tr><td>Gastos de traslación, correspondencia</td><td align="right">3.400</td></tr>
<tr><td>Contribuciones y abonos á publicaciones</td><td align="right">1.200</td></tr>
<tr><td>Almuerzo de los agentes.</td><td align="right">14.200</td></tr>
<tr><td>Gastos imprevistos</td><td align="right">700</td></tr>
<tr><td align="right">TOTAL GENERAL</td><td align="right">594.877,10</td></tr>
</table>

y además 10.000 por la desinfección de escuelas.

La desinfección en los establecimientos públicos pertenecientes al Estado ó á la Municipalidad, y la de los establecimientos sanitarios ó de la caridad privada gratuitos, están exentos del pago por desinfección.

También es gratuita la de habitaciones en las casas de huéspedes.

La de porterías, cuartos de criados ó de obreros alojados en casa de sus patronos sólo pagará una cuota fija de 5 francos por operación, comprendida la desinfección del domicilio y la de ropas en la estufa.

Cuando se trate de objetos procedentes de locales que no pagan contribución industrial, la tarifa será de 5 francos para los efectos enviados á la estufa y 10 francos por cada brigada de dos hombres durante medio día cuando se verifique la desinfección por procedimientos químicos.

El producto de las desinfecciones se calcula en 50.000 francos como máximo al fin de 1900.

El traje de faena de los desinfectadores se compone de una blusa y un pantalón de tela fuerte, sujetada la blusa por medio de un cordón á la cintura, mangas y cuello, una gorra que cubre la frente y la nuca, y unos zapatos especiales que dejan todas las noches en la estación.

Al llegar por la mañana, para prestar servicio, cambian por completo sus vestidos por el traje de faena. Deben llevar las uñas bien cortadas, el pelo y la barba muy cortos.

En la estación, antes de tomar el almuerzo, deben lavarse la cara y las manos con jabón de cresilo y cepillarse cuidadosamente las uñas con un cepillo especial que hay en cada lavabo. También están obligados á lavarse la boca y los dientes con un cepillo y el dentrífico que procura la administración.

Al abandonar, por la noche, el servicio, repiten estas operaciones de limpieza, y además toman una ducha y se lavan con soluciones antisépticas.

Los encargados de la desinfección á domicilio están obligados á tomar su almuerzo en la estación, en donde pueden disponer de una cocina y de un refectorio. Los empleados de la parte desinfectada del establecimiento están sujetos á la misma obligación; pero almuerzan en el refectorio correspondiente á esta parte de la instalación.

Al acudir á su trabajo, les está prohibido hacer alto en otra casa; deben llegar directamente á la que van á desinfectar.

Los agentes desinfectadores no se pondrán en relación con los fogoneros de las estufas durante las diversas operaciones del servicio.

Las salidas fuera del establecimiento, durante el día, sólo se concederán en casos de fuerza mayor, así como el recibir visitas de personas extrañas al servicio.

A todos les está prohibido pedir propinas, bajo penas severas.

Procedimiento de desinfección.—Los particulares pueden solicitar, en cualquiera de las cuatro estaciones, la desinfección de colchones, trajes, telas, colgaduras, tapices, cueros, pellizas, cautchouc y toda especie de tejidos. Los muebles, en general, serán desinfectados en el domicilio.

El agente encargado de la sección infectada del establecimiento divide en dos porciones los objetos presentados, los que deben pasar por la estufa—ropas de cama, vestidos y los tejidos en general,—y los que deban ser desinfectados por medio de pulverizaciones antisépticas, como los cueros, calzado, correas, cautchouc, gorras, sombreros, cartones, baúles, pellizas y objetos de madera. Se entrega recibo de estos objetos, y después de desinfectados en el menor tiempo posible, se reclaman en la sección desinfectada presentando dicho documento.

Los coches que han servido al transporte de estos objetos sólo pueden salir de la estación después de ser desinfectados, según las reglas prescritas.

Desinfección á domicilio.—Al recibir el aviso, sale un coche con el cochero y dos desinfectadores. Estos vehículos son cerrados, con sus paredes interiores lisas, impermeables y sin soluciones de continuidad, llevan número suficiente de sacos y telas para empaquetar las ropas de cama, tapices, etc., que hayan de desinfectar.

Además, contienen uno ó varios pulverizadores y los frascos necesarios para transportar 12 litros de una solución de sublimado al 1 por 1.000, con un 2 por 1.000 de cloruro de sodio.

. El constructor M. F. Dehaitre ha presentado un nuevo modelo de pulverizador que representa la fig. 40.

Por el conducto que figura en el lado derecho del aparato se introduce la mezcla antiséptica. La palanca ejerce presión sobre una columna de aire con-tenido en la parte superior del aparato y sobre el líqui-do, que al salir con cierta fuerza por los dos tubos de cautchouc se pulveriza fina-mente en el extremo de la lanza.

Existen varios tipos de lanza que producen pulve-rizaciones hasta con líqui-dos muy espesos, y otros que las producen más ó me-nos rápidas y extensas.

Llevan, además, los co-ches envases de una capa-cidad de 15 litros y varios paquetes de 750 g. de sul-fato de cobre pulverizado.

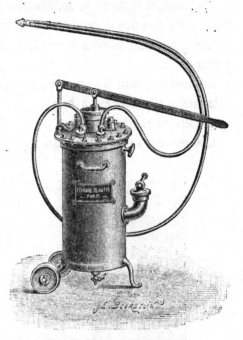

Fig. 40.—Pulverizador Dehaitre.

Una lata con cresilo, trapos y esponjas para el lavado. Ade-más, sacos de tela para el traje de faena y escupideras especia-les, cuando la solicitud de desinfección procede de un tubercu-loso indigente.

Una vez llegados al domicilio y previo aviso al interesado, los dos agentes, vestidos con el traje de faena, transportan á la habi-tación todo el material de desinfección.

Cargan los pulverizadores con las mezclas antisépticas.

Con este líquido humedecen una extensión dada del piso, sobre la que depositan los sacos, telas, etc., destinados á em-paquetar las ropas y objetos que hayan de ser depurados en la estación.

Después comienzan la desinfección del local y de todo el mo-biliario, proyectando el chorro del pulverizador sobre las paredes, techos, adornos, molduras, pisos, camas, mesas de noche, etc. (fig. 41).

Los espejos, cuadros y objetos de arte se deben frotar con trapos empapados en la solución de sublimado.

Los tapices fijos de la habitación se desclavarán, y se proyectará sobre sus dos superficies el chorro antiséptico.

Los grandes muebles serán desinfectados en su interior y exterior.

La desinfección de bibliotecas obliga á sacar los libros de los estantes y someterlos á la pulverización por todos sus lados y hasta entre sus hojas.

Los estantes se desinfectan exterior é interiormente.

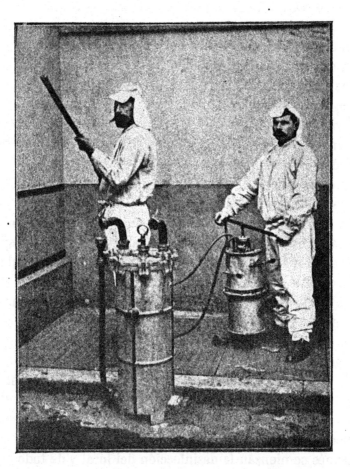

Fig. 41.—Desinfección de un local con el pulverizador Laurans y la bomba especial.

La pulverización debe ser metódica: sobre las paredes se proyecta el chorro, siempre en el mismo sentido, de arriba abajo, y por secciones sucesivas. Esta operación bien practicada no produce deterioro.

En las habitaciones debe repetirse dos veces, con intervalo de algunos minutos. Todos los utensilios que hayan servido al sujeto infeccioso, así como los retretes, lavabos, etc., deben lavarse con una solución de sulfato de cobre al 5 por 100.

En habitaciones poco frecuentadas por el enfermo, y cuando se encuentre oposición formal á descolgar y trasladar á la estación cortinas, portiers, etc., se proyectará sobre toda la superficie de estos efectos el chorro del pulverizador, de modo que el líquido penetre en el interior del tejido.

Para los pisos de gran extensión, especialmente cuando están revestidos de ladrillos, mármol ó asfalto, se emplea á menudo el lavado con una solución de cresilo al 5 por 100, especialmente en los patios de recreo y salas de estudio de las escuelas, en los comedores, galerías, etc.

Terminada la operación, los dos desinfectadores, colocados frente á frente, se proyectan mutuamente el chorro del pulverizador para desinfectarse la cara, las manos, el traje, y después lo dirigen sobre los paquetes y sacos que deban ser trasladados á la estación. Recogen, finalmente, todo el material para depositarlo en el coche, y dentro del vehículo cambian el traje de tela por el suyo ordinario.

DESINFECCIÓN EN LA ESTUFA.—Los efectos que deben pasar por la estufa cuya enumeración hemos hecho en páginas anteriores, elegidos en la sección infectada, se colocan extendidos sobre unas bandejas, por capas superpuestas, cubriéndolos con una tela; las plumas, terciopelos, tejidos de lana, susceptibles de alterarse bajo la acción del vapor, se colocan de modo á formar la última capa libre de toda compresión; las bandejas se deslizan sobre unos rails, y penetran en el interior de la estufa, previamente calentada; se cierra la puerta de entrada, y comienza la desinfección del modo siguiente:

Durante cinco minutos se introduce el vapor á la presión máxima de 0,7 de atmósfera; se espera durante un minuto; des-

-pués otros cinco minutos de vapor á la misma presión y otro minuto de espera, y por último, otra introducción de vapor y otra espera igual.

Se abre la estufa por el lado desinfectado, y cinco minutos después se saca el carro, se retiran las ropas, que deben estirarse y sacudirse durante cinco minutos, antes de extenderlas sobre el secadero; estos efectos deben quedar en poco tiempo perfectamente secos y sin deterioro alguno.

Para que la desinfección sea perfecta, es indispensable que el calor húmedo á la temperatura debida penetre por todo el espesor de los efectos colocados en la estufa. En algunas ocasiones puede suceder que por descuido en la colocación conveniente de ropas ó por negligencia de los maquinistas, la presión y temperatura de la estufa no haya sido suficiente para lograr esta penetración de calor en el interior de los colchones, mantas, colgaduras plegadas, etc., y resulte que dentro de estos efectos doblados la temperatura no haya pasado de 50 ó 60°.

El Dr. J. A. Martin ha ideado un termómetro registrador con el objeto de determinar la temperatura existente en el interior de las estufas de desinfección, y para conocer exactamente el

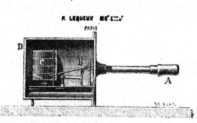

Fig. 42.—Termómetro registrador.

grado de calor que ha penetrado dentro de los efectos sometidos á la estufa (fig. 42).

Por más que los manómetros indican con la presión el grado de calor correspondiente, esta temperatura sólo es efectiva cuando el recipiente contiene vapor saturado con exclusión de todo otro gas. Por ejemplo, al indicar el manómetro de una estufa una presión de 1 kg. correspondiente á 120° de calor, la temperatura real será muy inferior á ésta, si el interior de la estufa no se ha purgado de aire.

Se compone de un tambor registrador C, con su aguja-pluma B, encerrados en un cilindro de cobre D y sujetos á una tapadera que, al aplicarse sobre el cilindro, pone al tambor registrador al abrigo de la humedad del vapor; el verdadero termómetro está constituído por un tubo que se prolonga desde la tapa en la dirección del eje del cilindro y terminando por un ensanchamien+ to que contiene un líquido dilatable por el calor. Las dilataciones y contracciones de éste obran sobre una varilla contenida en el centro del tubo y en contacto con un mecanismo que

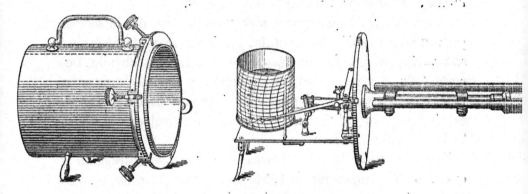

Fig. 43.—Termómetro registrador de J. A. Martin.

mueve la aguja-pluma del registrador marcando la temperatura. Para mayor seguridad, á los dos lados del cilindro existen dos termómetros, colocados en un estuche metálico, destinados á fijar la temperatura máxima (fig. 43).

Para mayor claridad en la descripción de este instrumento, además de la fig. 42, que debemos á la amabilidad del ingeniero constructor M. P. Lequeux, presentamos en la fig. 43 una reproducción del grabado publicado en el folleto del Dr. J. A. Martin, del cual hemos tomado otras láminas y muchos datos respecto al servicio municipal de desinfección.

Este aparato indudablemente marcará la temperatura interior de la estufa, pero no la del espesor de los colchones, mantas, etc.; para completar esta demostración, J. A. Martin

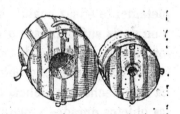

Fig. 44.—Manguito para la prueba de temperaturas interiores de ropas, colchones, etc.

coloca el tubo termómetro en el interior de unos manguitos de un grueso de 0,15 cm. como mínimo para ensayar la eficacia de una estufa (fig. 44).

Desinfección durante el curso de una enfermedad.— En esté caso, los desinfectadores entrarán en la habitación del enfermo cuando se les autorice y en los casos de necesidad absoluta. Desinfectarán todas las piezas habitadas por él; y cuando se trate de afecciones intestinales, de garganta, bronquios ó pulmones, desinfectarán asimismo los retretes.

Recogerán las ropas manchadas y las de uso del infeccioso para su esterilización en la estufa, y dejarán en el domicilio un saco vacío para guardar los efectos que se vayan manchando. Durante toda la enfermedad, se recogerán y desinfectarán estas ropas con intervalos de tiempo más ó menos largos. Al terminar ésta, sea por defunción ó por curación, se volverán á desinfectar las habitaciones.

En el domicilio de tuberculosos indigentes, se entregarán al enfermo dos escupideras de vidrio de un modelo especial, y se practicará semanalmente la desinfección de aquellos lugares que hayan podido ser manchados por la espectoración, expecialmente en los retretes donde se haya vertido la expectoración. También se desinfectarán las ropas cada semana.

Los agentes encargados de las desinfecciones durante el curso de una enfermedad se lavarán las manos y la cara con una solución de sublimado, y con esta solución desinfectarán con cuidado su calzado, inclusive la suela.

Peligros del bicloruro de mercurio empleado como desinfectante.—La desinfección por el sublimado de mercurio es completamente eficaz cuando se practica con la minuciosidad debida y en dosis suficientes; no deteriora los tejidos ni la materia de los objetos, por delicados que sean; los encajes, el terciopelo, las sedas, las plumas, no sufren alteración. alguna si la operación ha sido hecha con delicadeza; en cambio el bicloruro empaña los objetos dorados y plateados.

Tratándose de una substancia eminentemente tóxica cabe la duda respecto del riesgo á que pudiera exponer la estancia en una habitación cuyos muebles y paredes han sido rociados con pulverizaciones de bicloruro mercurial. La experiencia ha demostrado que este peligro no existe.

En Turín se han desinfectado locales por este procedimiento, sin que ocasionase ningún trastorno á las personas que los ocuparon veinticuatro horas después.

- En el hospital de coléricos de San Petersburgo se empleó este medio en el saneamiento de las barracas sin inconveniente. Lo mismo sucedió en Mesina durante la última epidemia de cólera, habiéndose invertido más de 400 kg. en estas operaciones.

En la Luisiana se desinfectaron varios buques, consumiendo 26 kg. de sal mercurial en cada uno de ellos, sin que se produjera el más ligero caso de intoxicación.

Además, el Dr. Vinay en su obra *Manual de Antisepsia, París, 1890*, propone un sencillo procedimiento para la neutralización del sublimado que pudiera fijarse sobre las paredes de una habitación; consiste en practicar, después de la mercurial, otra pulverización con una disolución de carbonato de sosa al 1 por 100, con la cual se transforma el bicloruro en oxicloruro de mercurio insoluble.

Guttman y Merke (Berlín) han resuelto esta cuestión con sus experimentos, los cuales concurren á probar que á los quince días de una pulverización sobre una superficie, no aparece en ella vestigio de sublimado.

MEDIOS FÁCILES DE DESINFECCIÓN.—Como no siempre se puede disponer de una brigada de desinfectadores inteligentes provistos de los aparatos necesarios, creemos útil presentar algunos medios sencillos de desinfectar las paredes de una habitación infectada por gérmenes patógenos sin necesidad de los pulverizadores.

Se comienza por la desinfección de los muebles pasando sobre todas las superficies un trapo ó una esponja empapada con una disolución de sublimado al 3 ó 4 por 1.000.

Esta sal de mercurio es poco soluble en el agua fría; por tanto se debe disolver en agua caliente, y para asegurar la solución se añadirá sal común en cantidad doble de la de sublimado ó un 0,50 ó 1 g. por 100 de ácido tártrico.

La disolución de bicloruro en esta forma sólo se conserva activa durante dos ó tres días, por lo cual se debe emplear recientemente preparada.

El piso se lavará del mismo modo, cualquiera que sea su re-

vestimiento y procurando no levantar polvo, después se desalo-
jarán todos los muebles dejando completamente vacío el local.

En las habitaciones empapeladas es preciso emplear la pulverización; el lavado arrastraría la pintura. En este caso se puede
practicar una pulverización con los pulverizadores ordinarios de
mano sobre la superficie inferior del tabique hasta una altura de
metro y medio, es decir, toda la extensión de pared más fácil de
haber sido infectada.

En las habitaciones estucadas, pintadas al óleo, revestidas de
papel barnizado y en las enyesadas se procederá al lavado con
una esponja no muy empapada de líquido desinfectante, repi-
tiendo esta operación dos ó tres veces y dejando tiempo suficiente entre una y otra para que la pared quede seca. Es preferible repetir varias veces esta operación y frotar con la esponja
cargada de agua las desigualdades del enyesado, que emplear
el rascado y picado del local, operación muy peligrosa para los
operarios y para los habitantes de la casa por el polvo séptico
que produce.

Cuando se trate de habitaciones enyesadas en mal estado, presentando una superficie desigual, además del lavado con sublimado debe proyectarse sobre ella una lechada de cal compuesta
del siguiente modo: agua, 2 litros; cal recientemente apagada,
1 kg. Después se agita la mezcla y se deja en reposo durante 20
minutos antes de decantarla. Se disuelven 200 g. de cola fuerte
en 2 litros de agua caliente y se incorpora á la lechada de cal.

M. Lapasset ha hecho un detenido estudio acerca de este sencillo medio de desinfección, capaz según declara, de sustituir
todos los conocidos. Las conclusiones de su trabajo son las siguientes:

Las capas de un enyesado antiguo, cuando han sido expuestas
á la infección, sólo contienen una pequeña cantidad de gérmenes.

La aplicación de una lechada de cal sobre esta capa destruye
por completo los microbios contenidos en el polvo que cubre la
pared.

Debe rechazarse por costosa y peligrosa la operación del picado
y rascado de los tabiques.

Para obtener resultados positivos es preciso que la lechada obedezca á una fórmula racional; las ordinarias no producen efectos útiles.

Después de practicada la desinfección por cualquiera de estos medios se cierra la habitación, dejando los balcones abiertos por espacio de dos ó tres días antes de utilizarla nuevamente.

Para la desinfección de los retretes se empleará la solución de bicloruro al 2 ó 3 por 1.000 en toda aquella superficie que haya podido ser infectada. Se usará también la lechada de cal (sin la adición de cola fuerte) al 20 por 100, vertiendo por el conducto una regular cantidad; la cal, en contacto con materias en putrefacción, pone en libertad el amoníaco que contienen; por este motivo al cabo de unos minutos se vuelve á verter otra cantidad de lechada. Este procedimiento ha sido recomendado como el más eficaz y económico por Kitasato, Richard y Chantemesse, apoyados en sus experimentos (*Revista de Higiene*. París, 1889); las cubetas se desinfectan con un lavado de bicloruro. Esta operación se impone, especialmente en los casos de cólera, fiebre tifoidea, disentería y diarreas tuberculosas.

Las deyecciones de estos enfermos constituyen un grave peligro de propagación; por lo tanto deben ser esterilizadas lo más pronto posible.

Según los experimentos de Uffelmann (*Zur desinfection infectiöser Darmentlurcengen, 1889*), las soluciones aciduladas son las más eficaces, especialmente las de ácido clorhídrico y fénico, que destruyen el bacilo del cólera y el de la tifoidea en veinticuatro horas. También el agua de cal bien preparada produce iguales efectos.

Las personas que asisten enfermos contagiosos están obligadas en conciencia á guardar las precauciones necesarias para evitar la propagación de la enfermedad. La despreocupación sobre la cuestión de contagio, demostrada con tanta frecuencia por la familia de un enfermo infeccioso, lejos de ser digna de alabanza es muy censurable; un individuo podrá disponer, bajo su responsabilidad, de su salud y de su vida, pero nunca de la de los demás.

El enfermero debe cubrir todo su vestido con una blusa de

tela delgada y blanca, ajustada al cuello y cerrada por las mangas sobre las muñecas; debe ajustarse todo lo posible, con pocos pliegues, y pasar algo del borde del vestido. Cada vez que esta persona tenga que ponerse en contacto con otras, fuera de la habitación del enfermo, debe dejar la blusa y lavarse las manos con una disolución de sublimado al ¼ por 1.000.

El enfermero ó enfermera debe desinfectarse las manos y la cara con la misma solución y lavarse bien con agua boratada al 4 por 100 ó con otra solución antiséptica, la boca y los dientes antes de cada una de sus comidas.

Cuando se manche las manos con secreciones del enfermo debe lavarse con agua y jabón y mojar la parte infectada en una solución mercurial, con la prudencia necesaria para evitar una intoxicación por absorción.

DESINFECCIÓN DE ESTABLECIMIENTOS.—El servicio está organizado de tal manera que esta operación puede hacerse en un día, aun en los locales más vastos. El personal suplementario se tiene siempre á mano en los Asilos de noche, vecinos de los establecimientos.

Durante la época de vacaciones se desinfectan completamente todas las escuelas municipales.

En época de elecciones se sanean las salas de reunión pública al día siguiente de las reuniones.

ESTADÍSTICA DE LAS OPERACIONES DE DESINFECCIÓN.—La desinfección sólo es obligatoria en casos excepcionales; sin embargo de ésto, de año en año aumenta notablemente la petición de desinfecciones en las siguientes proporciones:

En 1889..	78 desinfecciones.
» 1890..	652 »
» 1891..	4.139 »
» 1892..	18 464 »
» 1893..	34 803 »
» 1894..	37.816 »
» 1895..	38.646 »
» 1896..	36 547 »
» 1897..	36 159 »
» 1898..	50.015 »
» 1899..	64 100 »

En estas cifras se cuenta como unidad lo mismo las operaciones hechas á domicilio como las practicadas en la estufa cualquiera sea el número de efectos, y asimismo se cuenta como una la desinfección completa de un establecimiento, sin que figure en esta estadística la desinfección á que se someten cada noche los efectos de los refugiados en el Asilo contiguo á cada estación, que constituyen más de 50.000 desinfecciones por año.

En el siguiente cuadro se consignan las desinfecciones practicadas por cada enfermedad infecciosa:

Estadística de desinfecciones por enfermedades.

	1893	1894	1895	1896	1897	1898	1899
Fiebre tifoidea............	3.078	6.434	3.602	3.101	3.101	3.078	11.369
Viruela...................	3.399	3.579	1.204	1.093	978	844	709
Sarampión................	2.996	3.579	2.633	2.535	2.955	3.090	2.242
Escarlatina...............	2.694	5.469	8.336	8.914	4.877	11.355	15.484
Tos ferina................	575	364	771	423	449	515	568
Difteria croup...........	4.554	5.049	5.869	4.624	3.734	3.414	4.330
Diarreas..................	311	535	667	198	252	426	157
Tuberculosis.............	8.128	7.514	9.925	7.840	10.194	12.453	10.962
Afecciones puerperales...	302	275	294	362	341	313	269
Erisipela.................	1.188	688	544	894	670	767	1.084
Diversos saneamientos....	7.634	5.157	4.801	3.581	8.558	13.760	16.826
TOTALES...........	34.659	37.915	38.646	35.416	36.109	50.015	64.100

Estadística de desinfecciones practicadas por origen de peticiones.

	1893	1894	1895	1896	1897	1898	1899
Alcaldías..............	11.465	7.015	7.229	5.161	5.662	6.016	6.121
Sres. Médicos.........	4.340	3.069	1.770	1.814	1.903	1.859	2.836
Particulares..........	7.904	10.889	10.497	10.283	8.371	12.727	19.060
Hospitales............	4.166	2.880	3.128	3.156	3.866	3.416	3.259
Policía...............	3.366	4.260	4.938	8.219	6.329	8.211	13.994
Servicios municipales.	2.168	7.681	8.819	5.709	7.974	15.068	17.276
Escuelas..............	2.250	2.121	2.295	2.205	2.004	2.718	1.554
TOTALES.....	34.659	37.915	38.646	35.416	36.109	50.015	64.100

Los datos resultantes de las operaciones de desinfección se entregan en la Secretaría del Inspector general del Saneamiento y Salubridad de la habitación, con el objeto de poner á este funcionario al corriente del estado sanitario de París, facilitándole los medios de combatir con la mayor rapidez los casos de propagación de una enfermedad con los medios profilácticos indicados.

Los desinfectadores están encargados de recoger en cada casa datos acerca del agua potable, del sistema de evacuación de inmundicias, de averiguar si en la casa existen pozos fijos, de anotar la fecha de la última limpieza y consignar el estado de los retretes. En los casos de viruela deben averiguar si el enfermo ha sido vacunado, la fecha de la revacunación última, la profesión y la edad, etc.

Cuando en un mismo inmueble se repiten con frecuencia casos de una misma enfermedad transmisible, ó cuando se trata de una casa muy insalubre, el servicio municipal de desinfección procede á la limpieza antiséptica total de la casa, además de las desinfecciones parciales.

La tarifa de desinfección es la siguiente:

Alquiler inferior á	400 francos, tasa de la desinfección,	0 francos.
De 400 á 799	»	5 »
» 800 á 999	»	10 »
» 1.000 á 1.499	»	15)
» 1.500 á 1.999		20)
» 2.000 á 2.999		25 :
» 3.000 á 3.999		30 :
» 4.000 á 4.999		45 :
» 5.000 á 5.999		50)
» 6.000 á 6.999		60)
» 7.000 á 7.999		70 :
» 8.000 á 9.999		100 :
» 10.000 á 14.999		150)
» 15.000 á 19.999		200 :
De más de 200............		200 »

REGLAS GENERALES PARA LA INSTALACIÓN DE UN SERVICIO DE DESINFECCIÓN.—En primer lugar, es indispensable la separación absoluta entre los objetos y efectos contaminados y los ya depurados. Por esta razón todas las estufas tienen dos puertas, una de entrada y otra de salida. Además, como estos objetos requieren diferentes manipulaciones que no se pueden efectuar en una sala común, es preciso separar el local en dos secciones por medio de un tabique que pasa por entre las dos puertas de la estufa.

Siendo imposible una separación absoluta entre estas dos salas, se establece una comunicación intermediaria por medio de otros locales secundarios indispensables al servicio, como son la desinfección química, vestuario, lavabo, etc., provistos de un sistema de puertas que no se puedan abrir simultáneamente. El empleado del servicio que necesite pasar del lado infectado al desinfectado deberá guardar con rigor las precauciones prescritas para no servir de vehículo á la infección (cambio de ropas, lavados, etc.).

El local deberá tener una altura de techo de 3 m. lo menos; las paredes serán lisas y fáciles de desinfectar hasta una altura de unos 2 metros; el piso estará revestido de cemento, portland ó losas brillantes y duras, ajustadas de tal modo que no existan grietas, intervalos, fisuras que expongan á infiltraciones.

La fig. 45 contiene todas las indicaciones correspondientes á la separación, colocación de aparatos, disposición de locales, etc., que deben llenar las necesidades de una instalación de este género.

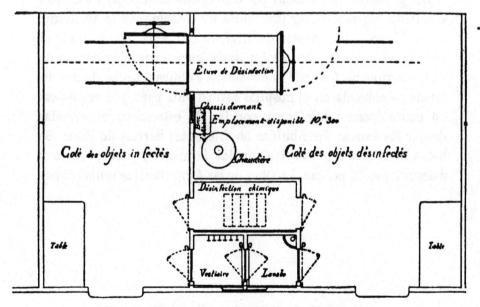

Fig. 45.—Modelo de una instalación de desinfección.

Ambulancias municipales y urbanas.

Antes de 1887 se veían circular por las calles de París, especialmente en los barrios algo alejados del centro, camillas en las cuales y en las peores condiciones se trasladaban los enfermos desde sus casas al hospital, y era muy común contemplar el triste espectáculo de una mujer deshecha en llanto recorrer al pie de la camilla todo el trayecto hasta el hospital. El pobre enfermo, mal cubierto por el hule, recibía el frío y á veces la lluvia, á más de las sacudidas debidas al paso desigual ó á la torpeza de los camilleros.

Para evitar estos graves inconvenientes y para prestar inmediato socorro á los heridos en la vía pública, el Dr. Henri Nachtel propuso un sistema de ambulancias destinado á recoger en coches especiales á todo individuo víctima de un accidente ó de un atropello y á prestarle los primeros auxilios.

Las gestiones practicadas por este doctor filántropo no dieron resultado, á pesar de ser favorables los informes de la Academia de Medicina y del Consejo de Higiene del Sena; el Dr. Nachtel tuvo que fundar la *Obra de las Ambulancias* con el producto de una suscripción. En 1883 la Asistencia Pública autorizó la ambulancia establecida en el hospital Saint-Louis para que se pusiese en comunicación telefónica con las 27 estaciones encargadas de dar los avisos, distribuídas en diferentes barrios de París. Se había instalado este servicio en las farmacias, prevenciones y delegaciones de policía. La Obra de las Ambulancias tenía coches especiales para socorrer á los heridos y los internos del hospital Saint-Louis se prestaban á asistirlos.

Los productos de la suscripción aseguraron la vida de la obra durante un año, pero habiendo transcurrido este espacio de tiempo sin encontrar el apoyo que se esperaba de parte de la población, el Comité de la Ambulancia solicitó del Consejo Municipal un donativo de 35.000 francos, no sólo para sostener la Ambulancia, sino para establecer otra estación de socorros en el hospital Beaujon.

La petición fué rechazada, dando como argumento el Municipio que con esa suma podía el Consejo de la Villa de París establecer una Ambulancia no urbana como la creada por la Obra, sino municipal, destinada al traslado de los enfermos desde su domicilio al hospital, socorro muy importante y de necesidad más frecuente que el de los pocos heridos que se suelen recoger en la vía pública.

Efectivamente; en 1889 la Villa de París creó dos estaciones de ambulancias municipales, una en la rue de Stael y otra en la de Chaligny.

La Ambulancia urbana del Dr. Nachtel sólo pudo continuar funcionando hasta el año 1895, en cuya fecha cedió todo su material y cuantos recursos tenia á la Villa de París. El Consejo Municipal, con este motivo, organizó sobre nuevas bases este servicio público; construyó más estaciones de Ambulancias, aumentó el personal, dotó cada estación con el material necesario y multiplicó los medios de comunicación para recibir los avisos. Este proyecto ha sido realizado á propuesta del Dr. Strauss.

El nuevo servicio se descompone en dos partes: 1.ª, traslado de los enfermos desde sus domicilios al hospital que constituye la Ambulancia municipal, y socorro á los heridos ó enfermos recogidos en la vía pública, designado con el nombre de Servicios de Ambulancia urbana.

Las Ambulancias municipales son las siguientes:

Rue de Chaligny, 21.

Id. de Stael.

La del Hotel Dieu.

Rue de Tolbiac (Asilo Michelet).

Y las tres urbanas:

Estación del hospital Saint-Louis.

Id. del mercado de Saint-Honoré.

Y la de la rue Coulaincourt, que es á la vez Municipal y Urbana, y estación central por su importancia.

Al hablar en el capítulo siguiente de las atribuciones del personal quedará claramente definida la misión de cada una de estas dos ambulancias.

Personal.—En cada estación hay:

Varios guardas, que además de otros servicios, están encargados del teléfono.

En las Ambulancias urbanas prestan servicio alumnos internos de medicina, y en las municipales enfermeras.

Hay en todas ellas uno ó varios cocheros.

Los guardas telefonistas deben transmitir inmediatamente el aviso telefónico recibido, dando las señas exactas del lugar donde precisa el socorro; deben prestar su ayuda en todas las operaciones del servicio y vigilar las dependencias de la estación.

Además, inmediatamente de recibido el aviso deben preparar la hoja ó boletín de salida y entregarla al interno ó á la enfermera, según los casos; inscribir los datos en el registro de la estación y dar cuenta por teléfono á la Inspección general del transporte solicitado, acompañando el nombre y señas del herido ó enfermo, el lugar donde desea ser trasladado, el número del coche, etc.

A su regreso el interno completa estos datos de información, que deben transmitirse á la central, así como el parte de todo incidente ocurrido durante el trayecto.

El guarda cuidará de la limpieza de la estación y del material, coches, guarniciones, etc.

El interno, elegido entre los estudiantes de los últimos cursos de medicina, no tiene más obligación que la de prestar servicios médico-quirúrgicos.

Recibida la hoja de aviso que le entrega el guarda, revisa los objetos necesarios al socorro que han sido colocados en el interior del coche, y da la orden de salida.

Al llegar al punto indicado por el parte examina al herido; si se ha procedido á la cura se asegura de que ha sido bien hecha; si el herido no ha recibido socorro practica una cura de urgencia; le hace acostar sobre la camilla especial de la ambulancia para ser trasladado al coche con las mayores precauciones. El interno toma asiento cerca del lesionado y le acompaña hasta el hospital, separándose de él después de entregarlo al personal del establecimiento. Cuando el paciente decide ser trasladado á su casa, el interno debe acompañarle hasta dejarle acomodado en su habitación.

A su regreso á la estación entrega la hoja informativa al guarda y ordena la limpieza y desinfección (en ciertos casos) de todos los aparatos y material de curas, que deben ser reemplazados en el coche por otros nuevos.

El interno es responsable de todo el material médico-quirúrgico, y cada mes debe entregar al guarda un estado de los gastos correspondientes para ser incluído en la cuenta general del establecimiento.

Las enfermeras ejercen funciones parecidas á las de los alumnos internos, y tienen las mismas atribuciones.

Se eligen exclusivamente entre las que poseen el título de enfermeras de hospital.

El cochero se encontrará constantemente preparado para salir en el momento mismo de una llamada, y tendrá en todo momento un caballo con las guarniciones puestas.

Debe completa obediencia á las órdenes del interno ó de la enfermera durante todo el trayecto fuera de la estación. Está obligado á ayudar al traslado del enfermo al coche ú otras operaciones que sean necesarias.

Cuando se transporten enfermos contagiosos de fiebre tifoidea, viruela, sarampión, escarlatina, difteria, tos ferina, tuberculosis, neumonía infecciosa, erisipela, fiebre puerperal ó cualquiera otra afección transmisible, el coche volverá inmediatamente á la estación; se sacarán y se encerrarán en los sacos de la desinfección municipal las mantas, colchón, cortinillas y todos los efectos manchados que contenga, y se enviarán inmediatamente á la estación municipal de desinfección.

El interior y el exterior del coche se lavará abundantemente y se pulverizará con la solución de sublimado toda la superficie interior, la camilla, asiento, etc.

Los internos y enfermeras que hayan acompañado esta clase de enfermos, al salir del coche deben lavarse las manos y la cara con esta misma solución y cambiar de traje para que sea también desinfectado.

Las Ambulancias emplean un modelo de coches especial; la caja va suspendida sobre ballestas muy elásticas; las ruedas tienen aros de goma y frenos sólidos y seguros.

El interior está forrado con linoleum, que permite los lavados; de noche se alumbra con un farol de cristales esmerilados. Contiene una camilla y dos banquetas.

Las Ambulancias disponen de 25 coches para el servicio diario.

El arsenal de los internos se compone de los elementos necesarios á una cura antiséptica, goteras, paquetes de algodón, férulas, una venda de Esmarch, narcóticos, etc., y además de un termómetro, un estuche con pinzas, tijeras, etc., y una lámpara de alcohol.

Los transportes efectuados por las Ambulancias durante el año 1899 se elevan á la cifra de 35.440; de estos enfermos han sido trasladados 15.295 no contagiosos y 13.160 contagiosos, 4.384 por accidentes y heridas y 2.601 por causas diversas, especialmente mujeres parturientas ó paridas.

Asilos de noche Municipales.

A los grandes centros como París y otras capitales acuden en busca de mejor suerte obreros, menestrales y no escaso número de personas dotadas de conocimientos científicos y literarios, institutrices, profesores, artistas, etc., atraídos por la esperanza, casi siempre ilusoria, de mejorar su situación, y sin más recursos pecuniarios que los suficientes para esperar durante pocas semanas ocupación ó trabajo. Después de sufrir toda suerte de privaciones y desengaños, llega un momento en que expulsados del triste hospedaje que no podían pagar, se encuentran en medio de la calle, sin albergue y sin pan.

En París sobre todo, existen millares de estos desamparados que mientras dura el verano pueden pasar las noches durmiendo sobre los bancos de la vía pública, en los parques, jardines, solares, etc., no sucediendo lo mismo durante las crudas noches del invierno, expuestos á perecer, como perecen muchos, si no encuentran lugar medianamente abrigado para esperar la luz del nuevo día. Los vagabundos de oficio, la gente maleante, suele agruparse en sitios determinados, las canteras de los alrededores de la capital, el bosque de Bolonia, el de Bondy y otros puntos muy conocidos de la policía, donde se reunen en grupos para defenderse del frío; en estas cavernas el miserable honrado no es admitido si no se lanza con ellos por el camino del vicio y del crimen.

La Municipalidad de París y la caridad privada han procurado aliviar esta miseria creando refugios nocturnos de diferente índole.

Desde el principio se suscitó la cuestión de si eran convenientes estos asilos, abiertos á todo individuo que se presentase, dándole hospedaje y socorro por espacio de tres ó cuatro noches, sin distinción de edades ni más formalidades que la de inscribir su nombre sobre el registro el que así lo quería hacer, ó si sería mejor obligar á los asilados á un pequeño y fácil trabajo como justificante del socorro recibido, pudiendo de este modo prolongar la estancia algún tiempo más en el asilo con el beneficio de esta labor.

Aún no ha quedado resuelta esta cuestión, pero los ensayos hechos por la institución particular de los Asilos de noche no han ·dado resultados favorables á la justificación del albergue por el trabajo.

En un artículo de la *Revista Filantrópica*, M. Luis Rivière, con respecto á este asunto, dice:

«La hospitalidad nocturna no debe confundirse con el asilo que da hospitalidad á cambio del trabajo. El fin de cada una de estas instituciones es distinto. La hospitalidad por el trabajo tiene la misión de procurar ocupación remunerada á los individuos en estado de validez, y, aunque le sea doloroso, debe rechazar al anciano, al convaleciente, al inválido y al enfermo.

La hospitalidad de noche, por el contrario, abre sus puertas á todo indigente sin abrigo, cualquiera sea su edad, nacionalidad y sexo. Además el trabajo manual no conviene á todo el mundo y hay muchos desgraciados que no pueden ejecutar ni aun los más sencillos; éstos, que son muchos, merecen protección aún mayor que los que pueden trabajar.

La institución de la hospitalidad de noche ha enviado durante algunos meses 60 hombres á la casa próxima de la protección por el trabajo; sólo unos pocos han encontrado ocupación permanente. Esta tentativa ha costado á la institución 50 céntimos diarios por hombre, además de otros 50 céntimos por las siete

ú ocho noches de asilo sobre las tres reglamentarias. El beneficio ha recaído en hombres de 24 á 45 años, en estado de completa salud; los administradores de la institución no se han
creído autorizados para favorecer á individuos de estas condiciones físicas en detrimento de los ancianos, de los convalecientes,
inválidos y gentes ilustradas; abandonaron por lo tanto estos
ensayos, prometiendo reanudarlos cuando su situación económica permita esos gastos sin sacrificio de los impotentes para el
trabajo manual.

El 13 de Febrero de 1886 la Municipalidad de París abrió el
primer asilo de noche en las proximidades del hospital del Hotel
Dieu. Poco después se inauguró otro en el Quai Valmy, de nueva
construcción, que contiene 207 camas en las mejores condiciones higiénicas, los dormitorios están bien ventilados y templa-
dos por medio del aire caliente durante el invierno, hay luz de
gas en todas las dependencias. Recibe hombres sin domicilio, y
la ducha del individuo al entrar así como la desinfección de su
ropa en la próxima estación de desinfección es obligatoria. Ha
dado albergue y socorros á 306.655 asilados desde su creación
(1887).

Este asilo no impone trabajo alguno. El albergue es gratuito y
temporal. Se abre todas las noches á las siete en invierno y á
las ocho en verano. Los asilados se acuestan á las nueve y se le-
vantan á las cinco ó á las seis en invierno. Tienen derecho á
tres noches de hospedaje y á cuatro cuando media un domingo.
Se distribuyen dos raciones de sopa, á la entrada una y otra á la
salida, y todos deben sujetarse al Reglamento de la institución.

EL ASILO DE NICOLÁS FLAMEL es la continuación del antiguo
asilo de la rue de la Bucherie; se inauguró en 1889, en la du
Chateau-des-Rentiers; su construcción ha costado al Municipio
126.500 francos.

Este establecimiento es á la par asilo de noche gratuito y asilo
por el trabajo para los refugiados que lo solicitan.

No se exige ninguna formalidad para la admisión; los trabajos
consisten en la fabricación de astillas para encender las chimeneas de los establecimientos municipales y otros de herrería,
carpintería y pintura.

El tiempo reglamentario para la permanencia en el asilo libre es de tres ó cuatro noches, y la del asilo por el trabajo de veinte días. Han sido acogidos desde 1889 191.629 hombres.

EL ASILO JEORGE SAND, para mujeres, ha sido abierto en 1894 y su construcción ha costado 183.600 francos. Contiene 96 camas y 20 cunas. Tiene derecho al ingreso toda mujer que lo solicite sin necesidad de documentos ni formalidad alguna. Pueden recibir albergue ella y sus hijos por espacio de tres ó cuatro noches, las niñas sin limitación de edad y los niños hasta los 10 años.

Desde su fundación ha recibido 17.466 mujeres y 4.479 niños.

EL REFUGIO PAULINA ROLLAND, de la calle Fessart, está destinado á mujeres en buena salud, útiles para el trabajo, que se encuentran momentáneamente sin ocupación.

Se inauguró en 1890 y su coste de construcción ascendió á 310.940 francos.

Las asiladas se ocupan en labores, costura, lavado y planchado; los niños son educados en el asilo.

Desde su fundación han sido acogidas 12.496 mujeres, de las cuales un gran número han encontrado ocupación permanente. El número de niños asilados es de 4.337.

EL ASILO MICHELET, de la rue de Tolbiac, recibe mujeres en los últimos meses del embarazo. Se inauguró en 1893 y su construcción ha costado al municipio 581.700 francos. Contiene 200 camas. Los partos no se verifican en el asilo, sino en los hospitales, á los cuales son trasladadas las mujeres desde la aparición de los primeros dolores. La Dirección del asilo protege á estas desgraciadas aun después de salir del Establecimiento, procurándolas trabajo ó socorros.

Desde 1893 á Enero de 1900 han sido acogidas 10.055 embarazadas.

ASILO DE CONVALECENCIA DE LEDRU ROLLIN.—Está instalado en un pueblecito cercano á París, en Fontenay-aux-Roses, en una finca legada al Municipio por la señora Ledru-Rollin para refugio de las mujeres paridas y sus hijos al salir de los hospitales ó maternidades, permitiéndolas una estancia de quince días con el objeto de recobrar fuerzas y dar los primeros cuidados á sus hijos. Se inauguró el establecimiento en 1892. Costó su instalación 216.000 francos y desde su fundación ha recibido 7.339 mujeres y 6.345 niños.

Asilo Leo-Delibes, situado en Clichy. Como el anterior, procede de un legado. La señora de Leo-Delibes destinó esta propiedad con el fin de recoger temporalmente los niños destetados desde los 15 meses á los 5 años, que por causas fortuitas los padres no puedan conservar á su lado.

Se inauguró en 1897 y la instalación costó 40.000 francos. Pueden encontrar asilo 35 niños, que, según su edad, se separan en dos secciones. Ha recogido desde su fundación 122 niñas y 150 niños.

Además de estos Asilos Municipales existen en París y en sus alrededores multitud de establecimientos benéficos que dan una alta idea de la caridad inagotable de París. No hacemos mención de ellos, á pesar de nuestro gran deseo, pues se relacionan más bien con la beneficencia que con la Higiene, y nos hemos propuesto describir ó mencionar únicamente los establecimientos en los cuales la desinfección individual sea obligatoria, con el objeto de formar una idea aproximada de los peligros de la infección que los indigentes puedan propagar por la ciudad y de los medios que se emplean para combatirlos. Por esta razón terminaremos este interesante capítulo ocupándonos á grandes rasgos de la admirable obra de la caridad pública, que ha instituído los cuatro asilos de noche particulares con que cuenta París.

Asilos de noche particulares.

Todos ellos poseen una estufa propia y se lleva con gran rigor la desinfección del admitido en el asilo, no sólo la de su cuerpo, sino también la de toda su ropa.

Los cuatro asilos están situados: en la rue de Tocqueville, 39, edificio de nueva construcción, y casa central, en la rue de Laghouat, en el boulevard de Vaugirard y en el de Charonne.

Se recibe á todo individuo que lo solicita, sin distinción de edad, sexo, nacionalidad ni religión; no se exige formalidad de ningún género y no se obliga á trabajo alguno; al entrar y al salir se entrega á cada asilado una ración de pan; antes de pasar al dormitorio pasa á una cabina de ducha y entrega toda su ropa al vigilante, recibiendo en cambio un pantalón, una chaqueta y un gorro. Después de bien lavado sube al dormitorio y á las nueve se acuesta. A las ocho de la mañana se viste con su ropa, ya depurada, y sale á buscar trabajo hasta la noche á las siete ó las ocho. La estancia no excede de tres noches.

La Institución distribuye ropas y diferentes socorros en especie, pero no en dinero; atiende con paternal solicitud á los más desgraciados, protegiéndolos en lo que puede, y ha salvado de la miseria á muchos desesperados que sólo veían en la muerte el remedio de sus males.

Con la exposición del siguiente cuadro de los asilados, según su profesión, basta para formar idea del alcance de la desgracia y apreciar el valor del socorro prestado por la Obra de los Asilos de noche, que no se limita á dar cama y dos raciones de pan durante tres noches consecutivas, sino que consuela á los desgraciados, los repatría en algunos casos, los viste con decencia en otros, para que puedan presentarse á las personas que les pueden dar ocupación, se interesa con empresas particulares é industriales para colocarlos, etc., etc.

Durante el año 1899 se recogieron:

Entre jornaleros, jardineros, canteros, etc.	23.945
Albañiles, pintores, marmolistas, vidrieros, fumistas, etc.	4.727
Carpinteros, ebanistas, aserradores, etc.	3.851
Forjadores, herreros, plomeros, hojalateros, maquinistas, fogoneros, etc.	5.704
Zapateros, guarnicioneros, curtidores, etc.	2.105
Pintores de coches, papelistas, quincalleros, batidores de oro, doradores, obreros en cerámica	975
Pasamaneros, sastres, tejedores, sombrereros, tapiceros, peluqueros, floristas	2 859
Pasteleros, confiteros, panaderos, cocineros, carniceros, mozos de café, de cocina, etc., etc.	8 476
Cocheros, lacayos, ayudas de cámara, mozos de hotel	2.667
Obreros, artistas, escultores, joyeros, relojeros, armeros, fotógrafos, geómetras, etc.	1.151
Tipógrafos y litógrafos, correctores de imprenta, grabadores, encuadernadores	1.439
Empleados de comercio, contables, dibujantes, viajantes de comercio y corredores	2 950
Artistas dramáticos	56
Idem líricos	19
Idem gimnastas	8
Músicos	24
Pianistas	2
Profesores	89
Pasantes	45
Estudiantes	21
Literatos	4
Periodistas	4
Pasantes de abogado	112
Intérpretes	17
Arquitectos	1
Negociantes	7
Militares y marinos	161
Farmacéuticos	3
Enfermeros	356
Sin profesión	324
TOTAL	63.446

Entre las mujeres acogidas se cuentan:

Modistas	22
Sombrereras.	5
Guanteras	4
Bordadoras.	23
Floristas	29
Lavanderas y planchadoras.	76
Amas de gobierno.	1
Institutrices.	4
TOTAL.	164

Estadística de los asilados por nacionalidades, acogidos desde 2 de Junio de 1878 hasta 31 de Diciembre de 1899.

	1878 A 1896	1897	1898	1899	TOTALES
Franceses.. ...	1.111.728	79.199	68.920	59.533	1.319.380
Abisinios	27	»	»	»	27
Argelinos.	1.342	60	49	42	1.493
Alsacianos......	49.860	3.489	2.477	57.956	113.782
Alemanes.......	9.109	589	418	359	10.475
Americanos....	869	37	49	41	996
Ingleses........	1.460	61	71	61	1.653
Australianos.. .	64	»	»	»	64
Austriacos.....	2.707	107	99	85	2.998
Belgas...	40.512	2.549	2.193	1.886	47.140
Brasileños	100	4	5	4	113
Chilenos........	40	4	4	3	51
Daneses........	141	5	4	4	154
Egipcios........	184	3	5	4	196
Españoles......	1.166	65	66	57	1.354
Griegos........	128	3	4	3	138
Holandeses......	1.990	194	119	102	2.405
India Inglesa. ..	92	4	2	»	98
Italianos........	8.682	419	119	102	9.322
Noruegos	100	5	4	3	112
Polacos.........	982	42	29	25	1.078
Portugueses.....	110	5	3	2	120
Rumanos........	358	21	15	13	407
Rusos...........	1.560	109	77	66	1.812
Senegaleuses....	120	2	3	4	129
Suecos.	121	2	2	3	128
Suizos	17.539	1.056	751	646	19.992
Turcos.........	255	4	3	4	266
Totales....	1.251.346	88.308	75.491	121.008	1.535.883

Hospitales nuevos.

Salas del Dr. Grancher en el hospital de niños.—Aislamiento.—Hospital Pasteria-
no.—Hospital Boucicaut.—Pabellones provisionales sistema Docker.—Asepsia
médica.—Asepsia quirúrgica.

La gran preocupación de la moderna Higiene referente al contagio intrahospitalario no es nueva; en 1878, Vallin y Fauvel
presentaron al Congreso Internacional de Higiene un luminoso
informe, en el que se ponía de manifiesto la extensión creciente
de este contagio, proponiendo á la vez, como único remedio, el
aislamiento de los enfermos infecciosos en pabellones independientes.

En el Congreso Internacional de Higiene celebrado en Viena
(1887) el Dr. Félix y el Dr. Bohm, de Viena, se ocuparon de esta
grave cuestión y presentaron conclusiones en las que se pedía
el aislamiento, en un hospital especial, de las personas atacadas
de enfermedades contagiosas que no pudieran ser aisladas convenientemente en sus respectivos domicilios. Demostraron, además, la utilidad de un nosocomio especial en toda población,
grande ó pequeña, ó cuando menos, la de pabellones aislados en
los hospitales generales.

Estos ideales, expuestos en época relativamente lejana, son
los mismos que se persiguen actualmente sin haber logrado su
realización, sino en una parte casi insignificante. Exceptuando
el aislamiento en muchas Maternidades, el de los variolosos en
medianas condiciones, y el aislamiento perfecto en los hospitales de nueva construcción, en las demás clínicas siguen mez-

clados enfermos contagiosos de toda especie, como en aquellos tiempos del Hotel Dieu en que se amontonaban cuatro desdichados pacientes en una misma cama, sin ocuparse de la clase de enfermedad que padecían.

El aislamiento absoluto, ocupando cada enfermo una celda, ó en pabellones destinados exclusivamente para una enfermedad, es excelente pero no es práctico, por el espacio exagerado que ocuparía un número escaso de enfermos, y por las dificultades que se ofrecerían para la dotación de personal y el desempeño de los servicios. De estos inconvenientes ha surgido una divergencia de opiniones acerca de la interpretación de la palabra aislamiento; unos higienistas lo exigen absoluto, celular, para que sea eficaz; otros lo creen suficiente en los pabellones especiales anejos á los hospitales, colocando cierto número de enfermos del mismo padecimiento en salas comunes; muchos otros se satisfacen con el aislamiento, no en pabellones separados del hospital por patios, jardines, etc., sino en salas independientes dentro del cuerpo del edificio.

Se aisla un enfermo con el objeto de evitar que los gérmenes patógenos que produce encuentren vehículo que los pueda transportar y difundir produciendo el contagio. Para la solución de este problema, sin necesidad de recurrir á los medios dispendiosos y difíciles del aislamiento celular ni al de pabellones especiales, el sabio Dr. Grancher dió el primer paso en 1890 en el hospital de niños de la rue de Sevres. En la *Revista de Higiene* de ese año publicó un notable artículo en el que demostraba la posibilidad de una asepsia médica, con parecidos resultados á los obtenidos con la obstétrica y quirúrgica; reconoce el valor del aislamiento pero declara que no se alcanzan con él un máximo de resultados si no acompañado de la antisepsia, y que ésta, practicada con todo rigor, puede suplir el aislamiento, en ciertas y determinadas condiciones.

Este notable clínico, refiriéndose al sarampión, escarlatina, tos ferina, bronquitis, neumonía y difteria en los niños, dice:

«Con la antisepsia, el aislamiento, aun imperfecto, produce resultados excelentes; sin ella el aislamiento riguroso individual ó celular no suprime el contagio. En nuestras salas no es de temer, porque los niños no escupen y se suprime el polvo; en cambio el contagio por los objetos, la transmisión directa ó individual existe para todos los enfermos.»

Grancher no combate el aislamiento celular absoluto, por el contrario, cree que es el mejor medio de evitar los contactos cuando el médico, el enfermero ú otras personas no se encarguen de establecerlo, pero objeta con gran fundamento que el aislamiento, así entendido, es las más veces impracticable por falta de local, insuficiencia del personal obligado á invertir mucho tiempo en las precauciones contra la infección; por lo tanto se impone la necesidad de hallar un medio que aisle al infeccioso de los demás enfermos, pero dentro de una sala común.

Partiendo de la idea de que en las de niños el contagio atmosférico no existe, limita el procedimiento antiséptico á lo siguiente:

1.° Esterilizar en el acto los objetos y las manos infeccionados por el contacto indispensable al examen del enfermo y por las necesidades del servicio hospitalario.

2.° Disminuir los contactos con los niños contagiosos ó con los sospechados de infección.

En el procedimiento de Grancher la antisepsia figura en primera línea y el aislamiento en segundo lugar.

Para demostrar el poder de la antisepsia médica, tal como la entiende el sabio profesor Grancher, basta comparar sus estadísticas con las de las demás clínicas del mismo hospital y se verá que, á pesar de las reformas y mejoras adoptadas durante estos últimos años en todo el nosocomio, á pesar del empleo de la estufa bajo presión que desinfecta todas las ropas y efectos de todo el hospital, aun con la selección de los enfermos que acuden á las consultas y de la separación en pabellones especiales de sospechosos, diftéricos, etc., á pesar de estas precauciones, la mortalidad por contagio es muy superior en las demás clínicas que en las salas del Dr. Grancher.

La supresión del polvo se ha obtenido recubriendo con parafina el entarimado, y lavándolo dos veces al día con una arpillera empapada en una solución de sublimado. Las paredes se lavan dos veces por semana con esta misma solución.

La desinfección personal consiste: 1.°, limpieza de las manos con agua, jabón y cepillo y luego con solución de sublimado al 1 por 1.000, para lo cual existe en el servicio un gran número de lavabos; 2.°, variar de blusa (lo mismo el personal médico que el hospitalario) cada vez que precise acercarse á la cama del enfermo; 3.°, instalación permanente en la sala de recipientes con agua hirviendo á 103° (adicionando al agua una cantidad de carbonato de sosa) para esterilizar los objetos infectados; 4.°, desinfectar en la estufa los colchones, ropas y la cama al salir el niño del hospital.

Las camas de hierro, compuestas de varias piezas desmontables, pueden desinfectarse en la estufa ó con una solución de sublimado.

Los resultados de estos diez años de experimentos de antisepsia médica se consignan en los siguientes cuadros que traducimos fielmente de la obra del Dr. Grancher.

SALA BOUCHUT

Cuadro de diez años (de 1890 á 1899.)

ENFERMEDADES	Enfermos entrados en incubación ó en evolución.	Contagio por importación.	Contagio en la sala.	TOTAL general de los contagios.
Sarampión.	66	9	43	52
Difteria...............	26	5	1	6
Escarlatina..........	12	3	2	5
Bronco-neumonía......	154			
Tos-ferina.............	138			
Varicela...............	57	4	13	17
Parotiditis.............	15		1	1

SALA PARROT

Cuadro de diez años (de 1890 á 1899.)

ENFERMEDADES	Enfermos entrados en incubación ó en evolución.	Contagio por importación.	Contagio en la sala.	TOTAL general de los contagios.
Sarampión.....	73	6	51	57
Difteria.	17			
Escarlatina	6	1		
Tos–ferina............	203		3	3
Bronco–neumonía	102			
Varicela.............	72		23	22
Parotiditis............	3			

Los resultados de estos cuadros comparados con las estadísticas del contagio interno de 1885, 86 y 87 en estas mismas salas en época anterior al establecimiento de la antisepsia, son beneficiosos y hasta resisten la comparación con las actuales de otras clínicas del mismo hospital en las que se practica el aislamiento, pero no la antisepsia; pero el Dr. Grancher no ha quedado satisfecho y afirma que aún se puede lograr más resultado.

Fijándose en el número de contagios interiores del sarampión y de la viruela, se propuso averiguar las causas de su propagación en las salas y descubrió los puntos defectuosos de la organización del servicio antiséptico.

Radican principalmente en los descuidos de la enfermera de guardia durante la noche. Esta vigilancia recae siempre en la más joven y nueva en el servicio, sin la bastante práctica para comprender toda la importancia de las precauciones necesarias para evitar el contagio. Durante la guardia está libre de toda vigilancia y en muchas ocasiones la enfermera mayor y el médico la sorprendieron pasando sin cambiar de blusa ni lavarse las manos de la cama de un niño aislado á la de otro libre ó aislado; así se comprende que un enfermo de sarampión aislado no comunique el contagio á sus vecinos más próximos y en cambio le transmita al niño que ocupa una cama al otro extremo de la sala sin tener vecinos atacados de la enfermedad. Para remediar este peligro es preciso contar con una guardia nocturna inteligente y experimentada. Además estos casos de transmisión á distancia son pruebas favorables á la opinión de Grancher al afirmar que el contagio del sarampión es objetivo y no atmosférico.

En favor del sistema de antisepsia aboga lo ocurrido en la sala Parrot con los casos de tos ferina. Entraron en la sala 203 casos y sólo se presentaron 5 de contagio interior; estos 5 niños habían sufrido contacto con el personal médico y hospitalario.

Otra causa evidente de contagio lo constituye la consulta pública á la cual afluyen en grupo toda clase de enfermos. Sería posible suprimir este inconveniente adoptando la separación inmediata de éstos, y verificando el examen de cada uno de ellos en una celda aislada como se practica en el hospital Pastoriano.

La visita pública de domingos y jueves, es otra fuente indiscutible de contagio importado, no sólo desde el exterior al hospital, sino de cama á cama, por las relaciones de contacto que se establecen entre los enfermos con la familia y con los visitantes.

El sistema de antisepsia aplicado por el Dr. Grancher á las enfermedades mencionadas respecto á salas de niños, es aplicable también á otras enfermedades infecciosas, comunes en los hospitales. Tratándose de la tuberculosis, si se esterilizan los esputos y se evita la propagación del bacilo por el polvo atmosférico ó por el contacto con ropas ú objetos contaminados, se obtendrá un resultado favorable aun con un aislamiento incompleto dentro de la misma sala ocupada por otros enfermos.

No hay motivo razonable para que la antisepsia sea un procedimiento exclusivo de la cirugía y de la obstetricia. La antisepsia médica encuentra mayores dificultades, pero no son invencibles.

HOSPITAL PASTORIANO.—Este nosocomio es el tipo del aislamiento celular completo.

Para lograr la mayor perfección posible se ha construído el hospital bajo la dirección científica de los Dres. Roux y J. A. Martin.

Al día siguiente de la comunicación del Dr. Roux sobre la sueroterapia de la difteria, una señora, que quiso conservar el incógnito, se presentó al ilustre Pasteur proponiendo sufragar todos los gastos necesarios á la construcción de un hospital destinado al tratamiento de las enfermedades microbianas por los métodos pastorianos, y especialmente el de la difteria por el suero Roux, así como el de los mordidos por perros hidrófobos cuyas heridas y estado reclamaran reposo absoluto ó un tratamiento determinado.

Una vez terminada la edificación de los pabellones, otra señora, la de Maillefer, deseó colaborar en esta obra, en memoria de su marido y en la de su abuelo el profesor Baudeloque, para lo cual legó los recursos necesarios á la construcción y sostenimiento de una sala de consultas públicas gratuitas.

El conocido arquitecto M. Florentino Martin, hermano del notable higienista, supo llenar con la distribución de estos edifi-

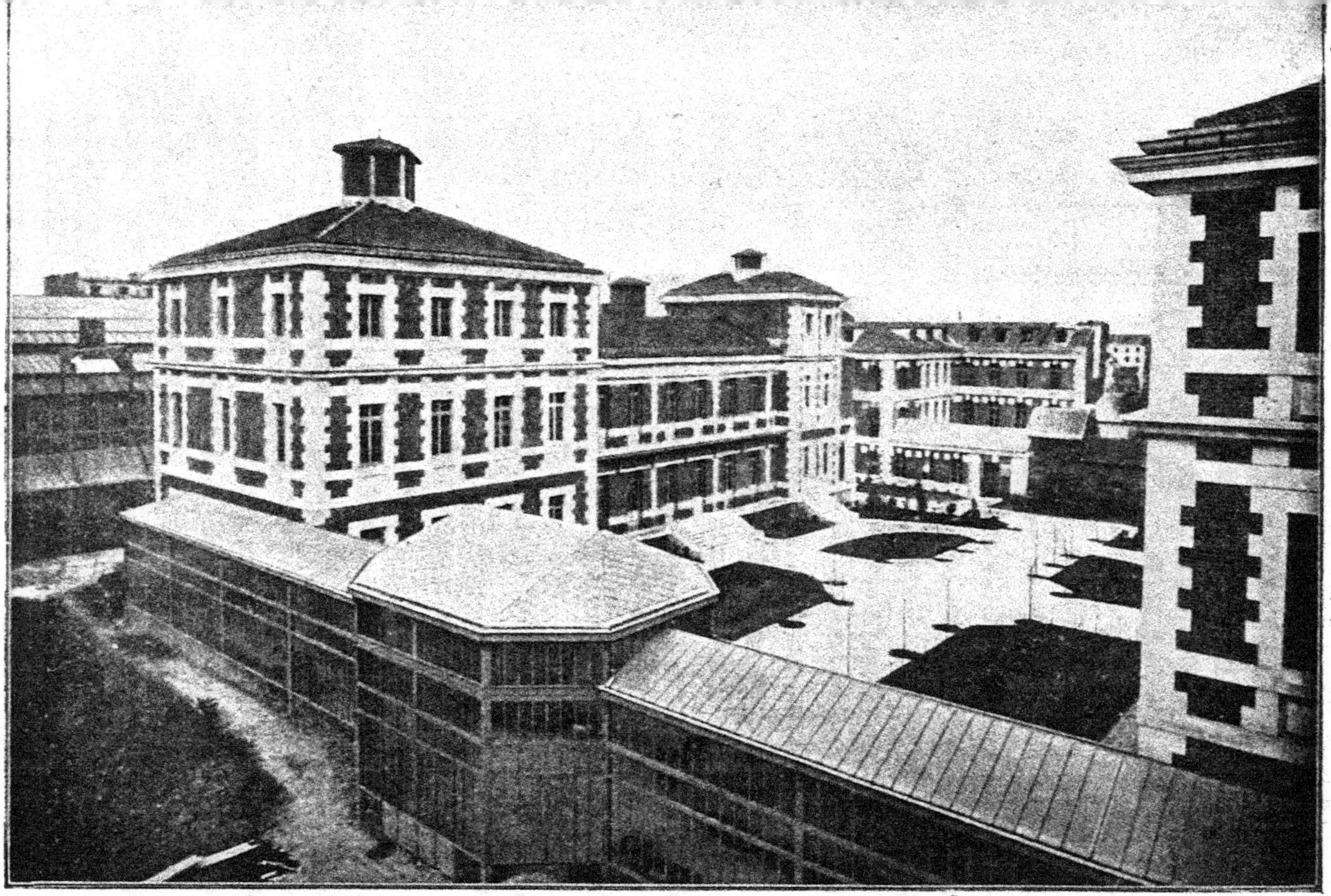

Fig. 46.—Vista del Hospital.

cios las necesidades impuestas por la comisión técnica y por los deseos de las generosas bienhechoras (fig. 46).

Este magnífico establecimiento tiene su fachada principal en la rue Dutot, frente al Instituto del gran sabio francés, y está separado de dicha calle por un espacioso jardín limitado por una reja; el fondo del hospital llega hasta la rue Vaugirard.

Consta de dos pabellones de un solo piso, perpendiculares á la rue Vaugirard, separados por un jardín.

A la izquierda de éstos, los pequeños edificios que indica el plano están ocupados por distintos servicios (cocinas, lavadero, almacén de ropas, etc. (fig. 47).

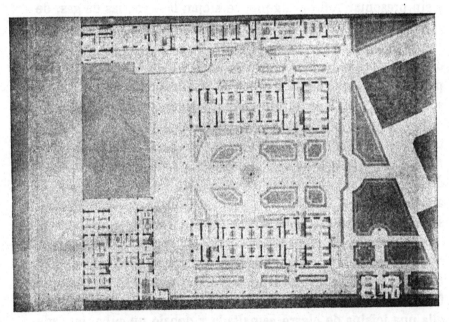

Fig. 47. — Plano general del Hospital Pastoriano.

Todas las dependencias se comunican por medio de galerías cubiertas.

Las salas de consultas, en general, ofrecen un peligro bajo el punto de vista del contagio mutuo de las personas que acuden á ellas. Este inconveniente ha sido previsto en el nuevo hospital, estableciendo una serie de pequeños locales donde se examinan aisladamente los enfermos; después del examen se les envía á uno de los pabellones con los mayores cuidados para evitar la contaminación.

Los dos pabellones donde se alojan los enfermos son iguales; cada uno de ellos comprende un cuerpo de edificio rectangular central, con dos pisos de habitaciones de aislamiento, y en cada extremo del edificio un ala que los enlaza. En el frente que da á la rue Vaugirard se encuentra el vestíbulo de entrada para los enfermos. En la otra ala, que por el piso bajo comunica con el jardín de invierno, se encuentran las salas comunes para los convalecientes.

Cada celda está compuesta por un solo muro, en cuyo espesor, y sin presentar relieve alguno, se alojan las tuberías de gas, de agua caliente y fría y los hilos de la luz eléctrica; las otras tres separaciones están formadas por pequeños tabiques compuestos de vidrieras desde una altura de 1,10 m. Existen dos puertas paralelas, una que se abre sobre el pasillo de servicio y la otra sobre una galería. Esta disposición permite que la luz y el sol contribuyan á la desinfección; el piso y las paredes de cada habitación están cubiertas por ladrillos de cerámica brillante, impermeable y fácil de lavar con soluciones antisépticas; los ángulos de la habitación son redondeados. En un rincón de la celda se abre una boca de calefacción y en otro lugar de la misma un sumidero provisto de una válvula para verter las aguas sucias.

El mueblaje, de un modelo especial para su fácil desinfección, se compone de una cama de hierro y colchón de muelles, una mesa de noche de metal esmaltado, sin cajones ni puertas que favorezcan la infección, una mesa empotrada en la pared y sobre ella una jofaina de hierro esmaltado y debajo un cubo; en cada habitación hay una silla y un sillón recubiertos de un barniz brillante capaz de soportar frecuentes lavados antisépticos. El piso de cada pabellón se compone de 12 habitaciones. Estos edificios están aislados por un gran jardín central y separados de las dependencias del hospital, así como del alojamiento del personal médico y hospitalario.

El enfermo que sin haber pasado por la consulta ingresa en el hospital, penetra en un vestuario situado cerca de la puerta de entrada, donde se desnuda de toda su ropa, para ponerse la que se le entrega, y que debe conservar durante toda la estancia en el nosocomio.

En el acto se procede á la desinfección del traje que abandonó. Acostado en una cama pasa al ascensor que le conduce al cuarto designado, el cual deberá ocupar hasta su convalecencia.

Las personas que acuden á la consulta se dividen en dos grupos, uno de contagiosos y otro de no contagiosos. Toda la atención del servicio médico está fijada en verificar esta selección lo más rápidamente posible. Los contagiosos son examinados uno por uno en celdas aisladas situadas en el piso bajo y cerca de la puerta de entrada. Cuando uno de estos enfermos reclama estancia en el hospital, pasa al vestuario y de aquí á la celda que se le indica. Los no contagiosos se reunen en una gran sala de espera antes de pasar al departamento de las consultas, que se compone de un despacho para el médico, una sala de curación, dos habitaciones con cama para ciertos exámenes, una habitación también con cama, un cuarto de baño con un aparato de duchas para los enfermos de la piel y por último un laboratorio.

También se ha establecido en el hospital Pastoriano un pequeño servicio de cirugía. Consta de un gran local destinado á sala de operaciones, profusamente iluminado, situado en el primer piso sobre el vestíbulo; á derecha é izquierda existen dos pequeñas habitaciones para la cloroformización y la esterilización de instrumentos y además otro local para exámenes microscópicos rápidos.

Este hospital, en cuanto á su construcción, á la repartición de las celdas y demás servicios, se debe considerar como un modelo de nosocomio dedicado á enfermos infecciosos exclusivamente; en él no se reciben enfermedades comunes, y por tanto sólo puede servir de tipo para la instalación de departamentos de infecciosos en los hospitales generales.

HOSPITAL BOUCICAUT.—Constituye un hospital general modelo, comprende servicios de medicina, cirugía, obstetricia y enfermedades infecciosas. En él no se emplea como medida preventiva el aislamiento celular.

La viuda del propietario del gran almacén parisiense titulado el «Bon Marché», madame Boucicaut, poseedora de una fortuna

17

de 41 millones de francos, nombró heredera universal de sus bienes á la Administración general de la Asistencia pública de París, para que se fundara un hospital con el remanente de su fortuna, después de cumplir las mandas que indicaba en su testamento.

Resultaron 8.500.000 francos libres, y la Administración, de acuerdo con los ejecutores testamentarios, decidió la construcción del establecimiento que lleva el nombre de la caritativa señora.

La Administración ha gastado:

Compra del terreno.........	1 155.000	francos.
Trabajos de construcción..	2.855 470	»
Muebles é instalación.....	270 000	»
TOTAL....	4 280.470	»

Con la renta de los bienes heredados se ha hecho frente á estos gastos; en la liquidación de la testamentaría resultó en favor de la obra y de su sostenimiento un capital de 8.000.000, ó sea una renta anual de 241.000 francos, cantidad que se consideró insuficiente para los gastos del establecimiento; el déficit que pudiese resultar será cubierto por la Asistencia pública de París.

El 15 de Noviembre de 1897 se inauguró el hospital, admitiendo enfermos desde esa fecha.

Antes de proceder al estudio de los planos se nombró un jurado compuesto por 5 miembros del Consejo Municipal, 2 del Consejo de Asistencia pública, un médico, un cirujano de los hospitales, un testamentario, 3 arquitectos, el Director administrativo de las Obras públicas de París y el Director de la administración general de la Asistencia pública. Estos señores decidieron dividir el hospital en dos servicios, uno de medicina con 72 camas, 44 para hombres y 28 para mujeres, y otro de cirugía con 36 camas para hombres y 24 para mujeres.

Además se estableció una maternidad con 20 camas, 4 de ellas para mujeres embarazadas.

Cada una de las dos secciones, de medicina y cirugía, debía

subdividirse en otras dos, una para enfermos infecciosos y otra para no contagiosos.

Obedeciendo á la disposición testamentaria de madame Boucicaut, se construyó un pabellón especial como lugar de reunión para los convalecientes empleados en el «Bon Marché» que fueran tratados en este hospital.

El edificio con sus dependencias ocupa una superficie de 30.000 m.*, limitada por cuatro calles, 7.000 de los cuales pertenecen á la construcción y el resto á los jardines y patios.

Los edificios, separados al exterior, se enlazan unos con otros por medio de galerías subterráneas ventiladas y alumbradas convenientemente, disposición que simplifica el servicio interior del establecimiento. Las personas extrañas al servicio médico pasan de uno á otro piso por medio de ascensores; no penetran en las salas de enfermos, y por tanto no los exponen á contagio alguno (fig. 48).

El pabellón principal, con fachada á la calle de la Convención, se compone de un piso bajo, en el cual se encuentran los despachos y oficinas de la administración, de un salón de consultas médicas con una sala de aislamiento para los enfermos contagiosos, otra de reconocimientos, farmacia, retretes, etc. En el lado opuesto hay una sala de consultas quirúrgicas, una de curas y un local para consultas dentarias.

El primer piso está ocupado por los alojamientos del Director, sacerdote, alumnos internos de medicina, los de cirugía y por las habitaciones del personal hospitalario.

A los lados del edificio principal, y separados por un espacio libre de 6 m., hay dos pabellones de observación de sólo dos pisos, y en cada uno de ellos cuatro habitaciones para enfermos, una para el guarda, un vestíbulo y un retrete.

A la derecha del patio central, y detrás del edificio por la calle de la Convención, se encuentran cuatro pabellones de medicina, separados uno de otro; los dos primeros para hombres y los dos más pequeños para mujeres. Cada uno de ellos comprende una sala común, dos habitaciones para el aislamiento, una sala de reunión que puede servir de refectorio, una de baño, un lavabo, depósito de ropa blanca y un retrete.

A la izquierda de éstos se encuentran otros cuatro pabellones destinados á cirugía, dos de hombres y dos de mujeres, con una distribución parecida á los de medicina, y además uno destinado á operaciones.

En los ocho pabellones los dormitorios están en comunicación con un local cerrado cubierto por cristales á manera de inver-

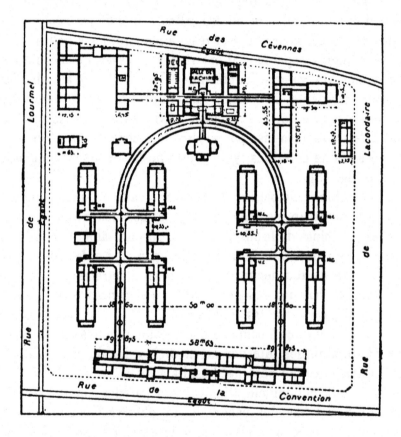

Fig. 48.— Plano general del Hospital Boucicaut.

nadero, en el cual se permiten á los enfermos ciertas distracciones, lectura, escritura, etc.

La maternidad está situada detrás de los pabellones de la derecha, con vistas á dos calles (Cevennes y Lacordaire). Consta de un pabellón para aislar las enfermas sospechosas; en el piso bajo hay una cocina, dos habitaciones para el servicio y una destinada á la comadrona; en el primer piso se encuentra la habitación del médico y dos salas cada una con dos camas para las enfermas, un cuarto de baño y un retrete.

Detrás de este edificio está situado el cuerpo principal de la maternidad, separado por un patio y por un jardín; consta de dos alas formando ángulo recto; tiene una entrada particular por la calle des Cevennes. El piso bajo se compone de una espaciosa sala de reconocimientos, de un vestuario, sala de baños, despacho del médico, una farmacia, un museo y de un local destinado á las comadronas, de otra sala de baño, otro retrete, un dormitorio con cuatro camas y seis habitaciones para el personal.

En el primer piso hay una sala de trabajo, una de operaciones, baños, despensa, depósito de ropa blanca, retretes y una sala de paridas con 16 camas.

Las cocinas, lavaderos, depósitos de ropa blanca, farmacia, dormitorios de las enfermeras, la estufa de desinfección, el laboratorio y el depósito de cadáveres están situados en diferentes edificios aislados, á la izquierda de los cuatro de cirugía.

Una galería subterránea enlaza todos estos edificios que, aparecen desde el exterior completamente separados unos de otros.

La calefacción se verifica por medio de la circulación de vapor de agua, el alumbrado por electricidad; los motores de estos servicios están instalados en los sótanos debajo del edificio de la maternidad, al lado de la calle de Cevennes.

El edificio de la administración está construído con piedra; los pabellones de enfermos y los destinados á servicios generales son de ladrillo con cimientos de piedra, y las cubiertas de todas las construcciones son de teja.

Las salas de las clínicas son abovedadas, con lo cual se obtiene una fácil renovación de aire que se puede calcular en 80 m.^{3} por hora y enfermo.

Los muros y paredes están compuestos por dos planos de ladrillos cubiertos por placas de corcho, dejando entre sí un espacio intermediario de aire como aislador, contra los cambios bruscos de temperatura.

Los materiales de construcción han sido sometidos á las pruebas que la higiene aconseja.

Todas las superficies que deban ser lavadas con líquidos desinfectantes (los retretes, lavabos, salas de operaciones, de baños, etc.), están revestidas con materias impermeables y lisas, baldosas de cerámica y diferentes barnizados de porcelana y de pintura. En las extremidades de las salas se han instalado chimeneas para activar la aireación y para distraer á los enfermos, reunidos alrededor de estos hogares.

Las aguas sucias y fecales van directamente á la alcantarilla, en cuya instalación se han seguido las reglas dictadas por el servicio municipal de Saneamiento.

La administración se inspiró en los consejos de la Comisión de la tuberculosis antes de elegir los enseres y el mueblaje del hospital. Para este fin se han creado modelos nuevos que responden lo mejor posible á los progresos de la higiene hospitalaria y que nos proponemos describir en el párrafo correspondiente á la asepsia médica.

Se desechó la cama de hierro macizo, difícil de manejar, sustituyéndola por otra también de hierro, pero ligera, sólida y de más elegante forma. En la cabecera, y oculta por la almohada, lleva una barra de este metal, y por debajo una mesilla para colocar los vestidos, las medias, zapatos, etc.

La mesa de noche se compone de dos planchas ó placas de loza blanca superpuestas y apoyadas sobre cuatro pies que las unen paralelamente; este mueble es más ligero, más fácil de desinfectar que las antiguas mesillas, que podían considerarse como depósitos de microbios. Cada enfermo tiene una silla de hierro con asiento de madera.

En todas las salas hay mesas de hierro esmaltado en lugar de los incómodos y sucios armarios actualmente en uso en diferentes hospitales; las salas están provistas de lavabos movibles con recipientes de cristal para el agua esterilizada y las soluciones antisépticas; para transportar la ropa sucia y la limpia se emplean carros especiales; además existen gran número de recipientes esmaltados para las curas y para los trapos sucios que deban ser desinfectados ó incinerados.

La expectoración tuberculosa constituye el principal peligro de contagio; comprendiéndolo así el Dr. Thoinot fijó su atención hasta en los menores detalles para evitarlo. Se eligieron escupideras de cristal, blancas ó azules, de paredes gruesas y de una forma que asegurase su estabilidad y facilitase su manejo. Se instalaron aparatos para la esterilización de escupideras, cubiertos, ropas, etc., que describiremos en el párrafo destinado á los aparatos de antisepsia médica.

Las ropas y efectos de los tuberculosos se desinfectan en la estufa con bastante frecuencia.

Todo enfermo admitido en el hospital sólo podrá penetrar en la sala que le corresponda, después de tomar un baño ó una ducha, excepto en los casos en que el médico encuentre una contraindicación.

En todos los casos entregará toda su ropa, que será desinfectada en el acto, y recibirá en cambio un traje hospitalario, compuesto de un pantalón de franela, un capote de paño, medias, alpargatas y un gorro, que deberá conservar hasta el momento de recibir la baja.

Los enfermos están sujetos á procedimientos de limpieza corporal, que consisten en el uso frecuente de los baños, duchas, lavatorios y otras medidas de aseo durante toda su permanencia en el hospital.

Para el lavado de manos y de la cara de los enfermos que no pueden abandonar la cama, cada sala tiene un lavabo transportable con depósito de soluciones antisépticas, agua, jabón, etc.

No en todas las clínicas de tuberculosos, aislados ó mezclados con enfermos comunes, se emplean estas prácticas antisépticas, no por abandono de los médicos, que no se cansan de exigirlas, sino por razones económicas aducidas por la administración. Es de esperar que reunidas la buena voluntad de ésta última y la constancia de los médicos en señalar los beneficios que se obtendrían con estas precauciones, se llegará en un día, no muy lejano, á la implantación de este método, esperando una solución mejor, que consiste en el aislamiento de los tuberculosos en los sanatorios especiales.

El hospital Boucicaut ha sido construído y organizado para

que sirva como tipo de las ideas modernas sobre la hospitalización. Aislado por cuatro calles, adornado con preciosos jardines, las elegantes líneas de sus pabellones inspiran la alegría y la esperanza del pobre enfermo, acostumbrado á considerar el hospital con horror y como triste fin de todas sus miserias.

Este establecimiento es un resumen de todos los progresos de la higiene nosocomial, y no se ha perdonado gasto para realizar la obra soñada por la bienhechora Madame Boucicaut, digna de todas las alabanzas y de todos los respetos.

Desdichadamente, esta obra será difícil de imitar por lo costosa.

Cada cama de este hospital ha costado de 26 á 28.000 francos, deducidos del capital invertido en la construcción é instalación; el gasto diario de cada una pasa de 7 francos; y como estas condiciones no pueden encontrar satisfacción frecuente por parte de la caridad pública, ni posible realización por parte de la administración pública, los higienistas deben meditar sobre la manera de obtener, como en Boucicaut, un buen sistema de antisepsia médica, juntamente con las mejores condiciones higiénicas, sin obligar á estos grandes sacrificios económicos.

En hospitales pequeños de 100 camas, situados en diferentes puntos de la población, eligiendo terrenos de poco precio, compuestos de dos pisos á lo sumo, sólidamente construidos, instalados conforme á los adelantos de la ciencia, pero modestamente se pueden obtener ventajas sobre los grandes hospitales; y con respecto á la antisepsia, más que con aparatos lujosos se podrá obtener casi completa con poco gasto de material, contando con el interés y la solicitud del médico, que procurará por medios fáciles evitar el contagio.

Tratándose de un hospital de nueva creación se puede resolver este problema sin grandes dificultades, atendiendo y buscando solución satisfactoria á las siguientes reglas generales que debe reunir todo hospital, según la opinión de los higienistas modernos.

Rochard exige una extensión de superficie total (construida y no construida) que corresponda á 100 m.² por cada cama.

Edificación de pabellones aislados de uno ó dos pisos, separados por jardines de una extensión por lo menos doble de la altura del edificio, y en ellos salas de 20 ó 30 camas, separadas de modo que corresponda á cada una de 40 á 60 m.' de aire, asegurando la ventilación por grandes ventanas paralelas á lo largo de la sala. Para obtener una perfecta renovación de aire, nada más conveniente que los techos abovedados y la combinación de bocas de ventilación al nivel del piso con otras abiertas en la bóveda, por las que se eliminará el aire viciado.

El pavimento de las salas debe ser liso é impermeable, lo mismo que las paredes, en las cuales se evitarán los rincones redondeando las esquinas.

Los entarimados se pueden hacer impermeables con la parafina.

Estarán dispuestos de modo que la limpieza no produzca polvo y puedan ser fácilmente desinfectados.

Todo el mobiliario del hospital será construído con la idea de su fácil esterilización de la manera más sencilla, revestidos con substancias que no se presten á la contaminación y resistan á los lavados antisépticos frecuentes; las maderas estarán recubiertas por barnices duros é inatacables.

Para la calefacción de hospitales de poca importancia existen muchos modelos de pequeñas estufas que consumen por completo las materias combustbles sin dar salida á los gases perjudiciales. La calefacción por agua ó vapor es preferible.

En la construcción é instalación de retretes y sumideros debe fijarse preferente atención. Las cubetas de loza de una sola pieza, de paredes macizas, son económicas y sólidas; la dotación de agua de cada uno deberá contenerse en un depósito de 10 litros de cabida cuando menos; las paredes y el piso estarán revestidos de portland, cemento ó cualquier substancia dura y lisa, sin juntas ni rincones. La ventilación y la luz deben ser suficientes.

En cada hospital, por pequeño que sea, es indispensable disponer de un pabellón completamente aislado, y en él dos divisiones que aseguren la separación entre los enfermos contagiosos y los sospechosos de contagio. Este pabellón estará acondicionado de modo que el personal hospitalario no tenga contacto alguno con los servicios del hospital.

En pabellón apartado del correspondiente á los enfermos deberá instalarse un lavadero dotado con los aparatos más modernos.

En el estado actual de la ciencia todo hospital debe instalar en su entrada una estufa de desinfección y un cuarto de baño, con el objeto de no permitir el paso á las salas á ningún enfermo admitido sin desinfectar sus ropas, dándole un traje hospitalario y sin tomar un baño. Esta estufa sirve además para la desinfección necesaria al servicio.

Todas estas condiciones son las reunidas en el hospital Boucicaut, pero con un lujo y un confort que desgraciadamente no se pueden procurar á los desvalidos por el solo motivo de ser muy numerosos.

Hospitales provisionales.—En época de epidemia se impone la necesidad de aislar gran número de enfermos infecciosos, y no siendo suficientes los hospitales ordinarios, casi siempre se improvisa un alojamiento hospitalario en cualquiera de los edificios pertenecientes al Estado. Este sistema constituye un procedimiento costoso ó imperfecto.

La construcción de hospitales de aislamiento en previsión de una epidemia, ofrece el defecto de exigir un personal permanente para su vigilancia y gastos considerables de conservación y reparaciones por la poca solidez de estos edificios.

Cuando es necesario acudir á la defensa de las fronteras amenazadas por una epidemia, hay que construir á toda prisa barracones para la desinfección, alojamientos para los empleados, barracas para enfermos, sin reparar en gastos, ni fijarse en las condiciones del material ni en las de la construcción, casi siempre malas.

Para llenar las necesidades apremiantes impuestas por una epidemia imprevista, se han ideado barracones de madera, de metal y otros materiales, que no han dado resultado por su fácil deterioración, por su escasa protección contra el frío, el calor, por su poca resistencia á la fuerza del viento, á la acción de la lluvia, etc.; y todos los modelos que se han presentado á la Administración, tanto la civil como la militar han sido desechados.

Los pabellones-hospitales inventados en 1885 por el capitán

del ejército alemán Docker, reunen condiciones aceptables reconocidas por los ministros de la Guerra de Francia, Alemania, Inglaterra, Italia, Austria-Hungría, Bélgica, Grecia, Noruega, Suiza, Suecia, Turquía, Estados-Unidos, y en el orden civil por la Asistencia pública de Londres, París, Berlín, etc.; por multitud de hospitales de varios países y por muchos Municipios de las grandes y pequeñas poblaciones que los han adoptado, no solamente para utilizarlos como hospitales provisionales en tiempo de epidemia, sino como pabellones de aislamiento en los hospitales ordinarios y como nosocomios definitivos en algunos pueblos.

La casa constructora Christoph y Unmack, de Niesky (Alemania), presenta, entre una multitud de modelos para el servicio militar, alojamiento de mineros, obreros, etc., cinco modelos de pabellones destinados á hospitales.

La Administración y la Sanidad militares de Alemania han sometido estos pabellones á rigurosos experimentos para averiguar sus condiciones de solidez, duración, resistencia á la presión del viento, impermeabilidad de sus paredes y techos, su grado de garantía contra el frío, el calor, la intemperie, su peso y volumen, la facilidad de su transporte, la posibilidad de ser armados en poco tiempo por operarios de mediana inteligencia, etc., etc.; con resultados favorables según el director de sanidad militar alemán Dr. von Coler y los Dres. Languenbek y Wernes, médico mayor del Ministerio de la Guerra, así como también han sido favorables las opiniones de H. Menger, médico-delegado del Comité central de la Cruz Roja; el profesor Meklhausen, director del Hospital de la Caridad de Berlín, que dice, refiriéndose á los pabellones Docker: la adquisición anticipada de estos pabellones para combatir eficazmente los progresos de una epidemia sin pérdida de tiempo, aislando á los enfermos, es de una utilidad indiscutible. Estas instalaciones pueden prestar grandes servicios en los casos de una afluencia imprevista de enfermos superior al número de camas, y en las ocasiones en las que se impone la separación en el acto de uno ó más enfermos fuera del hospital.

Los pabellones Docker, que se pueden montar con gran rapidez sobre cualquier terreno, y que por su pequeño volumen pueden almacenarse sin ocupar gran lugar, tienen un valor incontestable aumentado por sus favorables condiciones económicas, pudiéndose calcular el valor en la quinta parte del coste de una cama de hospital.

La operación para armar uno de estos pabellones es la siguiente:

El material se compone de gruesas vigas de 8 cm.ª, de otras menos gruesas de 5 m. de largo, de tablas cepilladas para el entarimado. Las piezas destinadas á la formación de las paredes y de la techumbre consisten en cuadros sólidos, unidos sus listones por medio de un sistema de charnelas sobre los cuales se aplica una doble capa de un cartón especial.

No siendo necesario abrir cimientos se fijan sólidamente sobre el terreno, en posición vertical, las gruesas vigas que han de sostener el edificio, separadas 0,90 cm. unas de otras, están provistas en su extremo inferior de una muesca en la cual encaja uno de los extremos de los largueros de 5 m. que se ensamblan en la dirección longitudinal por medio de mortajas y espigas sujetadas por charnelas; sobre estos largueros se apoyan el entarimado y los cuadros que forman las paredes, introduciendo uno de sus lados dentro de una ranura abierta en toda la longitud del larguero; se inmovilizan los cuadros por medio de un sistema especial de charnelas y cerrojos que los une.

El techo está constituído por un sistema de vigas en forma de caballete, unidas también por medio de mortajas, espigas, charnelas, etc., y sobre ellas se sujetan los cuadros que forman la techumbre.

La ventilación puede activarse en verano abriendo las claraboyas y las vidrieras de 0,68 cm. de anchas por 0,20 de altura, colocadas en la parte más alta de las paredes.

La luz penetra por ventanas de 1 m. de alto por 0,68 cm. de ancho y por las sobrepuertas cubiertas de cristales.

El revestimiento exterior de las paredes y del techo es impermeable al agua y el interior está compuesto de una substancia incombustible. Todo el interior del pabellón está pintado con un barniz que resiste á los lavados desinfectantes.

Las diferentes piezas de que se componen los pabellones pueden encerrarse en cajas de un volumen de 21 m.^{3} y en un peso relativamente pequeño.

La altura media de estas barracas es de 3 m. (2,35 m. la alutra de las paredes y 3,65 la del techo) por un ancho de 6 m. y una longitud de 35 m. ó más según los modelos.

El pabellón descrito puede dividirse en el número de habitaciones ó locales que se deseen, por medio de tabiques compuestos del mismo modo que las paredes.

Los precios de los destinados á hospitales son los siguientes:

El modelo de 13 × 5 m. con divisiones interiores, 2 claraboyas, 2 salas para 6 enfermos cada una, un local para el enfermero ó un cuarto de baño, una cocina, un retrete. Altura de las paredes, 2,35 m. y 3,65 m. la del techo. Precio: 5.000 francos.

Peso, 4.025 kg., embalado en cajas que forman 20 bultos.

Contiene 12 camas, con un espacio de 4,17 m.^{3} para cada una y 12,50 m.^{3} de aire para cada enfermo.

El modelo 21 × 5 m. con divisiones interiores, 2 salas de enfermos con 4 camas cada una, una sala de 3 × 3,50 m., una antecámara de 3 × 1,50 m., un retrete: igual altura que el anterior. Francos 3.875.

Un modelo de 26 × 6 m. con divisiones interiores, 4 ventanas, una sala con 24 camas, una cocina, 3 retretes. Altura de paredes 2,50 m., de techo 3,65. Francos 9.375.

Existen modelos intermedios más baratos, siendo este último el más caro.

Aparatos de antipsesia médica.—Una vez demostrado que la expectoración tuberculosa contiene el germen de la enfermedad y que ésta secreción constituye un peligro real de contagio, se ha tratado de recoger los esputos con las mayores precauciones para evitar su contacto con los objetos ó con las personas, y además, se han ideado aparatos para su esterilización y para la depuración de los tenedores, cucharas, vasos, etc., usados por tuberculosos.

Para la desinfección de ropas blancas, de paño, lana, etc., se emplean las estufas y autoclavos á vapor bajo presión que describiremos al hablar de la *Desinfección en general*. En este lugar sólo nos ocuparemos de las escupideras y aparatos de desinfección especial.

ESTERILIZADOR DE ESCUPIDERAS.—M. P. Lequeux ha construído el aparato que representa la fig. 49 obedeciendo á las indicaciones del Dr. Thoinot.

Se compone de una caldera de cobre S que contiene en su parte inferior una cantidad de agua que calentada por el me-

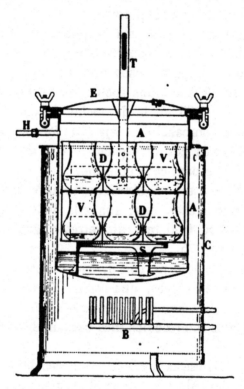

Fig. 49. — Esterilizador de escupideras del Dr. Thoinot.

chero de gas B; ocupan la parte superior de este receptáculo dos alambreras DD superpuestas, en las que encajan 14 escupideras.

La tapa E se sujeta sobre la caldera por medio de boulones. El vapor producido escapa por el tubo H después de haber circulado por todo el interior del aparato á una temperatura de 100°.

Para preveer un aumento de tensión en el caso de obstruirse

el tubo H, existe una válvula de seguridad fijada sobre la tapa E graduada para una tensión correspondiente á la temperatura de 100°.

El termómetro T se introduce por su extremo inferior en la escupidera central para conocer exactamente la temperatura útil á la desinfección de los líquidos contenidos en estos recipientes.

Después de entrar en ebullición el agua de la caldera, cuando el termómetro señale una temperatura de 100°, se prolongará la operación durante veinte minutos. Según Koch se obtiene seguramente la esterilización de los esputos tuberculosos, sosteniendo por espacio del tiempo fijado este calor húmedo en un medio ácido (el ácido fénico que contienen las escupideras), opinión confirmada por numerosos experimentos.

Se puede calcular en unos 1.200 litros el gas consumido en cada operación.

El precio del aparato es de 360 francos.

La figura 50 representa el carro de transporte de escupideras

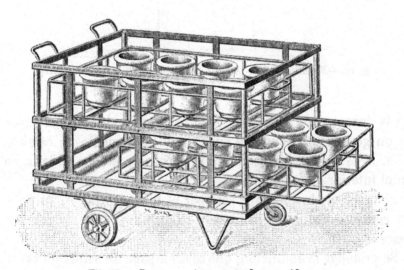

Fig. 50.—Carro para transporte de escupideras.

construído por la casa Flicoteaux; está compuesto por listones y varillas de hierro fáciles de esterilizar; puede contener 16 escupideras inmovilizadas dentro de un casillero de alambre.

APARATO ESTERILIZADOR DE VASOS Y CUBIERTOS.—Con el mismo

objeto de evitar el contagio se esterilizan los utensilios usados por los enfermos tuberculosos en el siguiente aparato (fig. 51).

Se compone de un recipiente metálico móvil en cuyo centro, *C*, se vierte agua que se hace hervir. La llave *R* permanece ce-

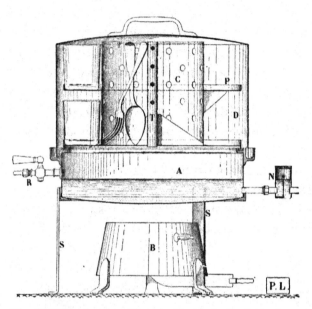

Fig. 51.—Esterilizador de vasos y cubiertos (grabado de Lequeux).

rrada durante esta operación y sólo sirve para dar paso al vapor de un generador cuando se cuenta con este medio de calefacción. *N* es un nivel constante que permite sostener el del agua en el interior de la caldera *A*.

El vapor producido en *A* sale por el tubo central *T'*, se pone en contacto con los tenedores y cucharas y después con los vasos.

Se prolonga la ebullición, que se acompaña de salida de vapor por el borde inferior de la tapa durante unos veinte minutos, para obtener una esterilización completa; después se apaga el hornillo *R*, y una vez enfriado el aparato se retiran los cubiertos.

El precio del esterilizador es de 175 francos.

En el hospital Laenec el servicio de desinfección de las escupideras está encomendado á una brigada especial compuesta de un mozo para cada sala que contenga escupideras individuales, dirigida por un capataz.

En dicho hospital existe un aparato esterilizador para cada dos salas; en el de Lariboisier hay uno por sala.

Se destina un local preparado para estas operaciones en el que hay un sumidero á propósito.

El tubo *H* debe comunicar con un conducto de salida directa al exterior.

Cada sala debe contar cuando menos con dos escupideras por enfermo.

El mozo encargado de la desinfección usará el traje reglamentario compuesto de una blusa corta, pantalón de tela blanca, gorra de la misma tela y zapatos de cautchouc.

Terminada la visita del médico, el mozo va de cama en cama dejando escupideras limpias con agua fenicada en su fondo; después recoge en el mismo carro las sucias que lleva al local de la desinfección. En este departamento existen unos ganchos especiales para colgarlas y evitar así su contacto con el suelo.

El lavado de estos recipientes, después de esterilizados, es fácil, porque la acción del calor húmedo ha liquidado y emulsionado los esputos; el chorro de agua de una fuente, limpia bien las vasijas.

La esterilización de vasos y cubiertos se hace después de cada comida, y es más fácil que la de escupideras.

Las colectivas se desinfectan en la estufa ordinaria á vapor bajo presión. Todos los mozos destinados á este servicio recogen de las salas, galerías, patios, etc., las escupideras y sus soportes y las conducen á la estufa en el carro descrito, donde son desinfectadas durante veinte minutos á la temperatura de 115°, después se vacían y se lavan como las escupideras individuales.

La depuración de utensilios y objetos más voluminosos, puede efectuarse en la estufa ordinaria ó en diferentes autoclavos. La estufa vertical de Vaillard y Besson, por circulación de vapor bajo presión, presenta ventajas por la seguridad de sus resultados, lo reducido de sus dimensiones y por su economía.

Las casas Flicoteaux y Lequeux construyen este aparato en las mejores condiciones de solidez.

La figura 52 se compone de un hogar de palastro de forma circular que sirve de zócalo al cuerpo del aparato, compuesto á su vez por un generador de vapor y una cámara de desinfección.

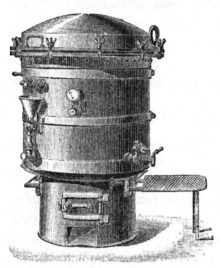

Fig. 52.—Estufa de Vaillard y Besson
(grabado de Flicoteaux).

La estufa es de acero galvanizado y está constituída por dos cilindros concéntricos cerrados por su parte inferior. El cilindro interior forma la cámara de desinfección y mide 0,82 m. de alto por 0,75 de diámetro; su capacidad es de 362 litros.

El exterior está formado por una gruesa plancha de palastro y está separado del interrior por un espacio de 2 ó 3 centímetros. Esta separación llega á 15 cm. entre los dos fondos y forma la caldera propiamente dicha, que puede contener de 40 á 45 litros de agua.

El agua se introduce por el embudo situado á la izquierda de la figura. En la parte inferior, y á la derecha, existe un tubo de nivel que indica la altura del agua en la caldera y un grifo para conocer la cantidad de líquido que en ella queda después de cada operación.

El fondo del cilindro exterior se apoya directamente sobre el hogar y tiene un espesor de 4,50 mm., el del interior se sostiene sobre tres soportes de hierro fijos sobre el fondo de la caldera. El fondo del primer cilindro es movible para permitir la exploración interior.

El vapor producido por el generador circula por el espacio entre las dos paredes de los cilindros, penetra en la cámara de desinfección por la parte superior y sale por la inferior. Toda la estufa está protegida por una capa de fieltro recubierta de una lámina muy delgada de palastro, sujeta por tres cintas metálicas.

El buen funcionamiento de este aparato depende de una combinación de piezas para regularizar la salida del vapor; la fig. 53 representa este juego de piezas: 1.°, se compone de un cubo de bronce *a* perforado en su centro, atornillado (á la pared de la estufa) sobre el extremo exterior y que comunica con la cámara de esterilización por la parte central de su fondo: 2.°, de una chapaleta ó valvulita que oscila sobre la cubierta ó capa *c* que sirve al mismo tiempo de regulador y de válvula de seguridad.

La chapaleta se apoya sobre una de las caras del cubo de bronce; en posición vertical, obtura el orificio de salida del vapor, en la posición contraria lo deja libre.

El vástago vertical *d* que forma cuerpo con la chapaleta, va unido á una pequeña palanca provista de una bola metálica *p*, que puede girar alrededor de *d*. Esta bola obra sobre la chapaleta para aumentar, disminuir

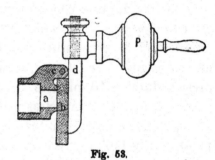

Fig. 53.

ó suprimir la obturación que ejerce sobre el orificio de salida. La carga máxima se produce con la bola en la posición que representa la fig. 53, es decir, colocada perpendicularmente al plano de la chapaleta; produce su menor acción cuando después de haber descrito un cuarto de círculo, se encuentra paralela á este plano. Cuando al pasar de este cuarto de círculo la bola aparece por detrás del eje *c*, su peso levanta la chapaleta.

Se han estudiado las colocaciones intermedias para calcular la presión determinada por el vapor á su salida por el tubo *a*. Esta presión se ha fijado en 500 gr. por centímetro cuadrado y corresponde á la temperatura de 110°-112°, muy suficiente para asegurar la desinfección.

Este aparato regulador permite el empleo de la estufa para la esterilización por una corriente de vapor á la presión normal; para el mismo objeto, reuniendo la presión y la circulación, y sobre todo, para limitar de tal modo la presión, que no pueda elevarse á más de 112° en ningún caso. Estas y otras condiciones permiten que sea manejada la estufa por un operario sin conocimientos especiales, pues el aparato funciona casi automáticamente, el dicho operario sólo necesita ocuparse del hogar para que la calefacción no sea excesiva.

El poder desinfectante de este aparato ha sido demostrado por numerosos experimentos.

Para averiguar el poder desinfectante de una estufa se suele emplear la tierra de la calle, de un jardín, etc., por la cantidad considerable de microbios y esporos que contiene.

En ésta se introdujeron 85 muestras de tierra de la calle y polvo de una galería de hospital, se sometieron á una temperatura de 106° durante 20-60 minutos; sólo aparecieron 8 saquitos esterilizados, los 77 restantes dieron cultivos, pero de sólo dos especies, el bacilo subtilis y el microbio de la patata, los cuales, en estado de resistencia, soportan temperaturas de 120° bajo presión durante 10 minutos.

Otro grupo de 40 muestras, colocados los sacos en el centro de colchones ó en manguitos de estopa, se sometieron á temperaturas de 110°-112° durante 20-25-30 minutos. Aparecieron 34 completamente esterilizados, 6 dieron cultivos de bacilos subtilis y del especial de la patata, exclusivamente.

Se ensayó la esterilización de esputos de enfermos no tuberculosos, se sometieron 40 muestras á una temperatura de 105° durante 20-60 minutos; 11 á la 110°-112° durante 20-30 minutos. Todos han sido rigurosamente esterilizados.

Se han ensayado con igual resultado las siguientes materias.

Esputos tuberculosos con abundante cantidad de bacilos, extendidos en capas espesas sobre tiras de lienzo y dejándoles desecar.

Una laringe completa de niño, tapizada de falsas membranas diftéricas, después de desecada en el vacío y cortada en tiras á todo el espesor del órgano.

Pequeñas astillas de madera extraídas de la herida de animales tetánicos y luego desecadas.

Estas substancias se han sometido á temperaturas que variaban entre 106° y 112° durante 20 ó 30 minutos. Todas estas materias virulentas han sido destruídas.

20 fragmentos de membrana diftérica, después de esterilizados, se sembraron sin resultado.

10 trozos de lienzo manchados con esputos tuberculosos desecados, sirvieron para inyecciones en el peritoneo de varias cobayas; éstos animales no sufrieron alteración. Algunos fueron sacrificados dos meses después, y en ninguno apareció vestigio de lesión tuberculosa.

5 espinas procedentes de animales tetanizados, fueron clavadas en los músculos de varias cobayas sin producir el tétano.

En vista de estos resultados, se puede afirmar que en la estufa de Vaillard y Besson, se esterilizan seguramente los productos patológicos enumerados, á una temperatura de 110°-112°, sostenida durante 30 minutos.

En el capítulo de los *Aparatos de desinfección general*, hablaremos de la estufa horizontal de los mismos autores.

Los principios fundamentales de estas estufas son idénticos; por tanto, la descripción que acabamos de hacer, nos servirá al hablar de la estufa horizontal.

Para terminar con los aparatos de la antisepsia médica de los tuberculosos, nos ocuparemos de los diferentes modelos de escupideras, punto muy importante con relación á la transmisión del bacilo infectivo, que aún no ha sido resuelto satisfactoriamente.

El cuidado y la atención del enfermo convierte en bueno y útil cualquier modelo, bien sea individual bien sea colectivo; sin este requisito todos los aparatos inventados son defectuosos.

La casa Flicoteaux presentó en la Exposición diferentes escupideras individuales y colectivas.

La figura 54 representa una escupidera individual de vidrio espeso, provista de una tapadera, y es la adoptada en el hospital del Havre en las salas del Dr. Frottier.

La figuras 55 y 56 son de loza; constan de dos piezas: de un depósito y de un cono superpuesto.

Los siguientes tres modelos son de escupideras de bolsillo.

La del Dr. Guelpa (fig. 57) se compone de un frasco de vidrio opaco, de un cono interior de cauchouc y de una tapa de nikel.

El Dr. Chauvain (fig. 58) ha ideado otro modelo parecido al anterior, también de cristal, con el cono interior de la misma materia.

La escupidera del Dr. Vaquier (fig. 59) es de aluminio.

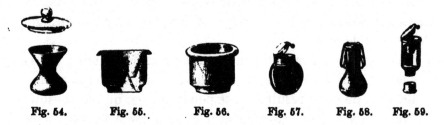

Fig. 54.   Fig. 55.   Fig. 56.   Fig. 57.   Fig. 58.   Fig. 59.

Las escupideras colectivas que se han presentado en la Exposición son aún más defectuosas que las individuales; en éstas hay que prever los descuidos y la negligencia de las personas que las utilizan, y ésto es realmente imposible. Los fabricantes tratan cuando menos de asegurar su estabilidad dándolas cierta forma para impedir que los líquidos que contienen se derramen sobre el suelo en caso de caerse el aparato.

La figura 60 es de hierro esmaltado, con una disposición especial de los dos conos de su interior, para impedir que se vierta su contenido.

La figura 61 está construída con el mismo objeto y represen-

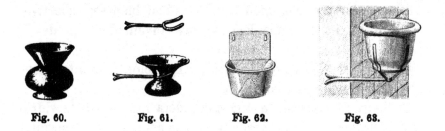

Fig. 60.   Fig. 61.   Fig. 62.   Fig. 63.

ta un modelo de cristal de una forma conveniente para poderla recoger por medio de una horquilla sin mancharse las manos.

Las figuras 62 y 63 son escupideras colectivas fijadas sobre la pared. Las 64 y 65 están dotadas de un sistema hidráulico que funciona cada vez que se hace uso del aparato.

Las figuras 66 y 67 representan los modelos de escupideras adoptados en la Exposición, figurando un gran número de ellas en los salones, galerías, escaleras, etc.

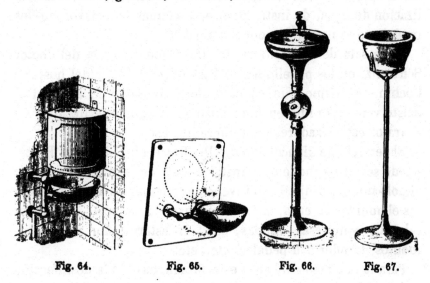

Fig. 64.   Fig. 65.   Fig. 66.   Fig. 67.

APARATOS DE ANTISEPSIA QUIRÚRGICA.—Excepto en los hospitales que hemos mencionado, la antisepsia médica está muy descuidada en los demás; en cambio en todos ellos nada deja que desear la antisepsia quirúrgica, en las salas de operaciones sobre todo.

Nuestro deseo sería presentar grabados de las salas de operaciones de todos los hospitales de París y hacer de las principales una descripción detallada, dando empleo á la considerable cantidad de datos que hemos recogido; pero la falta de espacio nos lo impide. Para dar una idea de estas instalaciones enumeraremos los aparatos que contienen algunas de las principales.

La facultad de Medicina cuenta con una amplia sala dotada de abundante luz. Tiene dos lavabos de dos palanganas fijas, provistas de grifos que se pueden abrir y cerrar con un movimiento de las rodillas; sobre la mesa de mármol del lavabo tres depósitos de soluciones antisépticas con grifos que se mueven por medio de pedales; cuenta con un gran esterilizador de instrumentos; varios autoclavos; un esterilizador de agua en grandes cantidades; mesas de operaciones, vitrinas, etc., etc.

En la policlínica del profesor Guyon, en el hospital Necker, y la sala de operaciones urgentes del profesor Le Dentu, en el mismo hospital, figuran los aparatos más modernos para la esterilización de agua, de instrumentos, y además autoclavos de los modelos que nos proponemos describir.

En la sala de operaciones del Dr. Quenú y en la del doctor Schwartz, en los pabellones de Pasteur y de Lister del hospital Cochin, lo mismo que en casi todas las salas de hospitales, existe verdadero lujo en la instalación de agua esterilizada y en aparatos esterilizadores para diferentes usos.

El servicio de ginecología del Dr. Pozzi, en el hospital Broca, puede servir de modelo de instalaciones de este género. Tiene el poli-autoclavo fijo de su invención; además un autoclavo para los elementos de cura, una estufa para desinfectar y calentar sábanas, compresas, vendas, etc.; un esterilizador de instrumentos, lavador con pedales, etc., etc.

Para la obtención del agua esterilizada, base de la desinfección quirúrgica, hemos presentado en otro lugar, al referirnos á la esterilización del agua por el calor, los aparatos empleados en los servicios quirúrgicos; ahora describiremos los de desinfección de los elementos de curas, instrumentos, lavabos antisépticos, etc., etc., adoptados por los cirujanos de los hospitales.

Los aparatos destinados á este objeto se fundan en la esterilización por el calor seco ó por el aire caliente; el calor húmedo bajo presión de uno ó más kilogramos, y por la acción química de desinfectantes solubles ó gaseosos.

En Francia, especialmente para la desinfección en general, se emplea, no sólo de preferencia, sino casi exclusivamente, la esterilización por elevadas temperaturas, acompañadas de fuertes presiones, único procedimiento que da garantía absoluta de la destrucción de los gérmenes más resistentes. Los esfuerzos de los médicos, combinados con los de la industria, han logrado la creación de aparatos poco complicados, de fácil manejo y de resultados seguros.

El esterilizador universal del Dr. Deletrez, instalado por la casa constructora Flicoteaux, Borne y Boutet en 1899 en el Instituto de Bruselas, reune condiciones muy ventajosas.

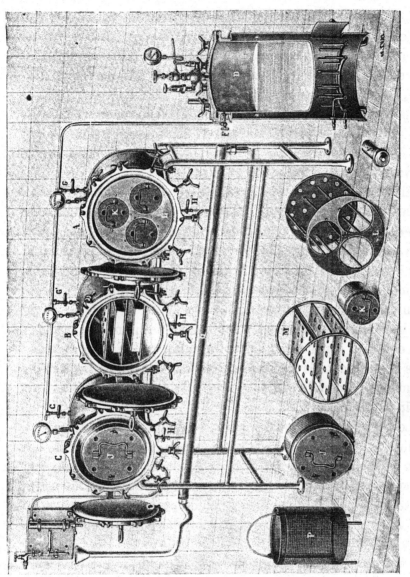

Fig. 68.—Esterilizador universal del Dr. Deletrez (Flicoteaux).

Este aparato funciona por vapor bajo presión (fig. 68).

Se compone de tres autoclavos horizontales de 0,34 cm. de diámetro *A*, *B* y *C*, con puertas que giran sobre charnelas; todos ellos se unen á un autoclavo vertical *D* (0,25 cm. de diámetro), que sirve de generador de vapor.

La llave de paso *F* comunica con el vaporígeno; cada compartimiento de esterilización está en comunicación con los grifos *G G' G''*, que regulan la llegada del vapor, sirviéndoles de válvulas de escape las llaves *H H' H''*.   •

El autoclavo *C* está además unido con la trompa de aspiración *I* para hacer el vacío en su interior; este autoclavo *C* se reserva para desinfectar los elementos de cura que deban conservar la menor humedad En los diversos autoclavos horizontales se pueden esterilizar á la vez todos los objetos, curas, instrumentos, etc., necesarios á una operación, empleando receptáculos, cajas, etc., apropiados.

Las vendas, gasas, algodón, etc., se colocan en cajas cilíndricas de cobre convenientemente cerradas, construídas de modo que en cada autoclavo horizontal quepan dos cajas *J* ó seis pepequeñas *K*; para la colocación de estas últimas se empleará el recipiente especial *L*.

Los instrumentos se dispondrán sobre los platillos ó bandejas ordinarias, recubriéndolos con una compresa impregnada con una solución al 3 por 100 de bicarbonato de sosa (método empleado en el hospital Broca), y para esterilizarlos en un autoclavo (el *B* por ejemplo) se introduce en su interior el cilindro *M* con los platillos colocados sobre los planos metálicos perforados.

Para esterilizar el catgut, se coloca en tubos de cristal, añadiendo un poco de alcohol, y después, en los pequeños cilindros *N*, que también debe contener una pequeña cantidad de alcohol, introduciendo estos cilindros en el autoclavo *D*.

En casos determinados se podrán emplear, y de una manera independiente, el generador como autoclavo ordinario.

Precio del aparato descrito.............. 1.900 francos.

El mismo con dos autoclavos........... 1.450   »

El cierre de los autoclavos se verifica por medio de boulones ó tornillos de presión; pero existen modelos de cierre simultáneo por volante central.

El poli-autoclavo fijo de los Dres. *Pozzi y Jayle*, que funciona por el vapor á una presión de 2 kg. (130°), es un aparato que reune condiciones inmejorables, asegurando por la presión y alta temperatura la esterilización más perfecta.

Tiene por objeto esterilizar de una vez y en breve espacio de tiempo todo lo necesario á una operación (blusas, delantales, compresas y demás objetos necesarios á las curas).

La desinfección no produce deterioro en los instrumentos, si se tiene la precaución de cubrirlos con una compresa mojada en una solución al 1 por 100 de bicarbonato sódico (fig. 69).

Se compone el aparato de una gran caja de palastro A, que contiene los cilindros esterilizadores BC, dispuestos en dos filas; cada uno tiene 0,40 cm. de diámetro por 0,50 de profundidad, y está cerrado por una puerta D montada sobre charnelas; el cierre por volante E asegura una obturación hermética.

El vapor á una temperatura de 130° se obtiene en la caldera F calentada por gas, provista de válvulas y de todas las garantías exigidas por la ley; cuando precisa esterilizar á la vez un gran número de cilindros ó cuando se prolonga la operación, se impone la reposición del agua evaporada, y aun en plena marcha se puede añadir el agua necesaria; con este objeto se hace uso de la botella de alimentación G en los aparatos de 6 y 8 cilindros.

Las llaves H sirven para distribuir el vapor á cada grupo de cilindros superpuestos de modo á permitir la esterilización de 2, 4, 6, 8 recipientes juntos ó separados de 2 en 2. El vapor penetra hasta el fondo de los cilindros B y C y el agua de condensación sale por las válvulas automáticas I.

La trompa aspirante J sirve para secar rápidamente las blusas, delantales, etc., etc., humedecidos durante la esterilización; el manómetro K indica la intensidad del vacío.

Manejo del aparato.—Se llena de agua la caldera hasta el nivel normal y se enciende el hogar.

Al llegar la presión á los 2 kilos se abre la llave L, que dis-

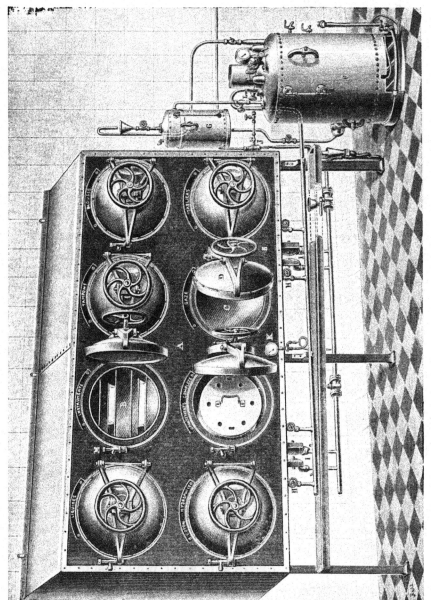

Fig. 69.—Poli-autoclavo de los Dres. Pozzi y Jayle (Flicoteaux).

tribuye el vapor, y después las llaves *H*; entonces la presión disminuye más ó menos según el número de cilindros en actividad. Cuando después de un momento vuelve la presión á los 2 kilos, ésta se sostiene durante veinte minutos y la esterilización queda terminada. Poco tiempo después se abren gradualmente los recipientes haciendo girar poco á poco el volante *E*, después se descorre el cerrojo *M*, se separa el volante y la puerta queda abierta.

Los aparatos secundarios empleados en la esterilización son los siguientes:

Caja de 34 cm. de diámetro y 43 de profundidad (fig. 70).

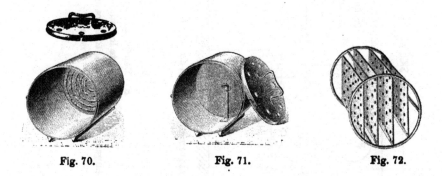

Fig. 70.   Fig. 71.   Fig. 72.

La misma, pequeño modelo, de 34 cm. de diámetro y 20 de profundidad (fig. 71).

La fig. 72 representa un recipiente de alambre de cobre con platillos agujereados de 37 cm. de diámetro por 43 de profundidad.

La fig. 73 representa una serie de platillos de diferentes ta-

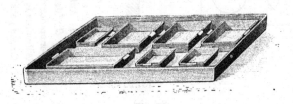

Fig. 73.

maños para la esterilización de instrumentos empleados en la cirugía abdominal.

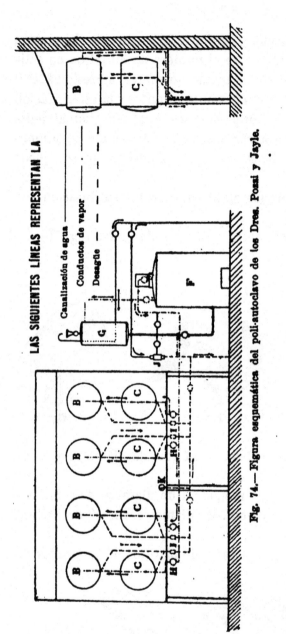

LAS SIGUIENTES LÍNEAS REPRESENTAN LA

Canalización de agua ————
Conductos de vapor — — —
Desagüe — · — · —

Fig. 74.—Figura esquemática del poli-autoclavo de los Dres. Possi y Jayle.

B B B B Autoclavos.
C C C C Idem.
F Generador de vapor.
G Alimentador de agua en las operaciones largas.
H Grifos para la introducción de vapor.

I Salida del agua condensada.
K Manómetro para marcar la intensidad del vacío.
J Corte longitudinal del poli-autoclavo.
B C Autoclavos con indicaciones de la dirección de la corriente de vapor.

PRECIOS DEL APARATO SIN CAJAS, ALAMBRERAS NI BANDEJAS.

4 recipientes	6 recipientes	8 recipientes
3.100 francos.	3.950 francos.	4.600 francos.

Cuando estos aparatos van provistos de cierres de bronce su precio se eleva á 4.300 francos, 5.600 y 6.800, según el número de cilindros.

Existen una multitud de modelos para la esterilización de instrumentos por cocción; sólo presentaremos dos tipos: uno movible y otro fijo.

Consiste en una caja cuadrangular de metal blanco nikelado de 31 cm. de largo por 14 de ancho y 11 de profundidad (fig. 75); en la parte inferior de la caja hay una lámpara de alcohol y en la parte superior un depósito de agua bicarbonatada al 1 por 100 para obtener una ebullición á más de 100°; dentro del líquido y

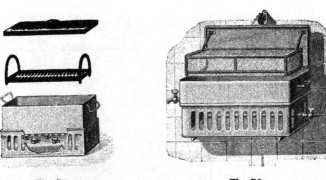

Fig. 75.   Fig. 76.

apoyándose sobre el fondo de este depósito se introduce un platillo metálico provisto de agujeros, sobre el cual se colocan los instrumentos, se cubre el depósito con una tapa que encaja herméticamente y se eleva la temperatura.

En la fig. 76 el esterilizador está fijo, se puede calentar el depósito con gas y los instrumentos se colocan dentro de una caja de mallas metálicas unida por su parte superior con la tapa, de modo que al levantarse ésta saca fuera del nivel del líquido los instrumentos ya esterilizados. Esta tapadera se mueve por medio de un pedal.

Estos modelos son económicos; el primero cuesta 40 y 80 francos (según el metal de que está compuesto), y el segundo, calentado por gas, 95·

El Dr. Doyen emplea en su clínica un armario de nikel en el que obtiene el doble objeto de calentar y conservar la esterilización de sábanas, compresas, etc., y la esterilización de los instrumentos á más de 110°. En esta estufa los instrumentos no están en contacto directo con los planos metálicos de las divisiones, sino aislados, para que reciban sobre toda su superficie la temperatura igual del aire de la estufa.

La casa Flicoteaux construye estufas fijas de aire seco (fig. 77) para calentar sábanas, compresas, etc., y al mismo tiempo para la esterilización de las jofainas y recipientes de las curas. La parte superior del aparato se reserva para calentar estos lienzos, y en la parte inferior, sobre un enrejado de hierro galvanizado,

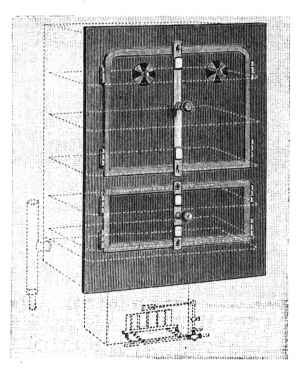

Fig. 77.—Estufa de aire caliente.

se colocan dichos recipientes, que se desinfectan á la temperatura de 150°. La estufa descrita se calienta por el gas.

AUTOCLAVO VAILLARD CON CIRCULACIÓN DE VAPOR.—Está demostrado que la esterilización de los objetos, y en especial del algodón en un autoclavo, sólo se obtiene con una intensa circulación de vapor suficiente á desalojar por completo el aire del interior de las cajas. En efecto, si éstas están abiertas por su parte superior y cerradas en su fondo, como suele suceder en todas ellas, el vapor producido por el autoclavo comprime el aire contenido en su interior y la esterilización sólo se produce en las capas superiores en contacto con él, la parte inferior de la caja conserva el aire que se opone á una elevación de temperatura mayor de 100° ó 110°, calor insuficiente para la esterilización tratándose de aire seco.

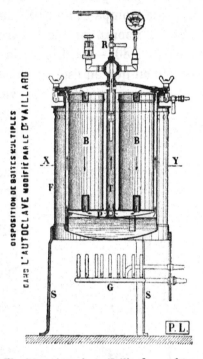

Fig. 78.—Autoclavo Vaillard con circulación de vapor.

En el modelo, fig. 78, presentado por el ingeniero M. P. Lequeux, las cajas están dispuestas de un modo que asegura la circulación completa del vapor á través de toda la masa de los objetos que se desea desinfectar. Este aparato consta de cuatro cajas dispuestas en la forma indicada por círculos en la fig. 79.

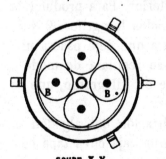

COUPE X Y
Fig. 79.— Corte transversal del autoclavo Vaillard.

El vapor penetra por la parte superior; las atraviesa de arriba abajo para salir por el conducto central *T* en cuyo trayecto hay un grifo *R* con el que se regula la presión indicada por el manómetro. El agua que se deposita en

el fondo de la caldera *P* se calienta con un sistema de mecheros de Bunsen.

El aparato tiene 0,13 cm. de diámetro y 0,42 cm. de alto,
contiene cuatro cajas de cobre; se le puede aplicar una trompa
aspirante para producir el vacío en su interior; su coste con las
cajas y la trompa es de 610 francos.

NUEVO MODELO DE AUTOCLAVO VAILLARD POR CIRCULACIÓN DE
VAPOR (fig. 80).—La diferencia de este aparato con el anterior
consiste en que en éste no existe el tubo *T* que en el otro atra-

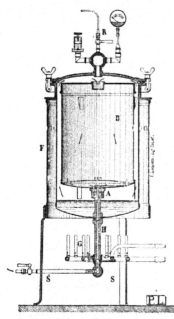

Fig. 80.—Autoclavo Vaillard
modificado.

viesa de arriba abajo el cilindro *B*,
por lo demás, el principio en que
se apoya es el mismo; el vapor producido en *A* sube á lo largo de las
paredes del cilindro esterilizador
para penetrar en su interior como
lo indican las flechas. Dentro del
cilindro *B* se coloca la caja que
contiene el algodón, compresas ó
vendas, que son los objetos que se
suelen esterilizar en este modelo,
procurando que la abertura que esta
caja lleva en su fondo, enchufe con
la prolongación del tubo *H*; de este
modo, el vapor producido al penetrar por la parte superior si se deja
abierto el grifo *S*, tendrá que atravesar toda la masa de algodón para
salir al exterior. Para producir la

esterilización es preciso mantener cerrados los grifos *R* y *S*,
pero éste último no completamente para que deje paso á una
pequeña cantidad de vapor salida que se regulará de modo á
lograr en el manómetro una presión de un kilogramo, que se
mantendrá durante un cuarto de hora.

El Dr. Doyen emplea para la esterilización del algodón el
siguiente aparato que se compone de una caja cuya tapa cierra herméticamente, encajando en una ranura que hay en
el borde de las paredes del cilindro, una pestaña circular que

existe en el plano interior de la tapa. El cierre se hace hermético por medio de algodón interpuesto entre la ranura y la pestaña.

Este aparato sirve para obtener una esterilización por aire seco sin intervención directa del vapor. No es conveniente darle más de 10 cm. de diámetro para producir esterilizaciones en períodos de tiempo relativamente corto.

La caja llena de algodón, vendas, etc., se introduce en una estufa á vapor capaz de llegar á una temperatura de 160°, en estas condiciones, la esterilización es perfecta á los cuarenta y cinco minutos.

La fig. 81 representa otra caja ideada por el Dr. Doyen para la esterilización del agua. Las dimensiones de este recipiente no deben pasar de 0,15 cm. de diámetro y 0,27 cm. de altura con el objeto de poder colocar 6 de ellas en un autoclavo de 34 cm. de diámetro interior.

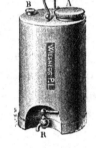

Fig. 81.

Estos aparatos son de nikel puro y se pueden limpiar interiormente por la abertura A. El tapón B sirve para la introducción del agua; está perforado en su centro, cubierto con algodón, con objeto de filtrar el aire que penetre durante el enfriamiento.

Para obtener agua esterilizada se llena el recipiente y se introduce en un autoclavo, se eleva la temperatura á 120° durante veinte minutos y después se disminuye la presión lentamente; si se disminuyese bruscamente el agua del recipiente encontrándose á una temperatura superior á la de ebullición en el grado marcado por la presión atmosférica, produciría una vaporización muy rápida reduciendo considerablemente la cantidad de agua é inutilizando la caja por el exceso de presión interior en algunos casos.

La misma casa constructora presenta un modelo de estufa para la esterilización de blusas, delantales, etc., por los vapores de aldeído fórmico.

Se compone de una caja de palastro galvanizado de 1 m. de altura, 75 cm. de ancho y 50 de profundidad, con tres planos movibles para colocar los objetos que se desea esterilizar. Esta caja está montada sobre cuatro pies de hierro. El aire interior es calentado por la irradiación del calor de una serie de tubos de latón en los cuales circulan gases calientes. Para la esterilización por el formol no se deja pasar la temperatura á más de 25°.

Fuera de la caja, y en comunicación con su interior, hay una pequeña caldera especial calentada por un mechero de gas independiente del que sirve para la calefacción general del aparato, en esta caldera se deposita una disolución de formol al 40 por 100 (un kilo y medio próximamente).

Después de colgar los efectos en el interior de la caja (retirando las tres tablas dichas), se cierran herméticamente las puertas por un sistema de ventosas y se calienta la estufa á 20° ó 25° con el calefactor general, después se enciende el mechero especial de la caldera de formol; se sostiene la saturación de vapores por espacio de dos horas y se apaga el mechero especial dejando encendido el de la calefacción general del aparato, luego se abren las ventosas situadas sobre las puertas para dar salida á los gases fórmicos por el conducto colocado en la parte superior del aparato en comunicación con una chimenea ordinaria.

El precio de este aparato completo es de 540 francos.

ESTERILIZADOR DE BLUSAS Y DELANTALES POR EL FORMOL, SISTEMA TRILLAT.—Se compone de un cilindro A de 1 m. de altura y 0,50 de diámetro apoyado sobre una base B de hierro fundido. La tapa C de cobre se mueve por medio de una polea, contiene cuatro varillas transversales de cobre provistas de ganchos para colgar la ropa que se desea desinfectar ó esterilizar. Con algodón en rama se obstruyen lo mejor posible las rendijas que pudieran existir entre el cilindro A y la base B y

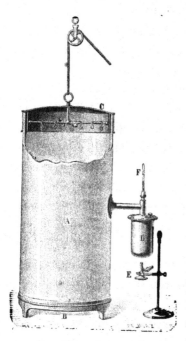

Fig. 82.-- Esterilizador por el formol (Flicoteaux).

la tapa C. El cilindro A comunica con una pequeña caldera de cobre D en la cual se vierten unos 300 g. de solución fórmica al 40 por 100, se cierra la cubierta y se enciende el mechero de gas E; el termómetro F indica la temperatura.

- Se calienta la caldera durante quince ó veinte minutos para saturar el cilindro con vapores de formol. Se apaga el mechero y al cabo de una ó dos horas se retiran los efectos ya desinfectados (fig. 82).

El precio de este aparato completo es de 300 francos.

ESTERILIZADOR DE INSTRUMENTOS POR EL FORMOL.—Está compuesto por cuatro cristales sujetos por listones de cobre nikelado y el interior dividido por dos tablas perforadas (fig. 83).

Para hacerlo funcionar se vierte la disolución de formol en el recipiente de cobre A: haciendo girar la llave lateral B, se impregna de formol el fieltro C y se satura la atmósfera interior del aparato con vapores esterilizantes.

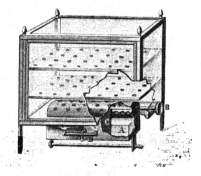

Fig. 83.

La lámpara D, está destinada á calentar el interior de la caja de cristal á una temperatura constante de 18°.

Existe un modelo especial para la esterilización de sondas por el mismo procedimiento.

En la parte superior de la caja nikelada que lo compone se colocan las sondas en sentido horizontal y separadas unas de otras. En la parte inferior hay una cubeta en la cual se depositan 2 g. de trioximetileno para el pequeño modelo (10 g. para el grande), y se cierra el aparato. A las veinticuatro horas quedan esterilizadas las sondas.

Precio del modelo mayor 150 francos.

Hay otro en el cual las sondas encerradas en tubos de cristal están colocadas verticalmente en comunicación con un depósito inferior que contiene el formol calentado con una lámpara de alcohol. Su precio es de 85 francos.

La asepsia rigurosa que se practica en las clínicas quirúrgicas y salas de operaciones imponen la necesidad de disponer constantemente de agua esterilizada fría y caliente, soluciones antisépticas diversas para el lavatorio de manos y brazos de los cirujanos, ayudantes, practicantes y enfermeros que deban ponerse en contacto con el operado. Además de los aparatos esterilizadores de agua figuran en todas las salas de operaciones y aun en las de clínica lavabos especiales para esas importantes precauciones de desinfección. Citaremos algunos modelos más recientes desde los más baratos y fáciles de instalar en salas y clínicas de poca importancia hasta los más costosos y necesarios en hospitales de primer orden.

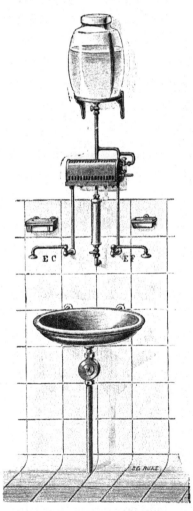

Fig. 84.—Lavabo con calefactor instantáneo.

Estos lavabos constituyen la especialidad de la casa constructora Flicoteaux, Borne y Boutet, de París, y los clichés de los grabados que siguen, como muchos otros que figuran en esta Memoria, pertenecen á dicha Casa.

La fig. 84 representa un lavabo de un solo depósito de agua que se puede calentar instantáneamente hasta la ebullición empleando el gas.

La jofaina oval es de loza y tiene 0,59 por 0,40, es de paredes espesas y sólidas, se apoya sobre un tubo de hierro que da paso al agua sucia; tiene un sifón de bronce.

En el centro del lavabo y debajo del depósito de agua hay un filtro simple. En la parte más alta del aparato un depósito de 20 litros de agua esterilizada fría, que sale por el grifo de la derecha; el de la izquierda corresponde al agua hervida y caliente.

Precio del lavabo, como lo representa el grabado, 265 francos.

La fig. 85 tiene dos depósitos, cada uno de ellos provistos de un sistema de calefacción. Para obtener agua caliente y fría, ambas esterilizadas, se calientan la noche antes de usarla los dos depósitos cuya cavidad es de 10 litros. Durante la noche se enfría el agua, y calentando por la mañana uno de los depósitos se obtiene agua fría y caliente.

Sólo en ésto se diferencia del anterior.

Su precio es de 500 francos.

Lavabo de una sola jofaina para salas de curación.—Consta de una caja para calentar vendas, compresas, etc.; de dos depósitos que se comunican; el de la derecha, provisto de un regulador automático, surte de agua al de la izquierda, que la envía á la caldera para su esterilización; ya depurada vuelve al depósito por diferente cañería en virtud de una ley física.

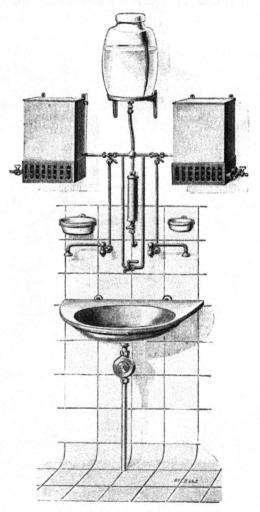

Fig. 85.—Lavabo para pequeñas salas de operaciones.

Los demás componentes del lavabo son iguales á los anteriores, como lo indica la fig. 86.

Precio del lavabo completo, 850 francos.

Lavabo de dos jofainas, con sistema de calefacción para producir agua tibia siempre á la misma temperatura á beneficio de un regulador del gas que alimenta el mechero (fig. 87).

Consta de una caldera de cobre (suficiente para los dos lavabos) con un regulador automático de alimentación de agua:

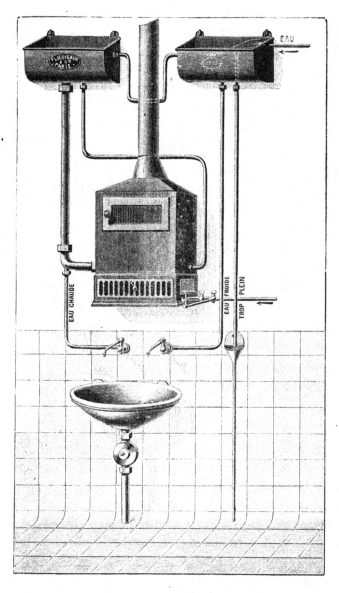

Fig. 86.—Lavabo para sala de curas.

De un termómetro de cuadrante:

De dos jofainas de loza resistentes, montadas sobre soportes de hierro niquelado y provistas de sifón:

De una palanca en cada lavabo para vaciarlos con un movimiento de las rodillas:

De dos grifos para la salida del agua, que se abren pisando

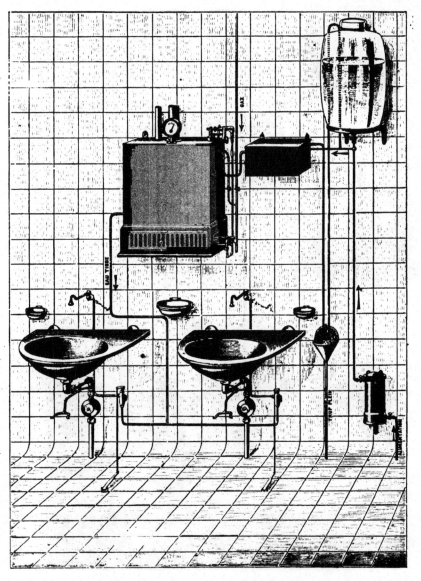

Fig. 87.— Lavabos aislados con agua tibia para sala de operaciones.

un pedal ó palanca al nivel del piso. Jaboneras, cepilleras, etc.

De un filtro Chamberlain de 3 bujías.

Depósito de cristal de 45 litros de cabida.

Su precio, 940 francos.

Modelo empleado en las grandes salas de operaciones (fig. 88).

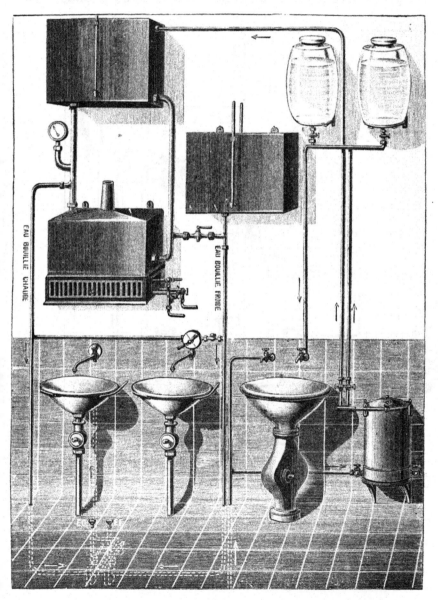

Fig. 88.— Lavabo de tres palanganas para las grandes instalaciones.

El sistema de calefacción de este aparato permite disponer de 100 litros de agua caliente hervida y 100 de agua hervida fría; consta de una caldera tubular de cobre, con una rampa de gas de fuerza suficiente para llevar rápidamente á ebullición 100 litros de agua, consta de:

Un receptáculo de circulación con un tubo de nivel.

Un depósito de 100 litros (cobre estañado interiormente) con tubo de nivel para el agua fría esterilizada.

Una tubería de cobre bronceado para la comunicación de los depósitos, con una válvula de incomunicación.

Un termómetro de cuadrante atornillado sobre uno de los tubos de comunicación.

Lleva dos lavabos con sifón.

Dos pedales que dan agua caliente ó fría por medio de un sistema de válvulas colocadas debajo del piso.

Un grifo movido por la rodilla.

Un grifo mezclador de agua caliente y fría.

Filtro Chamberlain de 21 bujías.

Depósitos de 45 litros.

Precio del aparato completo, 1.750 francos.

Instalación de un lavabo para sala de operaciones de mediana importancia (fig. 89).—Consta de una caldera tubular de cobre, con rampa de gas, que permite llevar á ebullición en treinta ó cuarenta minutos 40 litros de agua.

Depósito de cobre, estañado interiormente, de una cabida de 40 litros (agua fría).

Cañería de bronce para la comunicación de los depósitos y llave de incomunicación.

Un termómetro de cuadrante atornillado sobre un tubo de comunicación.

Dos lavabos de porcelana sobre mesa de mármol.

Grifos movidos por la rodilla.

Grifo mezclador que se abre y cierra con un movimiento del codo.

Filtro Chamberlain de gran rendimiento, con doble envoltura nikelada.

Precio, 1.210 francos.

La casa Flicoteaux ha presentado también lavabos fijos y movibles para la esterilización química de las manos.

Según Terrillon, la esterilización perfecta de las manos obliga á lavados sucesivos con diferentes substancias: 1.°, con una solución de permanganato de potasa; 2.°, con una solución de bi-

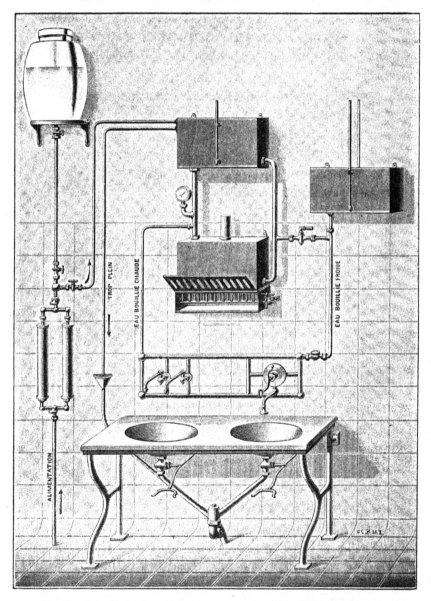

Fig. 89.—Lavabo de dos palanganas para salas de mediana importancia.

sulfito de sosa para hacer desaparecer el color rojo de las manos; 3.ª, lavado con alcohol, y por último, con solución de sublimado.

En la fig. 90 aparecen los cuatro depósitos de cristal que contienen 10 litros de estos líquidos, provisto cada uno de ellos de un grifo y colocados sobre una pila de cerámica con desagüe, que se abre por medio de una rodillera.

Su precio 280 francos.

La fig. 91 representa un lavabo más sencillo. Consiste en dos mesillas paralelas de lava esmaltada sostenidas por palomillas de hierro fijadas sobre la

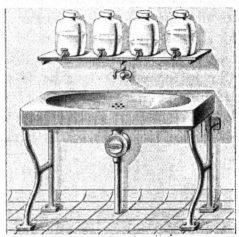

Fig. 90. — Lavabo fijo para antisépticos.

pared. La superior lleva 4 frascos de 10 litros de cabida para las disoluciones antisépticas y la inferior 4 palanganas de porcelana de 28 cm. de diámetro.

Su precio es de 180 francos.

Otro lavabo fijo sencillo es el que representa la fig. 92. Sobre una pila de piedra artificial de 1,10 × 0,40 hay dos palanganas

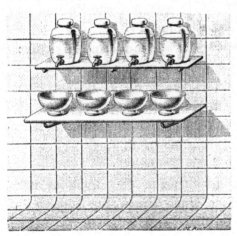

Fig. 91.—Lavabo fijo para antisépticos.

de porcelana de 30 cm. de diámetro que se vacían por un movimiento de báscula. Los grifos de los tres depósitos, sostenidos por palomillas de hierro, se abren y cierran por medio de pedales.

Estos son los principales modelos empleados en los hospitales de París y en los de provincias; existen otros más complicados cuyas condiciones figuran en los catálogos de esta casa, que puede considerarse como especialista en esta clase de aparatos.

Nuestro deseo sería presentar también modelos de aparatos movibles destinados á las inyecciones, especialmente los empleados en las maternidades, pero nos hemos propuesto ceñirnos á los aparatos de desinfección con exclusión de los destinados al tratamiento; por esta razón terminaremos este capítulo describiendo dos modelos de lavabos antisépticos movibles.

En los servicios de las salas de clínica es de la mayor utilidad disponer de aparatos que acompañen al cirujano y á sus ayudantes de una cama á otra durante las curas y reconocimientos. Sólo presentaremos los siguientes modelos, muy sencillos y que permiten una eficaz desinfección de las manos.

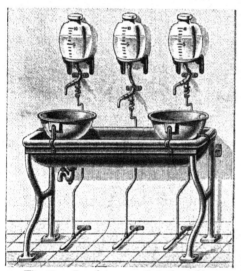

Fig. 92. — Lavabo con antisépticos fijos movidos por pedales.

Consiste uno de ellos en una mesilla de varillas de hierro que presenta dos tableros (fig. 93). Los 4 frascos colocados sobre la plataforma A giran alrededor del eje B y vienen á colocarse uno después de otro frente á la palangana. Cada grifo de estos frascos está provisto de una palanca C.

Funcionan del siguiente modo:

Supongamos en movimiento el frasco E. Al llegar la palanca C al tope F tendrá que abrir el grifo para colocarse delante de la palangana y al continuar este movimiento giratorio encontrará en G un tope que cerrará el grifo.

El precio de este aparato es de 540 francos.

En la fig. 94 los 4 grifos de los depósitos de soluciones antisépticas obedecen á los 4 pedales que aparecen en la parte inferior del aparato.

Su precio 350 francos.

Estos dos aparatos están montados sobre ruedas para su fácil traslación y han sido adoptados por un gran número de hospitales, no sólo de París, sino de provincias. Existen multitud de modelos más complicados que no creemos oportuno describir.

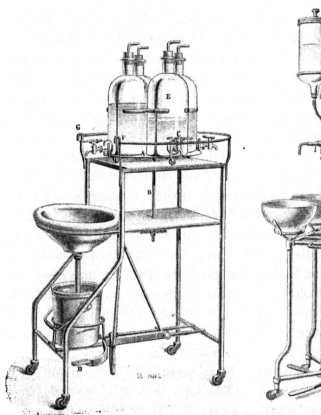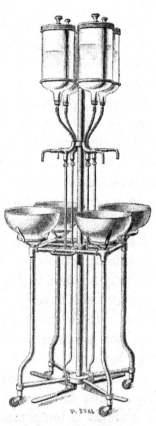

Fig. 93.—Lavabo movible para antisépticos con frascos sobre plataforma giratoria.

Fig. 94.—Lavabo movible con grifos por medio de pedales.

Aparatos de desinfección en general.

Desde que se demostró que la causa de las enfermedades infecciosas dependía de la acción de los microbios, se hicieron tentativas con el objeto de destruir estos microorganismos. Durante algunos años se emplearon las substancias químicas llamadas antisépticas, principalmente el ácido fénico y el bicloruro de mercurio, eminentemente tóxicos y de peligrosa aplicación. Los experimentos de laboratorio hicieron ver después que muchos microbios patógenos y en general los gérmenes en estado de resistencia, es decir, protegidos por una cutícula difícilmente atacable, no eran destruídos por estos medios químicos, sino á condición de emplear elevadas dosis de antisépticos incompatibles con la vida de la célula orgánica; en vista de este grave inconveniente se estudiaron otros procedimientos de destrucción y resultó que la acción del calor producía mejores y más positivos resultados que la acción química. Desde este momento, tanto la cirugía como la medicina adoptaron la desinfección por el calor seco, por la inmersión en agua hirviendo y por la acción del vapor acompañado ó no de presión.

Estudios bacteriológicos posteriores han demostrado que para obtener una desinfección satisfactoria es preciso en todos los casos elevar la temperatura á más de 100°, y para lograr la esterilización absoluta y segura, llegar á los 112° ó 115° de calor húmedo bajo presión; por lo tanto en la siguiente enumeración y descripción de aparatos y máquinas esterilizadoras sólo expondremos los que reunan estas condiciones.

Los elementos de desinfección actualmente empleados son:

El vapor con presión suficiente para producir una temperatura de 110° á 120°.

. Los líquidos desinfectantes y los gases antisépticos.

Los aparatos presentados en la Exposición de 1900 son todos ellos conocidos, aunque algunos datan de una fecha relativamente reciente; lo único que constituye alguna novedad son las modificaciones ideadas por los constructores para facilitar su manejo, asegurar sus efectos de destrucción sobre los microbios ó los gérmenes y mejorar sus condiciones económicas, lo mismo en lo referente á la desinfección por el calor que á la esterilización química empleada, esta última en la forma líquida ó gaseosa.

Los microbios que produce un enfermo infeccioso se depositan en todo lo que le rodea, paredes, pisos, muebles, utensilios, etc., es decir, objetos de diferente naturaleza, compuestos por diversas substancias, que no es posible desinfectar de un modo único. Las materias que pueden ser inutilizadas ó destruidas por la acción del vapor y sólo reclaman una desinfección superficial se esterilizan por medio de soluciones antisépticas ó por la acción de los gases desinfectantes; aquellas otras que necesitan ser esterilizadas, no sólo en la superficie, sino también en la profundidad de su espesor, deben someterse á la acción de la estufa bajo presión.

Las materias duras que por su estructura se oponen á la penetración de los microbios (madera, hierro, bronce, mármol, objetos barnizados, etc., etc.) se desinfectarán eficazmente pulverizando la superficie ó lavándolas con una solución de sublimado, por ejemplo, ó sometiéndolas á los vapores del formol, sulfuro de carbono, etc., en el caso de resistir á la acción destructora de estas substancias.

Los tejidos de hilo, algodón, lana, las crines, cortinas, alfombras, mantas, fieltros y las otras materias análogas sólo podrán ser desinfectadas satisfactoriamente sometiéndolas á la acción de la estufa bajo presión.

. Todas estas materias sufren una mayor ó menor alteración al pasar por la estufa. En general resisten bastante bien hasta la

20

cuarta ó quinta desinfección, pero de la décima en adelante, aun los tejidos más fuertes, pierden sus cualidades, aunque conserven su color.

El director de la Asistencia pública de París nombró una Comisión compuesta de los doctores Thoinot, Kremer, Douce, el director y el admintstrador del Hospital Cochin para estudiar comparativamente el valor técnico y el poder desinfectante entre dos estufas presentadas, una por M. Vaillard y la otra por M. Reech, de Copenhague.

Cómo cuestión de gran interés para la Administración de los hospitales dicha Comisión estudió también el grado de deterioro sufrido por los objetos después de repetidas desinfecciones.

En éste como en los demás extremos del estudio dicho, la estufa de Vaillard presentó ventajas sobre la de Reech, dando los resultados siguientes:

Los tejidos de hilo pierden casi la mitad de su resistencia (al dinamómetro) y la de su valor comercial antes de las treinta desinfecciones.

La lana de los colchones pierde su valor por apelotonarse formando una especie de fieltro después de la trigésima operación.

En cambio el tejido de cadeneta de lana, la franela, las medias, las mantas, sufren poca alteración. Lo propio sucede con los de algodón.

El paño se estropea apenas y conserva su valor comercial.

Para obtener una esterilización completa no basta que la temperatura interior de la estufa marque los 112 ó 115° de efecto útil, sino que es preciso que penetre en todo el espesor de los objetos que se quieren desinfectar. Para llegar al conocimiento del grado de calor en esta forma distribuído, el Dr. J. A. Martín ha ideado el termómetro especial que hemos descrito en párrafos anteriores.

El uso de este instrumento se impone por las siguientes razones.

Los manómetros de las estufas en general, al indicar la presión señalan la temperatura correspondiente á ella, pero sólo será exacta esta correspondencia cuando la caldera contenga vapor saturado con exclusión de todo otro gas. Por ejemplo, si el manómetro de una estufa señala 1 kg. de presión, la temperatura correspondiente será muy inferior á los 120° que indica el manómetro, si antes no se ha purgado de aire la caldera.

Comenzaremos por la descripción de los aparatos destinados á efectuar las desinfecciones más difíciles.

En los hospitales, sobre todo, se presentan para ser esterilizadas, ropas pertenecientes á enfermos infecciosos, manchadas con sangre, pus, materias fecales y otros productos orgánicos; con la desinfección ordinaria en la estufa, estas manchas quedan impresas en el tejido de un modo indeleble, por la propiedad que tiene el vapor de fijar los colores.

El constructor de París D. Fernando Dehaitre, ha resuelto esta cuestión con un sistema sencillo lavando primeramente en frío la ropa, y desinfectándola dentro del mismo aparato después de quitadas las manchas.

LA LEJIADORA DESINFECTADORA, como la llama su inventor, viene á ser un aparato de lavado mecánico que funciona dentro de una estufa á vapor bajo presión: se compone de un gran cilindro que contiene otro concéntrico más pequeño, dejando entre ellos un espacio ocupado por una capa de aire para evitar las pérdidas de calor. Entre estas dos paredes circula el vapor destinado á la calefacción de los cilindros.

Este aparato tiene dos puertas, una para la entrada de las ropas infectadas y otra para su salida ya depuradas. El sistema de cierre de éstas constituye una gran ventaja, sobre todo en las estufas destinadas á las estaciones de desinfección en las fronteras en casos de epidemia, por la rapidez con que se pueden abrir y cerrar, economizando un tiempo precioso en cada operación. Como se puede ver en la fig. 95, el volante *h* pone en movimiento todos los radios del círculo, que son otros tantos pestillos que encajan en sus respectivas mortajas abiertas en el espesor del borde del cilindro. Este sistema es superior al de los boulones, que es preciso atornillar uno después de otro perdiendo tiempo, y da tanta seguridad como éste para el cierre hermético del aparato.

La estufa propiamente dicha es igual á la de desinfección que luego describiremos, y está provista de todos los aparatos reglamentarios de seguridad.

La lejiadora está constituída por un tambor cilíndrico perforado por multitud de agujeros á la manera de un cedazo y está dividido en dos compartimientos por un diafragma de palastro ondulado.

Este tambor es movido alternativamente en dos sentidos opuestos, dentro de la estufa, á beneficio de un mecanismo especial accionado por un pequeño motor situado en la proximidad del aparato.

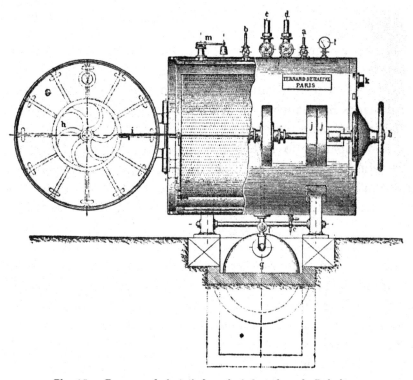

Fig. 95.—Esquema de la lejiadora desinfectadora de Dehaitre.

a,	calefacción de la envoltura.	*h,*	puertas con cierre de volante.
b,	inyección del vapor directo.	*i,*	puertas del tambor interior.
c,	entrada del agua.	*j,*	poleas para el movimiento alterno.
d,	íd. de la lejía.	*k,*	indicador de temperatura.
e,	llave de purga de la envoltura.	*l,*	manómetro.
f,	íd. para vaciar el agua interna.	*m,*	válvula de seguridad.
g,	caldera para esterilizar la lejía usada.	*n,*	evacuación de las aguas usadas.

El tambor es de una forma parecida al de la estufa de vapor fluente de Dehaitre, como indica la fig. 96, y ocupa la misma posición que éste en el interior de la cámara de desinfección.

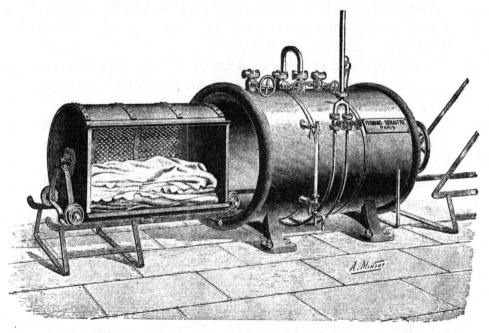

Fig. 96.— Modelo de esteriliso-vaporígeno, á circulación continua de Dehaitre.

Modo de funcionar.—La ropa infectada y manchada se recoge en una sábana atada por sus cuatro puntas, y se introduce en el tambor. Después de cerradas las dos puertas, se añade el agua fría necesaria para empapar la ropa, y se deja en reposo varias horas. Antes de extraer este agua se dan dos ó tres vueltas al tambor con el objeto de disolver mejor la materia de las manchas. Antes de evacuarla á la alcantarilla, se esteriliza en la caldera *g* (fig. 95).

Para lavar los lienzos manchados se introduce en el aparato la lejía, primero en frío, poco á poco se va calentando hasta que marque el manómetro una presión de 0,750 kg. Después se abre la llave de escape del vapor, y cuando la presión haya descendido se imprimen al tambor varios movimientos alternos.

La lejía esterilizada por la ebullición y la presión, puede evacuarse á la alcantarilla directamente.

La operación de aclarar se efectúa haciendo pasar una corriente constante de agua fría, poniendo al propio tiempo el tambor en movimiento.

Concluída esta maniobra se procede á la desinfección bajo presión por el método ordinario ya descrito en el capítulo *Estaciones de Desinfección Municipal.*

A esta lejiadora se la puede dotar de un aparato ventilador para que la ropa sometida á una corriente enérgica de aire salga muy poco mojada de la estufa.

Como se ve en la fig. 97, este aparato se puede instalar del mismo modo que las estufas ordinarias, con una sala de objetos infectados separada de otra de objetos ya depurados.

En este grabado se ve, además de la colocación del motor del tambor y del depósito de lejía, la distribución de las cañerías de vapor, de agua y de lejía.

Estufa Dehaitre de desinfección á vapor y alta presión.—El aparato representado por la fig. 98, ha sido aprobado por el Comité Consultivo de Higiene de Francia y adoptado por un

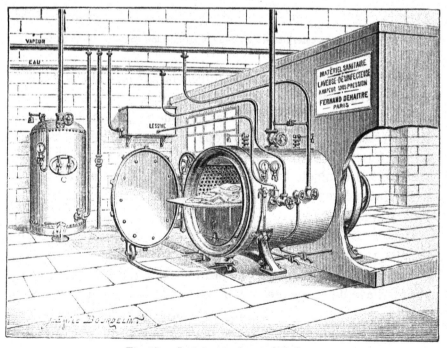

Fig. 97.—Instalación de una lejiadora.

gran número de hospitales y otros establecimientos públicos. Las estufas Dehaitre son muy conocidas en España.

Su mecanismo de cierre por irradiación de pestillos movidos por un volante, le da importancia en cuanto á la rapidez de las operaciones. Esta desinfectadora, bien manejada y á una temperatura de 115°, produce desinfecciones seguras cuando no se introducen en ella ropas demasiado apiñadas, formando paquetes espesos que impidan de un modo exagerado la penetración del calor.

Su manejo sencillo y la solidez de su construcción la hacen muy recomendable.

Se compone de un gran cilindro de paredes dobles; en sus dos aberturas hay un aro en cuyo espesor se han labrado las mortajas que reciben los pestillos para el cierre por volante. Para que este cierre sea lo mas ajustado posible, se guarnece con

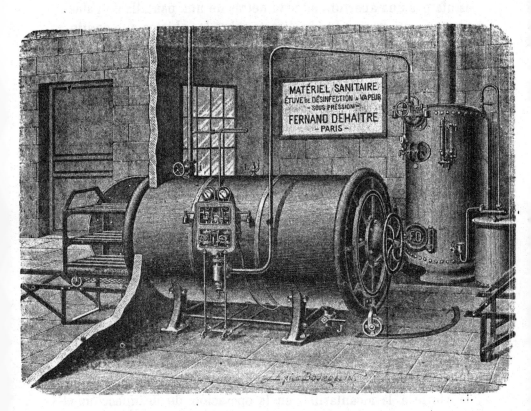

Fig. 98.— Estufa Dehaitre de desinfección á vapor bajo presión.

una tira de cautchouc el interior de la ranura circular de la embocadura del cilindro; la pestaña circular de la puerta al comprimir esta cinta de goma, determina una oclusión hermética.

La introducción de las ropas en la estufa se verifica por medio de un carro que se desliza sobre unos rails. Se distribuyen los objetos á desinfectar sobre unas bandejas sobrepuestas como indica la fig. 98. Se evita el contacto de las ropas con el fondo y las paredes del interior de la estufa por medio de un enrejado de alambre galvanizado.

Antes de introducir los objetos que se desea desinfectar, se hace pasar una corriente de vapor entre las dos paredes que componen el gran cilindro, para impedir la condensación sobre las paredes frías y evitar las manchas que podrían causar las gotas de agua más ó menos saturadas de sales de hierro.

El vapor destinado á la desinfección penetra dentro de la estufa por una abertura situada detrás de una pantalla de palastro que evita la proyección directa sobre los objetos que contiene el carro.

Con el objeto de obtener en el interior de la estufa una atmósfera de vapor sin mezcla, se emplea una llave de paso especial para la evacuación completa del aire; de este modo se asegura la uniformidad de la temperatura interior.

Existen también dos llaves, una para la salida del agua condensada entre las paredes de los cilindros y otra para la que se haya depositado en el fondo de la estufa.

En cada desinfectadora existe un cuadro en el que se reunen: el manómetro, un termómetro indicador de la temperatura interior, las llaves de la purga de aire, las de circulación de vapor interior y de la capa de calefacción entre las paredes de los dos cilindros, llave del aparato ventilador para secar la ropa, válvulas de seguridad, etc., etc., como lo indica la fig. 99.

La marcha general de esta estufa es como sigue: el vapor procedente de un regenerador, pasa al aparato de distribución; de aquí á la capa de calefacción situada entre los dos cilindros, donde se condensa, saliendo el agua por el grifo de purga que la vierte á la alcantarilla; en la operación de desinfección el vapor va directamente desde el aparato de distribución al interior de la estufa donde empapa los objetos que contiene. El agua condensada sale por un grifo especial.

La presión en el interior de la capa de calefacción no debe

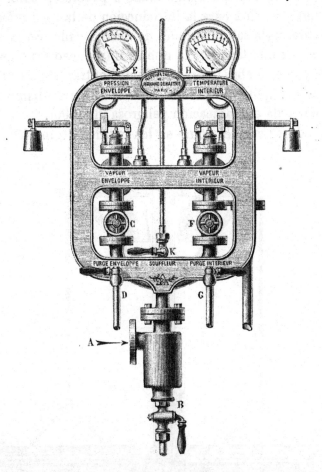

Fig. 99.—Aparatos de seguridad exigidos por la ley; llaves de paso, reunidas en un cuadro.

pasar de 3,5 kg., y la del interior de la estufa puede llegar á la de 0,7 kg., ó sea una temperatura de 115°.

Los modelos corrientes para grandes hospitales, lazaretos, establecimientos públicos de desinfección, miden 1,30 m. de diámetro interior y 2,25 de largo y su valor es de 4.600 francos sin contar el vaporígeno. cuyo coste es de 1.800 francos.

LEJIADORA DESINFECTADORA DE E. MARTIN DE DUISBURGO (ALEMA.
NIA).—Este aparato está constituído con planchas de hierro gal_
vanizado del espesor necesario para resistir una presión equiva_
lente á 112°. Está dispuesto de modo á poderse separar en dos
partes distintas, una para la introducción de la ropa infectada y
la otra para darla salida después de desinfectada. En la sección
infectada hay una tapa por la que se introducen los objetos in_
fectados y que se abre por medio de un contrapeso; un mecanis_
mo especial impide que las dos tapas se abran al mismo tiempo
para evitar toda comunicación peligrosa (fig. 100).

El lejiado se verifica como en los lavados ordinarios. En un

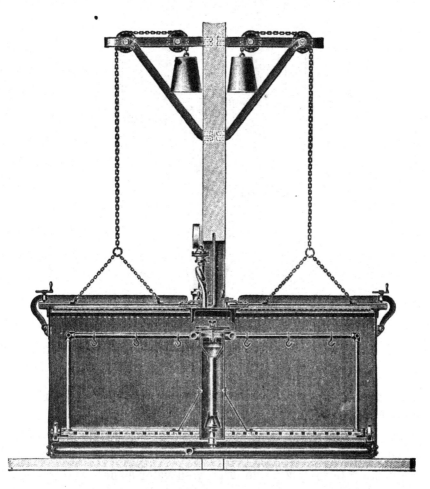

Fig. 100.—Lejiadora desinfectadora de E. Martin. Modelo D K.

momento dado, el vapor, penetrando en el interior de la caja, arrastra la lejía y la conduce por un tubo colocado en el centro del aparato haciéndola caer sobre la ropa en forma de lluvia continua, la que determina con este lejiado enérgico la desaparición de las manchas de la esterilización bajo presión á 120°.

Antes de verter el agua del aparato al sumidero, se esteriliza por ebullición.

La lejiadora representada en la fig. 100 ofrece una disposición muy útil en los sanatorios de tuberculosos, que evita á los criados el excesivo contacto con la ropa; ésta se recoge en un saco ó en una red que se cuelga en los ganchos de una especie de alambrera que gira alrededor de un eje situado en el centro del aparato.

La casa E. Martin construye diferentes modelos; el más pequeño, de forma circular, tiene de 0,70 á 1 m. de diámetro y 0,80 de altura.

El mayor es de forma ovalada con las siguientes dimensiones. 1,80 de largo, 0,90 de ancho y 0,90 de alto; su peso es 600 kg. y su precio 1.000 francos.

La ropa, al salir desinfectada del aparato, necesita ser lavada por el procedimiento ordinario.

En el modelo siguiente, M. E. Martin ha combinado las tres operaciones de lejiado, desinfección y lavado.

Todas estas operaciones se realizan en un recipiente herméticamente cerrado, verificándose en él la esterilización, evitando al personal las manipulaciones de ropas infectadas, y constituye un aparato útil en los hospitales y en las estaciones de desinfección donde con frecuencia se impone la necesidad del lavado y la esterilización de ropas y efectos manchados.

Los detalles técnicos y la manipulación de esta máquina, son iguales á los de la lavadora antes descrita; la diferencia consiste en que se trata de un cilindro horizontal, en que tiene dos puertas en lugar de dos tapas y en que su material de construcción puede resistir presiones más elevadas (fig. 101).

El tambor se compone de una lámina de cobre perforada; se le imprime un movimiento alternativo por medio de una polea

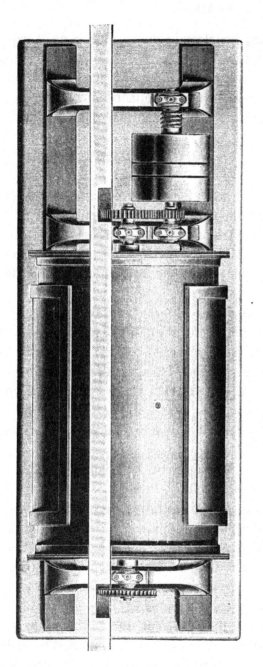

Fig. 101.—Corte longitudinal de la lejiadora desinfectadora de E. Martin. Modelo W. 1.

y un contrapeso. La cubierta exterior es de hierro galvanizado. En la fig. 102 se puede ver la constitución interior de esta lavadora.

Las puertas se cierran por medio de un mecanismo especial que asegura una oclusión perfecta.

Después de colocada la ropa en el interior del cilindro y de

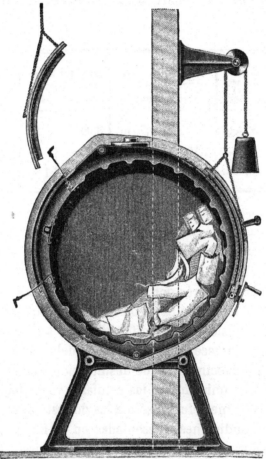

Fig. 102.—Corte vertical de la figura 101.

lavada con agua fría, se introduce la lejía, elevando poco á poco la temperatura hasta 112° y después se pone en movimiento el tambor; con la acción simultánea del vapor, de las soluciones jabonosas y de la temperatura, se obtiene un lavado completo y una desinfección enérgica.

Terminada esta operación se extrae la lejía, luego se introduce primero agua caliente y después fría sin suspender los movimientos alternativos del cilindro. Este agua arrastra las soluciones jabonosas y deja la ropa perfectamente aclarada, en disposición de torcerla para privarla del exceso de agua y pasar al secadero.

La casa E. Martin construye los siguientes modelos de esta máquina.

MODELOS	Cabida de ropa seca en el tambor.	DIMENSIONES DEL TAMBOR		TOTAL DE LA MÁQUINA		Fuerza motriz necesaria.
		Largo.	Diámetro.	Ancho.	Largo.	
W. D. I..	50 kg.	1,10 m.	0,70 m.	3,00 m.	1 m.	1 caballo.
— II.	80 —	1,10 —	0,80 —	3,20 —	1 —	1,02 —
— III..	100 —	1,30 —	0,80 —	3,40 —	1 —	1,05 —

Precio: 1 modelo, 3.600 francos, peso 2.000 kg.

     — 2 — 4.000 — — 2.500 —

     — 3 — 4.500 — — 3.000 —

He tenido gran interés por estudiar los aparatos de desinfección alemanes; la mayor parte de los que he podidido ver funcionaban con presiones insignificantes y á temperaturas poco elevadas; según parece, estos son los modelos corrientes en los hospitales y establecimientos de desinfección. Habiéndome propuesto presentar únicamente las estufas á vapor bajo presiones mayores de 100°, me referiré sólo á las dos estufas alemanas que reunen estas condiciones, presentadas en la Exposición por la casa constructora de Emilio Martin, de Duisburgo, únicas que he podido examinar.

Cuando se introducen ropas en el interior de una estufa ordinaria y se ponen en contacto con el vapor, siendo la temperatura de estos efectos muy inferior á la de éste, se produce una condensación de agua que las empapa, alterando su forma hasta el punto de hacerlas inservibles cuando se trata de tejidos de lana. Para obviar este inconveniente, M. Martin ha ideado un sistema que permite calentar estas ropas antes de someterlas á la desinfección por vapor, combinado con un mecanismo de ventilación por medio de válvulas para secarlas rápidamente. Una vez terminada la desinfección se abren las válvulas ventiladoras; el aire frío penetra hasta los tubos de calefacción establecidos en el interior de la cámara, y una vez calentado rodea las ropas y arrastra hacia el exterior la humedad que han podido conservar.

En este aparato se adapta una trompa especial destinada á la aspiración y expulsión del aire atmosférico contenido en la cámara, con lo cual se facilita la esterilización; el vapor en estas condiciones penetra todo el espesor de los tejidos y satura los poros de los objetos que se desea desinfectar.

Presenta M. Martin dos modelos; uno construído para soportar una presión de 0,5 á 1 atmósfera y el otro de sólo 0,2 atmósferas. En el primero se pueden emplear tanto las corrientes ó proyecciones de vapor como la circulación de aire caliente y seco combinado con la ventilación. La temperatura útil, es decir, la

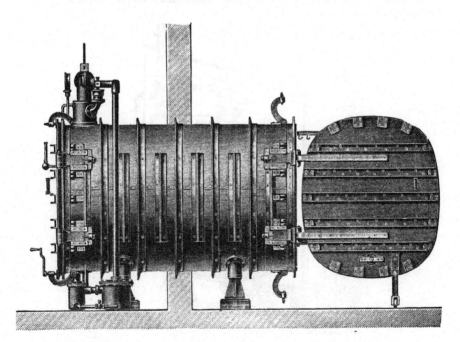

Fig. 103.—Estufa de desinfección de E. Martin, de Duisburgo (Alemania).

que penetra en el interior de las ropas dentro de la cámara, puede variar de 105° á 120°.

Para evitar las manchas sobre los efectos que se desea desinfectar, la madera empleada en la construcción de las estufas se recubre de esencias no resinosas, y cubriendo el hierro con una capa de pintura especial.

Se compone de cilindros horizontales de palastro reforzados con aros y cornijones de hierro; las puertas están construídas con gruesas planchas de hierro batido y reforzadas, como el cilindro, con traviesas, como se ve en la figura 103.

Para evitar que todo el peso de la puerta obre sobre las charnelas, lleva en su parte inferior un eje que llega hasta el suelo, sobre el cual corre por medio de una rueda. Estas puertas cierran herméticamente comprimiendo la pestaña circular que lleva cerca de su borde un aro de cautchouc, situado en la embocadura del cilindro.

La producción del calor seco se obtiene por medio de una plancha de hierro colocada en el fondo de la cámara, como lo indica la figura 104; el calor que desprende es suficiente para

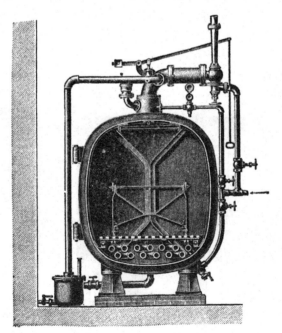

Fig. 104.—Corte trasversal de la estufa E. Martin.

sécar en breve espacio de tiempo las ropas ya desinfectadas sin sacarlas de la estufa.

El tubo de proyección está provisto de agujeros para distribuir el vapor con uniformidad por todo el interior de la cámara; está situado en la parte superior sobre una plancha de hierro destinada á proteger las ropas contra el choque de una proyección directa. El agua de condensación de este vapor y el aire encuentran salida por una válvula situada en el fondo por debajo de los tubos de calefacción.

El carro para la introducción de los objetos en la estufa se desliza sobre rails por medio de seis ruedas; tiene la forma de una mesa compuesta de listones de madera; el corte transversal de estos listones aparece en la figura 104.

El manómetro, termómetro, toda la combinación de llaves de vapor y las válvulas están fijados sobre la parte anterior del aparato y á la mano del maquinista.

La figura 105 representa una estufa para presión de 0,2 de atmósfera. El interior de la cámara está dispuesto de modo diferente que el modelo anterior; en lugar del carro en forma de

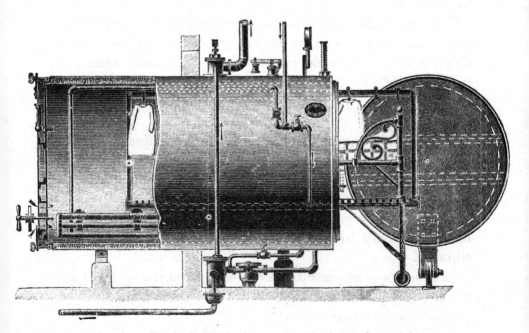

Fig. 105.— Estufa de E. Martin para presión de 0,2 de atmósfera.

mesa lleva un sistema de varillas para colgar la ropa; la combinación de válvulas para la aireación y la calefacción por aire seco es parecida á la de la figura 103.

Estos aparatos, como la mayor parte de las estufas de desinfección, necesitan un vaporígeno.

Precios de los dos modelos descritos.

NÚMEROS	Cubicación.	DIMENSIONES			PRIMER MODELO		SEGUNDO MODELO	
		Ancho.	Largo.	Alto.	Peso.	Precio.	Peso.	Precio.
		Metros.	Metros	Metros.	Kilóg.	Francos.	Kilog.	Francos.
I	0,08	1,00	0,75	1,10	1.400	2.200	900	1.000
II	1,85	1,50	0,95	1,30	2.500	2.700	1.200	1.200
III	3,13	2,20	0,95	1,50	3.000	3.000	1.500	1.500
IV	3,62	2,30	1,05	1,50	4.500	3.500	1.750	1.750
V	9,00	2,50	1,65	2,20	6.500	4.200	2.500	2.500

La misma casa construye generadores de vapor para alta y baja presión.

ESTUFAS DE DESINFECCIÓN DE TIPO HORIZONTAL DE VAILLARD Y BESSON.—Están fundadas en los mismos principios que han presidido á la construcción de la estufa vertical descrita anteriormente (fig. 5?); por lo tanto, sólo nos referiremos á ciertos detalles propios de algunos modelos y á la manera de funcionar de estos aparatos.

La figura 106 representa uno de estos modelos. Consta de dos cilindros concéntricos separados por un espacio destinado á la circulación del vapor. El cilindro exterior está abierto para dejar paso á la circulación del vaporígeno, situado debajo; el vapor producido por la caldera choca contra la pared del cilindro interior y circula libremente por entre las dos paredes de los cilindros.

La estufa aquí representada sólo tiene una puerta, por la que entran y salen los objetos destinados á la desinfección.

Funciona del siguiente modo:

Se introduce el agua por el embudo G hasta que salga por el grifo de nivel situado hacia la mitad de la altura de la caldera; se cierran este grifo, el del embudo y el del vapor; después se introducen en la cámara *A* los objetos que se hayan de desinfectar cubriéndolos con un lienzo para protegerlos contra el

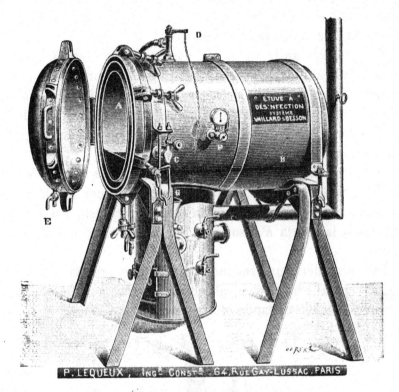

Fig. 106.—Estufa horizontal de Vaillard y Besson.

agua condensada que se pudiera formar, y se cierra con cuidado la puerta *E*, apretando los tornillos de los boulones. Antes de encender el hogar se levanta la chapaleta *D*.

Para obtener la desinfección á 112° se deja escapar el vapor por el orificio *D* durante cinco minutos y se baja la chapaleta ó válvula de modo que el vástago móvil quede en posición perpendicular á la superficie de la válvula. Poco después la presión y la temperatura comienzan á elevarse, marcándose en el manómetro *F*, que lleva un trazo rojo para indicar el máximo de presión.

Entretanto el vapor continúa escapando por la válvula. En el momento en que la aguja llega á este trazo indicando una temperatura de 112°, comienza la desinfección, que debe continuarse en el mismo grado durante veinte minutos. Lo mismo que en la estufa vertical, se puede graduar en ésta el calor intermediario entre los 100° y 112° colocando en diferentes posiciones la palanca de la chapaleta.

No se debe abrir la estufa hasta que la presión interior haya bajado al 0 del manómetro; para esto se abren poco á poco la válvula *D*, y la puerta del hogar para disminuir la intensidad del calor. Las ropas salen poco humedecidas y basta sacudirlas y extenderlas durante unos minutos para que queden completamente secas.

Los colchones conservan más humedad que los demás efectos; por esta razón se debe hacer pasar por ellos una corriente de aire seco antes de sacarlos de la estufa; para esto basta tener entornada la puerta *E* y sostener un fuego un poco vivo en el hogar.

Para proceder á una segunda operación es preciso reponer el agua evaporada hasta el nivel indicado; nunca se deberá añadir agua en la caldera cuando el aparato esté en presión.

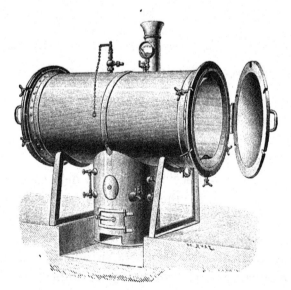

Fig. 107.—Estufa horizontal de Vaillard (grabado de Flicoteaux).

Las dimensiones interiores de este aparato son: diámetro interior, 0,75 m.; largo, 1,35 m.; su precio es de 1.750 francos.

El grabado que lo representa pertenece á la casa constructora del ingeniero M. P. Lequeux.

La figura 107 es la del mismo aparato con dos puertas y un soporte también de caballetes de hierro, pero más sencillo.

Este modelo reducido reune las mismas condiciones de eficacia que el descrito, por lo cual sólo nos referiremos á sus condiciones económicas.

El representado por la figura 106 tiene las siguientes dimensiones: 1,80 m. de largo; 0,75 m. de diámetro (interior); 2,40 m. de largo, 1,10 m. de ancho y 2,35 m. de alto (exterior); su precio, 2.750 francos.

El de una sola puerta es muy poco menor, y su precio es de 1.900 francos.

Los mismos constructores MM. Flicoteaux, Borne y Boutet, de París, fabrican estufas Vaillard fijas, con una ó dos puertas y caldera independiente, y un carro para la introducción de objetos en las cámaras de desinfección, destinadas á los hospitales, lazaretos y estaciones de desinfección.

Cuanto hemos dicho respecto á los anteriores modelos de estufas Vaillard es aplicable al esquema de la estufa fija de la figura 108, que reproducimos para facilitar las anteriores descripciones.

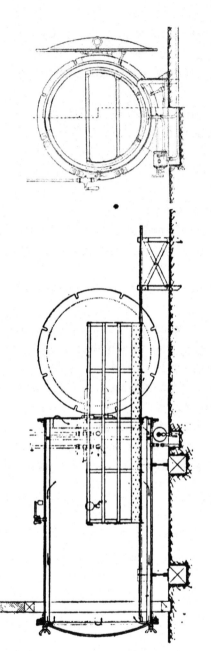

Fig. 108. — Estufa fija de Vaillard con caldera independiente.

CONDICIONES ECONÓMICAS DE ESTAS ESTUFAS (FLICOTEAUX)

ESTUFAS CON CARRO INTERIOR	DIMENSIONES ÚTILES.		DIMENSIONES EXTERIORES.			PRECIO DE LA ESTUFA SIN GENERADOR.		PRECIO DEL GENERADOR		ESTUFA CON GENERADOR.	
	Largo. Metros.	Diámetro. Metros.	Largo. Metros.	Ancho. Metros.	Alto. Metros.	Números.	Precios. Francos.	Números.	Precios. Francos.	Números.	Precios. Francos.
Modelo con dos puertas, 1.er tamaño	2,30	1,30	2,65	1,60	1,95	6 821	4.950	6 826	2.000	6.831	6.950
Idem íd., 2.° tamaño	2,20	1,10	2,45	1,35	1,65	6 822	3.550	6.827	1.750	6.832	5.300
Idem íd., 3.er tamaño	2,00	0,90	2,40	1,30	1,40	6 823	3.100	6.828	1.100	6.833	4.200
Idem íd., 4.° tamaño (sin carro	1,90	0,75	2,40	1,30	1,40	6 824	2 300	6.829	1.100	6 834	3.400
Modelo de una puerta....	1,60	0,90	2,10	1,30	1,40	6.825	2.600	6 830	1.100	6.835	3 700

Las casas de M. P. Lequeux y de MM. Flicoteaux, Borne y Boutet construyen todos los tipos de estufas Vaillard.

Los precios de M. Lequeux son los siguientes:

ESTUFAS DE DESINFECCIÓN VAILLARD Y BESSON (LEQUEUX)

TIPOS.	DESIGNACIÓN	DIMENSIONES ÚTILES		DIMENSIONES EXTERIORES			Precio sin embalaje.	Peso aproximado con embalaje.	GENERADOR
		Diámetro Metros.	Largo. Metros.	Largo. Metros.	Ancho. Metros.	Alto. Metros.	Francos.	Kilogramos.	
I	Estufa vertical	0,75	0,80	1,04	1,04	1,08	1.200	425	Con generador.
I¹	La misma estufa, para la desinfección de colchones	0,75	1,05	1,04	1,04	1,30	1.280	445	Generador mayor.
E	Estufa horizontal de una puerta	0,75	1,35	2,40	1,40	2,10	1.750	»	Generador fijo.
E¹	La misma	0,75	1,35	2,40	1,40	2,10	1.450	»	Generador independiente.
F	Estufa horizontal modelo reducido con dos puertas	0,75	1,80	2,40	1,40	2,35	2.500	»	Generador fijo.
F¹	La misma	0,75	1,90	»	»	»	2.100	»	Generador independiente.
A	Estufa de dos puertas con carro interior para hospitales de 80 camas	0,90	2,00	2,40	1,30	1,40	2.550	»	Generador independiente.
I⁵	Estufa de dos puertas con carro, tipo de lazaretos y hospitales	1,30	2,30	2,65	1,60	1,95	4.500	»	»

Se construyen estufas horizontales locomóviles de este mismo sistema.

La estufa y la caldera unidas se apoyan sobre un ligero carro de dos ruedas tirado por un caballo.

La cámara de desinfección está cerrada por una sola puerta C

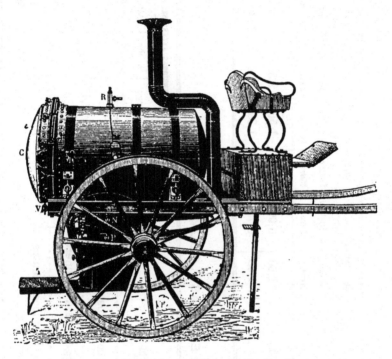

Fig. 109.—Estufa locomóvil de Vaillard y Besson.

(fig. 109), y está construída bajo los mismos principios y en la misma forma que la estufa (fig. 106).

Funciona del mismo modo que esta última. Se vierte el agua en la caldera por el embudo E hasta que salga por el grifo N, el grifo más inferior P sirve para vigilar el nivel de agua de la caldera estando en marcha el aparato; no se debe comenzar una nueva operación sin que el nivel pase de P, y para añadir el agua necesaria, se esperará siempre á que la presión sea nula.

La válvula R va provista del regulador de presión descrito en la fig. 53.

Los precios de la casa Flicoteaux, son los siguientes:

ESTUFAS LOCOMÓVILES

NÚMEROS	DESIGNACIÓN	DIMENSIONES ÚTILES		DIMENSIONES EXTERIORES			Peso con embalaje.	PRECIO —
		Largo. — Metros.	Diámetro. — Metros.	Largo. — Metros.	Ancho. — Metros.	Alto. — Metros.	Kilogramos.	Francos.
2.969	Gran estufa con carro de 4 ruedas......	1,60	0,90	3,00	1,50	2,35	2.100	4.350
2.970	Estufa reducida con 2 ruedas..........	1,25	0,75	2,40	1,30	2,10	1.400	2.850

Precios de la casa P. Lequeux:

ESTUFAS LOCOMÓVILES

TIPOS	DESIGNACION	DIMENSIONES UTILES		DIMENSIONES EXTERIORES			PRECIO —
		Largo. — Metros.	Diámetro. — Metros.	Largo. — Metros.	Ancho. — Metros.	Alto. — Metros.	Francos.
M¹	Locomóvil, comprendida la estufa con todos sus accesorios, calderas, carro de 2 ruedas..........	0,75	1,25	2,40	1,30	2,10	2.850
M²	Idem íd. íd., carro de 4 ruedas, enganche á limonera ó á tronco, carro interior móvil.............	0,90	1,60	3,00	1,50	2,35	4.350
M³	Idem íd. íd., generador independiente colocado entre el pescante y la estufa, carro de 4 ruedas........	1,10	1,40	3,10	1,70	2,50	6.200

El ingeniero M. F. Dehaitre construye dos modelos de estufas locomóviles bajo los mismos principios y la misma manera de funcionar de sus estufas fijas bajo presión ya descritas.

El modelo grande consta de una estufa con todos sus accesorios, cuadro de aparatos de seguridad, cierre de volante, etc.; tiene una sola puerta; delante de la estufa va un generador de vapor con sus válvulas, manómetro, chimenea y un aparato pulverizador independiente. El carro que soporta estos aparatos es de cuatro ruedas y puede tener dos varas ó una lanza para enganchar uno ó dos caballos.

La fig. 110 consta de los mismos elementos pero en dimensiones más reducidas; el carro es de dos ruedas.

Con el objeto de acudir rápidamente en socorro de las poblaciones de montaña ó de difícil acceso en casos de epidemia, M. Dehaitre ha tenido la idea de construir un material de desinfección completo y desmontable que se pueda transportar en un coche especial de limitadas dimensiones.

Este grupo de aparatos se compone de una estufa á vapor bajo presión, formada de cuatro piezas unidas por fuertes boulones; cada trozo de cilindro puede ser manejado fácilmente por dos hombres.

De una caldera de vapor inexplosible, de reducido volumen y de poco peso.

De un depósito de agua para la alimentación de la caldera.

Todos estos elementos están en comunicación por medio de una tubería de cobre con racores fáciles de unir.

Además figura en este arsenal un pulverizador destinado á la desinfección química de los objetos que no pueden ser esterilizados en la estufa.

Este sistema de defensa contra el contagio es muy económico y puede ser manejado por cualquier operario inteligente.

CHALANAS DE DESINFECCIÓN.—En el puerto del Havre existe el siguiente modelo de chalana de desinfección (figuras 111 y 112) destinada á la desinfección de los buques epidemiados ó de procedencias sucias.

Este sistema de desinfección es muy útil en los puertos que no tengan lazareto; con la chalana se puede proceder á la des-

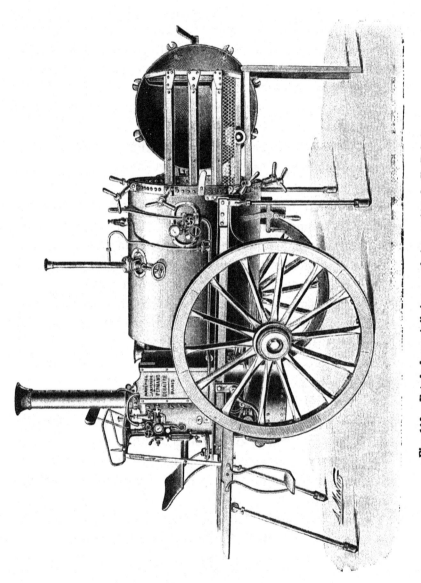

Fig. 110.—Estufa locomóvil á vapor bajo presión de F. Dehaitre.

infección á una corta distancia del barco, lo cual representa una economía de tiempo y de gastos de transporte, sin contar con que, además, disminuye el peligro del contagio limitando la manipulación de los objetos infectados.

Las dimensiones ordinarias son de 20 á 30 m. de eslora por 7 ú 8 de manga.

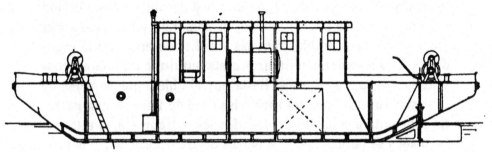

Fig. 111.--Chalana de desinfección. Esquema del corte perpendicular (grabado de Flicoteaux).

Está dividida en tres compartimientos por medio de separaciones formadas con láminas de palastro; el primero sirve de camarote á los guardas, está provisto de dos hamacas y dos armarios; el segundo ocupa la mitad de la longitud del barco y está destinado á almacén: contiene un depósito de 3 ó 4 m.³ de agua dulce; en el tercer compartimiento se encuentra el depósito de carbón.

El casco de este barco es de hierro revestido de una faja de madera.

La estufa y todos los aparatos están situados en un gran ca-

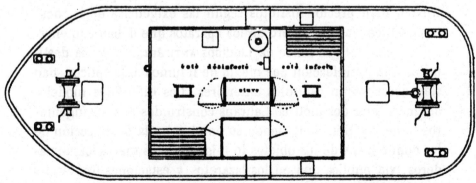

Fig. 112.—Corte transversal de la chalana (grabado de Flicoteaux).

marote construído sobre la cubierta, de la misma manera que las instalaciones de desinfección, como puede estudiarse en la fig. 112; las operaciones de desinfección son también idénticas á las ordinarias.

Los Dres. Brouardel, Proust y Rochard expusieron, en la Conferencia sanitaria de 1885, el deseo de dotar los. trasatlánticos y todos los barcos en general, de una instalación de desinfección á bordo. Con este procedimiento, el comércio y los transportes obtendrían considerables ventajas y el Estado encontraría grandes facilidades para disminuir y hasta suprimir las cuarentenas y los lazaretos tan costosos. Hasta hoy el objeto que se persigue con estas severas medidas sanitarias es el de llegar á una garantía suficiente por medio de desinfecciones rigurosas; si estas seguridades se obtienen en los barcos de transporte con repetidas desinfecciones practicadas en el curso de un viaje, desde la aparición del primer caso de enfermedad infecciosa ocurrido á bordo, la desinfección en el lazareto no tiene razón de ser.

La idea ha sido aceptada en aquella época por la Administración Sanitaria francesa, la cual ha obtenido que ciertas Compañías de navegación instalaran en algunos de sus barcos pequeñas estaciones de desinfección á vapor bajo presión.

M. Dehaitre construye un tipo especial de estufas bajo presión de dimensiones apropiadas al reducido espacio disponible en un barco.

Las chalanas tienen que ser remolcadas por no llevar motor ni velas.

Las casas de M. Dehaitre y de M. Flicoteaux, que las construyen, fijan precios distintos según las exigencias de la construcción, calidad y número de los aparatos que deben contener.

DESINFECCIÓN POR MEDIO DE LÍQUIDOS ANTISÉPTICOS. —Los destinados á la desinfección por medio de líquidos antisépticos, han sido descritos en capítulos anteriores. Los diferentes modelos del mezclador dosimétrico Laurans construídos por los ingenieros Genest y Herscher, tienen su empleo en la desinfección de los domicilios y de los objetos lo mismo en los mercados, mataderos, vía pública que en los lazaretos y estaciones fronterizas de desinfección en casos de epidemia. Lo mismo diremos de los numerosos modelos de pulverizadores de palanca. Es, por lo tanto, inútil insistir en su descripción y aplicaciones.

DESINFECCIÓN POR MEDIO DE GASES ANTISÉPTICOS.—En general, se puede decir que los vapores desinfectantes, aun los más enérgicos, al faltarles la presión que les obligue á penetrar á través de las substancias que se desea desinfectar, limitan su acción á la superficie de estos objetos cuando se encuentran en un estado de concentración suficiente; por lo tanto, su poder esterilizante ha de ser mucho menor que el de los líquidos antisépticos con los cuales esta penetración es posible por efecto de la capilaridad del agua que conduce las substancias químicas disueltas á través de los poros de las substancias que se desea purificar, del mismo modo que conduce la molécula de agua el calor desarrollado en la estufa á vapor ayudada por la presión; de estas consideraciones podemos deducir dos consecuencias:

1.ª Que ninguno de los gases empleados hasta el día en la desinfección de ropas, objetos, habitaciones, salas de hospital infectadas por enfermedades transmisibles, ofrece garantía, ni aun relativa, con sólo las evaporaciones de gases antisépticos en atmósfera libre.

2.ª Que cualquiera de esos gases empleados bajo presión de modo que penetren convenientemente el espesor de las substancias y se pongan en contacto con los micro-organismos infecciosos, debe producir un resultado tan completo como el del calor húmedo bajo presión.

Los elementos gaseosos empleados más comunmente son los ácidos sulfurosos y nitrosos, el cloro, bromuro y el aldehido fórmico.

El ácido sulfuroso ha gozado de un crédito extraordinario hasta 1880, época en que fué estudiado por Wolffhügel en repetidos experimentos, de los cuales obtuvo como conclusión que «el ácido sulfuroso á una saturación, muy difícil de obtener, de 10 volúmenes por 100, no produce una desinfección segura en los objetos no humedecidos previamente con agua.»

Los Dres. Dujardin Beaumetz, Roux y Pasteur se ocuparon, durante la epidemia de cólera en París en 1881, del valor desinfectante del ácido sulfuroso en el hospital Cochin. (*Boletín de la Academia de Medicina de París*, 19 de Septiembre de 1884.)

Los resultados fueron dudosos. Con la combustión de 20 g. de azufre por metro cúbico quedaron estérilizados varios cultivos en caldo de diferentes micro-organismos y tubos de linfa vacuna; 40 g. de azufre destruyeron la virulencia de la vacuna desecada; en cambio, las bacterias carbuncosas en cultivo de caldo resistieron á la dosis de 20 g. por metro cúbico.

La Conferencia Sanitaria internacional de Roma en 1885, abandonó el ácido sulfuroso como desinfectante. La Dirección de Sanidad de Berlín no lo emplea.

En 1891, el Dr. Thoinot presentó al Comité Consultivo de Higiene pública un estudio práctico sobre las propiedades bactericidas del ácido sulfuroso, sometió á la experimentación dos grupos de microbios: el vibrión séptico, el carbunco sintomático, la bacteria del carbunco, la del muermo, el bacilo de la tuberculosis, el de la fiebre tifoidea, el del cólera asiático, la difteria. El vibrión séptico, el carbunco sintomático, el lamparón de la especie bovina, resistieron á las mayores dosis de ácido sulfuroso sostenida su acción por espacio de muchas horas. El otro grupo de microbios fué destruido con dosis diferentes para cada especie microbiana; pero, dice M. Thoinot, con la dosis de 60 g. de azufre por metro cúbico y un contacto de veinticuatro horas, se obtiene la destrucción segura de los microbios del muermo, de la tuberculosis, fiebre tifoidea, difteria, cólera asiático y del lamparón.

La desinfección por el ácido sulfuroso, continúa diciendo M. Thoinot, no se debe rechazar mientras no se cuente con aparatos más perfectos, tales como las estufas á vapor bajo presión. Entretanto no se debe dudar del valor científico de este medio *en ciertos casos determinados*.

Dicho autor termina diciendo: «La desinfección por el ácido sulfuroso constituye un medio en *espera* de un procedimiento mejor, pero es un buen medio cuyo valor no se debe desconocer.»

Esta opinión, poco segura, es la más favorable á la acción de este gas y causa verdadera extrañeza el considerar que dicha opinión, para aconsejar este procedimiento en la práctica, se funde en experimentos de laboratorio empleando la enorme dosis de 60 g. de azufre para cada metro cúbico del local que contenga los efectos que se deban depurar.

Es altamente perjudicial el difundir una idea falsa respecto al valor desinfectante del ácido sulfuroso, dando como de eficaces resultados un medio fácil, impidiendo casi seguramente que se recurra en caso de necesidad á la desinfección positiva y real por el vapor ó por los líquidos antisépticos.

Por el contrario, es preciso convencer á las familias que queman un trozo de azufre como una nuez en el cuarto de un diftérico, ó que disuelven una moneda de cobre en ácido nítrico, la inutilidad de este procedimiento para obligarlas á aceptar otros completamente seguros.

Acerca de las cualidades desinfectantes del cloro y del bromo se puede decir lo mismo. Fischer y Proskauer, en 1884, publicaron las siguientes conclusiones deducidas de sus experimentos sobre el poder de estos gases. Su acción es muy superficial y sólo obra sobre las partes descubiertas de los objetos; es además insegura y exige una saturación completa de la atmósfera y una humedad exagerada sobre la superficie de los objetos.

La desinfección por el cloro es extraordinariamente difícil en la práctica á causa de los obstáculos que se oponen á una oclusión hermética del local destinado á la operación y á la desigualdad de la distribución del gas en la atmósfera; además es peligrosa para las personas que practican la desinfección, expuestas á trastornos serios de las vías respiratorias á pesar de las precauciones que adopten.

El bromo y el cloro atacan los metales, las ropas, los tapices, lanas, etc.

DESINFECCIÓN POR EL FORMOL.—El poder desinfectante del aldehido fórmico ha sido estudiado por el Dr. Trillat, consignando los resultados de sus experimentos en el *Bulletin de Therapéutique* (Abril y Mayo de 1895). Resulta, según el autor, que ha sido eficaz en la esterilización de los tapices, portiers y colgaduras de los cuartos habitados por enfermos infecciosos, sin demostrar suficientemente esta acción.

El crédito que desde hace años viene gozando este gas es en

gran parte debido á su acción desodorizante, que es poderosa; en cuanto á sus propiedades bactericidas debe figurar al lado del ácido sulfuroso, del bromo y del cloro, y no se debe confiar en la desinfección por este medio.

Sin embargo de estas consideraciones presentaremos los dos siguientes aparatos, uno para la producción del ácido sulfuroso y otro para la desinfección por el formol.

LÁMPARA DE SULFURO DE CARBONO DE CKIANDI.—Este aparato, figura 113, consta de un recipiente R para el agua destinada á

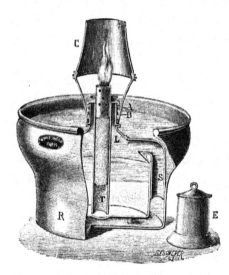

enfriar el aparato y más particularmente para establecer una separación completa entre la superficie libre del sulfuro de carbono contenido en L y la atmósfera exterior, precaución que pone al abrigo de cualquier accidente.

En el interior de L se introduce, por la abertura superior, el tubo metálico T hasta que penetre en el fondo del recipiente.

Empleando un embudo, se vierte por dicho tubo sulfuro de carbono, colocándose el operador muy lejos de

Fig. 113.—Lámpara de sulfuro de carbono (grabado de Loqueux).

toda materia en ignición para evitar que el gas se inflame.

Este líquido se deposita en el fondo del vaso L hasta un nivel algo inferior á la abertura por donde penetran los sifones S.

Después se vierte agua en el gran recipiente, la cual, penetrando por los sifones S viene á recubrir completamente el sulfuro de carbono, luego se continúa añadiendo agua hasta llegar al nivel marcado en A.

El sulfuro de carbono, empujado por el agua, sube por el tubo T en el que se introduce un mechero compuesto de una torcida de algodón contenida entre dos cilindros de tela metálica concéntricos. Para activar el tiro de aire y concentrar la llama se coloca la chimenea C como lo indica el grabado, después se enciende la lámpara y se cierra la habitación lo más herméticamente posible.

A medida que avanza la combustión del sulfuro de carbono y que desciende el nivel del agua, ésta reemplaza al sulfuro hasta el momento en que, consumido éste, el agua apaga la mecha empapándola.

Cuando el agua llega al nivel A la combustión se continúa durante diez horas y cuando llega á B dura unas quince horas, con una cantidad de 2,500 g. de sulfuro.

Con una carga de 2,500 g. se desarrolla una cantidad de gases suficientes, según Pasteur, para saturar una sala de 100 m.^{3}, con 3,830 g. se puede saturar un local de 150 m.^{3}

El precio de este aparato es de 45 francos; cada mecha, 2,50; depósito de sulfuro de carbono cabida de 25 kg., 60 francos.

LÁMPARA DE FORMÓGENO.—El principio fundamental de esta lámpara consiste en quemar incompletamente alcohol metílico lo más puro posible á 90° empleando, no la llama, sino la incandescencia de una tela de platino convenientemente colocada; se introduce en el depósito A (fig. 114) suficiente cantidad de este alcohol para alcanzar un nivel de 15 á 20 mm. por debajo del tapón atornillado situado sobre un lado del aparato.

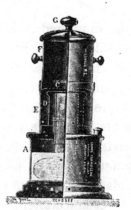

Fig. 114.— Lámpara de formógeno.

Después de retirar la parte alta F y haberse asegurado que la mecha B está bien humedecida, se enciende; se cubre el mechero con la tela metálica C y se coloca en su lugar el cilindro E. Inmediatamente se apaga la llama y si no sucede así se da una vuelta al botón G hasta que se produzca la incandescencia. Dispuesto de este modo se introduce el aparato en la habitación que se desee desinfectar, cerrando herméticamente todos sus huecos; mientras dura el alcohol, el aparato marcha sin necesidad de vigilancia. Para obtener un buen resultado es preciso que la lámpara funcione en un local cuya atmósfera pase de los 15° de temperatura.

Esta lámpara puede ser de alguna utilidad para la desinfección en espacios muy reducidos, en los cuales se pueda saturar la atmósfera con vapores fórmicos en exceso.

El aldehido fórmico altera ó deteriora muy pocas substancias.

Precio de estas lámparas (Lequeux).

Pequeño modelo........................... .. 30 francos.
Gran modelo...... .... 40 —
Tela de platino para pequeño modelo .... 9 —
Idem íd. gran modelo....... .... 12 —

Parque central de sanidad.

En muy medianas condiciones se ha establecido en Passy un depósito de los aparatos de desinfección sobrantes después de cubierta la dotación respectiva de los servicios públicos. Las máquinas descompuestas pasan á un taller de recomposición y las que se encuentran en buen estado se conservan cuidadosamente, para que puedan funcionar en un momento dado, en previsión del socorro rápido necesitado por la aparición de una epidemia en una localidad determinada. Los aparatos están al cuidado de un maquinista mecánico y de algunos ayudantes.

El establecimiento de Passy representa una idea muy importante y útil, pero en forma rudimentaria, este depósito es muy poco conocido de los higienistas extranjeros porque el mismo Municipio de París le da escasa importancia, no mencionándolo en ninguno de los documentos oficiales.

En Francia donde abundan los recursos para hacer frente á una epidemia; donde aún en poblaciones de insignificante importancia existen aparatos de desinfección, el sostenimiento de un gran parque sanitario central no es muy necesario. Cada una de las grandes ciudades tiene elementos de socorro suficientes para atender á las necesidades de sus Departamentos respectivos, y no es de extrañar que la Administración se ocupe poco del depósito de París.

En cambio, en España sería de gran utilidad un establecimiento de esta especie, no sólo para los casos de epidemia en el interior del país, sino principalmente en los de defensa contra las procedentes de las naciones vecinas. Todas las ocurridas en Francia y en Portugal nos han cogido desprevenidos, y las mayores dificultades con que han tropezado los Gobiernos han partido de la falta de material y de la deficiencia del personal secundario destinado á manejarlo. El Cuerpo médico de inspectores no ofrecía dificultad alguna en cuanto á su organización y pericia: los inspectores llegaban rápidamente á los puestos designados, pero en vez de encontrar una estación sanitaria en disposición de funcionar, se veían obligados á perder un tiempo precioso, durante el cual se amontonaban de hora en hora las dificultades y los graves compromisos, esperando la recomposición de un motor deteriorado, la llegada de una estufa comprada en Francia ó la construcción de la barraca de alojamiento é instalación del departamento de desinfección. Las más de las veces el médico-inspector se veía obligado á desempeñar funciones de mecánico para instruir al maquinista novel ó para arreglar un sencillo desperfecto de un motor ó de una estufa, teniendo que vigilar al propio tiempo las maniobras de desinfección realizadas por mozos poco inteligentes y por completo ignorantes de estas prácticas.

En estas campañas los Gobiernos se veían obligados á gastar cuantiosas sumas en la adquisición de aparatos desinfectantes que luego de desaparecido el peligro eran depositados, por no decir abandonados, sin que nadie los cuidara ni conservara, ni se acordase de ellos hasta una nueva alarma, al cabo de cierto tiempo en que aparecían descompuestos, deteriorados y hasta inservibles.

En los momentos de epidemia son indispensables, en primer lugar, un número suficiente de aparatos de desinfección; en segundo, un local para la instalación conveniente de los sistemas de desinfección, y en tercero, un personal de maquinistas peritos en el manejo de las máquinas y, al propio tiempo, enterados de las maniobras necesarias á una desinfección perfecta, por el vapor á presión, por los líquidos antisépticos, por las pulverizaciones y por el empleo de gases desinfectantes.

Estas grandes y urgentes necesidades no se pueden improvisar; en Francia los aparatos de esta índole abundan en las instalaciones de los servicios públicos en todos los Departamentos y en las fábricas constructoras. En un país eminentemente industrial, sembrado de fábricas, nada más fácil, por otro lado, que hallar un número suficiente de maquinistas inteligentes. En el nuestro no sucede lo mismo, y tenemos que resignarnos á defendernos mal y á mucha costa del peligro de una epidemia fronteriza, ó decidirnos por la organización de un parque sanitario en el que se acumulen los medios de defensa razonables, aprovechando y cuidando los adquiridos anteriormente y completándolos con los nuevos que sean necesarios.

En el parque deben conservarse los motores y estufas pertenecientes al Estado que no sean empleados en servicios útiles á la salubridad pública, con el objeto de mantenerlos en estado de funcionar. Es preciso tener en depósito una cantidad de mezcladores dosimétricos de Laurans, en número igual al de las probables estaciones sanitarias de las fronteras. Estos aparatos, que funcionan con presión de una canalización ó por medio de una bomba, pueden servir de pulverizadores para desinfección de objetos que no soportan la acción del vapor bajo presión y la de mercancías voluminosas, vagones de viajeros, de mercancías, jaulas de ganados, etc.; la eficacia probada de estos aparatos y la rapidez con que se desinfecta una considerable cantidad de mercancías, las imponen como un elemento indispensable en toda estación sanitaria fronteriza.

También deben figurar en este depósito central un prudente número de pabellones portátiles y desmontables, construidos de tal modo que embalados convenientemente puedan ser transportados á lomo por caminos montañosos. Las barracas Docker, adoptadas por muchos Gobiernos de Europa, han sido probadas, con resultado favorable, bajo el punto de vista de su resistencia al viento, á la lluvia, al frío, y han demostrado su solidez y duración.

En el caso en que nos colocamos podrían prestar importantes servicios. Además encontrarían utilidad en muchos casos, sirviendo de hospitales provisionales y de aislamiento en las epidemias localizadas, en los casos de afluencia extraordinaria é imprevista de enfermos en los hospitales generales, y además como refugio y albergue de las víctimas de las catástrofes, desgraciadamente tan frecuentes en España.

Estos pabellones son bastante más económicos 'y perfectos que las barracas de madera improvisadas, construidas con materiales de pésima calidad, y que sólo resisten algunas semanas á la acción del tiempo.

Un pabellón Docker de 30 × 6 m. puede servir de dormitorio para 60 personas y no cuesta más de 5.000 pesetas, precio muy inferior al de una mala barraca de madera, improvisada por un carpintero de pueblo.

Con el objeto de poder disponer en cada momento de un personal de maquinistas-desinfectadores instruidos en todas las maniobras de esta fácil operación, el parque central podría servir de escuela de enseñanza, enviando al parque á los mozos de los hospitales municipales y provinciales por pequeños grupos donde adquirirían conocimientos acerca del manejo de las máquinas y de la técnica de las maniobras de desinfección en poco tiempo.

Después de convenientemente instruidos recibirían un certificado de aptitud y constituirían un cuerpo de reserva de un valor extraordinario en los momentos de peligro. Nada más sencillo que la organización de esta enseñanza sin perturbar notablemente los servicios de los hospitales á que pertenezcan estos mozos. Además, los rudimentarios conocimientos adquiridos por estos empleados acerca del contagio y de la desinfección no serían inútiles para el servicio que prestan en las clínicas, y en el hospital mismo podrían encontrar empleo estos conocimientos, sobre todo en aquellos nosocomios en que se verifique la desinfección rigurosa.

La instalación de este parque no reclama grandes gastos de

personal; con un maquinista, un ayudante que pueda hacer oficio de herrero y un mozo, había suficiente para efectuar las recomposiciones de los aparatos y conservarlos convenientemente.

En cuanto al material, se podría utilizar uno de los grandes salones del Instituto de Alfonso XII, donde existían hace pocos meses dos ó tres estufas de Dehaitre almacenadas; el gasto en este concepto se limitaría á la instalación de un pequeño taller de herrería, al consumo insignificante de carbón para poner en acción los motores cuando fuera preciso, y el más pequeño aún de aceites, grasas, trapos, reposición de útiles de herrería, de mecánica, etc., constituyendo el conjunto de esta instalación un presupuesto muy inferior á las economías que produciría en ciertos y determinados casos.

Apéndice.

Ateniéndome á las condiciones impuestas por la Real orden por la cual me fué confiada la Comisión sanitaria en París, comencé mis investigaciones en la Exposición, recogiendo todos los datos posibles concernientes á la Higiene pública, al mismo tiempo que reunía los referentes á instrumentos de nueva creación, tanto médicos como quirúrgicos.

Tracé el plan de este estudio dividiéndolo en dos partes: una correspondiente á la Higiene, y la otra al instrumental nuevo.

Al poner en orden las numerosas y extensas notas y los documentos recogidos, me convencí de la imposibilidad de tratar estos dos asuntos en una sola Memoria, por la considerable extensión que reclamaban estos trabajos, y me decidí á sacrificar el estudio del instrumental, para dejar mayor espacio á las importantes cuestiones de saneamiento.

Sin embargo, como fórmula de acatamiento á las órdenes recibidas, que muy contra mi deseo no me ha sido posible cumplir por obstáculos materiales, me ocuparé brevemente de algunos aparatos é instrumentos de suma importancia.

El arsenal quirúrgico del Dr. Doyen, expuesto en el pabellón del Principado de Mónaco, viene produciendo desde hace pocos años una honda revolución en la cirugía moderna, cambiando radicalmente la técnica de las grandes operaciones; con estos instrumentos de nueva creación se pueden emplear procedimientos que abrevian considerablemente las operaciones, disminuyendo al propio tiempo las pérdidas de sangre y colocando las superficies cruentas en mejores condiciones para la cicatrización rápida que cierre las puertas á la infección. En la mayor parte de las grandes operaciones, especialmente la craneotomía, la histerotomía abdominal y vaginal, las operaciones sobre el riñón, el estómago, el intestino, el pulmón, etc., la duración de las maniobras aumentaba la gravedad y los peligros obligando á manejar un instrumental imperfecto que por sus malas condiciones mecánicas imponían procedimientos complicados.

La rapidez de los métodos operatorios del Dr. Doyen es verdaderamente prodigiosa; gracias á los medios mecánicos por él ideados, ciertas operaciones, como la craneotomía, que por los métodos conocidos duraba de veinte á treinta minutos, con la técnica nueva sólo dura dos ó tres; la histerotomía vaginal, que por el procedimiento de Pean duraba dos y tres horas, se puede hacer en quince ó veinte minutos, con una mortalidad del 2 al 3 por 100 no más en los casos de lesión inflamatoria.

La inventiva de este genial cirujano no se ha limitado á crear medios mecánicos para facilitar las operaciones, sino que al aplicar el cinematógrafo á la reproducción viva de las maniobras operatorias, ha puesto la primera piedra á un método de enseñanza nuevo y seguro, llamado á producir inmensas ventajas en todas las cátedras de ciencias naturales.

El cinematógrafo del Dr. Doyen reproduce en el telón hasta los más minuciosos actos operatorios, con figuras algo menores del tamaño natural, que se mueven reposadamente, permitiendo analizar sin dudas ni tanteos cada maniobra con más exactitud que en la operación real. La sucesión de los movimientos de las figuras se realiza suavemente, sin temblor ni producir las tan incómodas chispas del cinematógrafo ordinario.

Es tan completa la ilusión y tan perfecta la reproducción de la realidad, que se llegan á confundir una con otra.

Una mañana me invitó el Dr. Doyen á presenciar algunas de sus operaciones, entre otras practicó una histerotomía abdominal con su acostumbrada maestría. Poco después se desarrolló en el telón cinematográfico, ante mi vista, la misma operación; al ver salir la sangre, en forma de mancha negra, debajo del bisturí que abría la incisión; al verla desaparecer de la superficie de la piel de la enferma arrastrada por la compresa, manejada por el ayudante; al contemplar, de la misma manera que hacía pocos minutos había visto en la realidad los órganos intra-abdominales, mi admiración fué grande, apercibiéndome al mismo tiempo que me daba mejor cuenta de las maniobras operatorias en esta reproducción, que al verlas practicar en el sujeto vivo.

La ciencia deberá al Dr. Doyen un procedimiento de enseñanza verdaderamente perfecto, puesto que reproduce fielmente la realidad sin alterarla en lo más mínimo.

Este ilústre cirujano posee vastísimos conocimientos teóricos y prácticos de mecánica que le han permitido idear instrumentos de una sencillez y exactitud tales, que no es posible introducir en ninguno de ellos modificación alguna capaz de alterar su originalidad, siendo tan eminentemente prácticos que sin su ayuda la nueva técnica operatoria no encontraría realización posible.

Para no dar una extensión exagerada á este *Apéndice*, sólo describiremos los instrumentos más principales, sin la pretensión, bien entendido, de presentar á los cirujanos españoles nada que no conozcan, tanto en los instrumentos como en la técnica, sino solamente para dar cuenta de un acontecimiento notable en esta rama de la Medicina, interesante para todos y bajo todos los puntos de vista.

La sala de operaciones del Dr. Doyen puede figurar como una de las mejores instalaciones de Europa; espacio, luz, precauciones minuciosas contra la infección, los aparatos esterilizadores más modernos, instalación de agua, etc., etc.; todo se encuentra reunido en las más ventajosas condiciones. El solo aspecto de esta sala, reproducida en la mediana fototipia de la fig. 115, es favorable en este sentido.

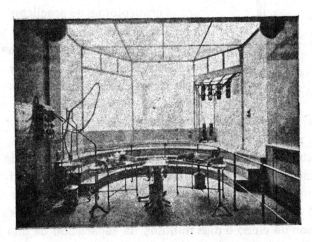

Fig. 115.—Sala de operaciones del Dr. Doyen.

Para no faltar á nuestro propósito de brevedad, no la describiremos, ni tampoco hablaremos de los laboratorios de histología, bacteriología, etc., etc., instalados en la clínica del Dr. Doyen.

Este cirujano clasifica su instrumental del siguiente modo:

1.º Instrumentos de exeresis.

2.º Idem de hemostasia.

3.º Instrumentos y aparatos accesorios.

Los de exeresis destinados á la cirugía craneana son los más transcendentales, pues al disminuir la duración de las operaciones y suprimir las causas de conmoción cerebral aminoran considerablemente su gravedad.

Las operaciones sobre los huesos del cráneo se practicaban hasta 1894 con un instrumental y una técnica tan defectuosos que la operación más sencilla se convertía en grave por su duración y peligrosas maniobras. La sustitución del antiguo trépano por el instrumental de Wagner constituyó un progreso insuficiente.

El Dr. Doyen emplea una serie de instrumentos, unos manejados por la mano y otros movidos por un pequeño motor eléctrico.

Instrumentos de mano.—Para las operaciones sobre la apófisis mastoides y sobre los huesos cortos, se atacan éstos con un trépano, al cual se adapta primero una mecha cortante y cónica, y luego una fresa cilindro-esférica de 14 mm. de diámetro, con la cual se puede llegar en un minuto al antro y á la pared del seno sin temor de herirlo (fig. 116).

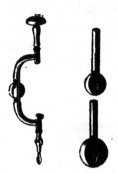

Fig. 116 — Trépano y fresas.

Para la craneotomía se practican varios orificios con la primera pieza y luego se profundizan hasta la dura madre con una fresa cilindro-esférica de 12 mm. de diámetro. Después se reunen de dos en dos estos orificios por medio de cortes trazados con una sierra especial provista de un tope que se puede regular para no llegar á la dura madre.

La tabla interna se secciona, cuando es preciso, con la pinza sacabocados, terminando la fisura con el mazo y el corta fríos de ángulo romo, provisto de un apéndice protector que limita la profundidad á que debe llegar. Con este instrumental se puede obtener, en menos de cinco ó diez minutos, la separación de una extensión de cráneo como la palma de la mano, suficiente para descubrir las

meníngeas y el cerebro y para facilitar la exploración de los abce-
sos cerebrales, de los tumores intracraneanos y de los centros
epileptógenos.

Instrumentos eléctricos.—Exigen un motor de 50 á 60 kg. de
fuerza, con una velocidad de 2.500 revoluciones por minuto.

Ante la insuficiencia de los transmisores de movimiento conocidos, el Dr. Doyen ideó un modelo de ár-
bol flexible fundado en el tipo anatómico de
la articulación del hombro, *enartrosis*, que
satisface todas las condiciones de movili-
dad y de resistencia.

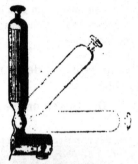

En la extremidad libre de esta transmisión se adapta un mango, susceptible de
adoptar diversas inclinaciones, que sirve
para el manejo de las fresas y sierras de
pequeño diámetro, imprimiéndole una posición de 90° sobre el eje del árbol flexible,
de manera que el porta-instrumento y el

Fig. 117.—Mango de incli-
nación variable.

instrumento activo puedan ser mantenidos por las dos manos en
dos direcciones perpendiculares (fig. 117).

Con este artificio se previene todo falso movimiento y además se
obtiene una estabilidad segura.

Para la perforación del cráneo se adapta al mango una fresa es-
férica de 12 mm. de diámetro (fig. 118).

La sección de las paredes del cráneo se verifica con ayuda de

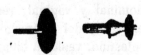

una sierra de dientes alternos de 45 mm.
de diámetro, siendo sus dos planos ligeramente cóncavos. Sirve de guía á esta sierra
un mango especial provisto de un cursor
para proteger la dura madre y el cerebro.

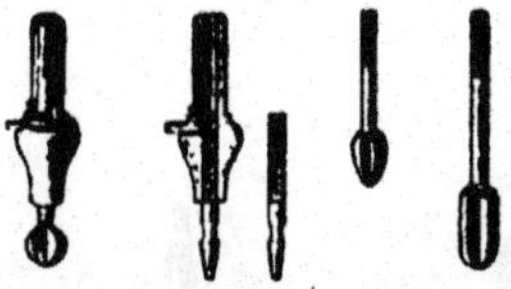

Fig. 118.—Porta-instrumen-
tos y fresas de diferentes
formas.

Para seccionar la tabla externa únicamente y en el punto elegido se emplea una
sierra fina de 34 mm. de diámetro, provista
de un tope regulado de tal modo que sólo permita el trazado de un
segmento de un radio inferior al espesor del cráneo (fig. 119).

La operación se termina con el mazo y
el escoplo del mismo modo anteriormente
descrito, y sin producir la menor conmoción cerebral (fig. 120).

Fig. 119.—Sierra con tope
y sierra con gran diámetro.

En la operación de la lujación congénita

de la cadera, se presentaban grandes dificultades para crear una nueva cavidad articular en el sitio y forma deseados; con el tubo

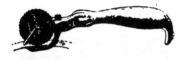

Fig. 120. - Sierra de dientes alternos y su mango con guía intracraneano, en acción separando la dura madre.

que representa la fig. 121, terminado por cuatro dientes triangulares convenientemente incurvados, se puede formar fácilmente una calota hemisférica. El borde derecho de cada diente es cortante y ligeramente inclinado hacia afuera, de modo que aplicado sobre el punto conveniente con solo un pequeño esfuerzo de la mano, se puede atacar el hueso y formar la cavidad.

El Dr. Doyen emplea una serie de tubos cortantes de diferente

Fig. 121.—Tubo cortante cilindro esférico para la creación de una nueva cavidad cotiloidea.

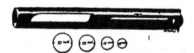

Fig. 122.—Tubo cortante para operaciones de fibro-miomas.

calibre en ciertas operaciones de fibro-miomas uterinas, que facilitan la enucleación vaginal de tumores voluminosos (fig. 122).

El angiotribo representado en la fig. 123 es un instrumento destinado al aplastamiento de los gruesos pedículos reduciéndolos al solo espesor de los tejidos fibro-celulares que entonces se pueden ligar con un catgut ó un hilo de seda delgado. Es tal la multiplicación de la fuerza que produce este instrumento, que con poco esfuerzo y en pocos segundos ejerce sobre los tejidos presiones equivalentes á 3.000 ó 4.000 kg. Tiene aplicaciones múltiples: en la cirugía del cuerpo tiroides, en la del riñón, en la ovariotomía, en la histerotomía abdominal y vaginal, resección del epiplón y del estómago, en la del intestino, vesícula biliar, apendicitis, simplificando estas operaciones las cuales antes necesitaban volu-

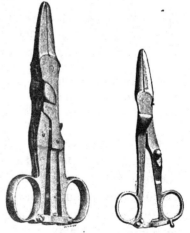

Fig. 123.—Angiotribo del Dr. Doyen, grande y pequeño modelo.

minosas ligaduras y planos complicados de suturas superpuestos. En la misma fig. 123 aparece un modelo reducido de angiotribo para los pedículos pequeños, apendicitis, etc., etc.

La pinza cortante representada en la fig. 124, ha permitido modi-

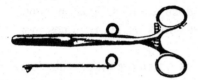

Fig. 124.—Pinza cortante para la
gastro—enterotomía.

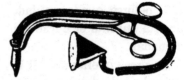

Fig. 125.—Aparato para intubar la
laringe y para la anestesia directa.

ficar de una manera importante las graves operaciones de gastro-enterotomía y entero-anastomosis por el método de sutura.

Consiste en un vástago provisto de una lámina con dos cortes, que corre sobre un surco á lo largo del instrumento; se aplica la pinza sobre el estómago y el intestino una vez terminados los planos de sutura posterior. Cuando el plano profundo anterior ha llegado al orificio por el cual entró la pinza, se seccionan las túnicas intestinales, haciendo deslizar el cuchillo ó lámina cortante sobre

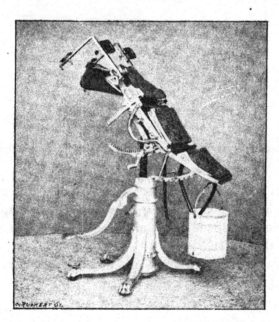

Fig. 126.—Mesa del Dr. Doyen en la posición de Tiendelenbourg
para la histerotomía abdominal.

la corredera. Después se retira el instrumento y se termina la sutura.

En las operaciones de la cavidad bucal y de la laringe se evita el empleo del cloroformo á causa del peligro del paso de la sangre á las vías aéreas. Con el aparato representado por la fig. 125, este peligro queda anulado, pudiéndose sostener una anestesia directa durante el curso de las operaciones en las regiones mencionadas.

La mesa operatoria del Dr. Doyen es notable aunque sólo fuera bajo el punto de vista mecánico. Está construída de tal modo, que

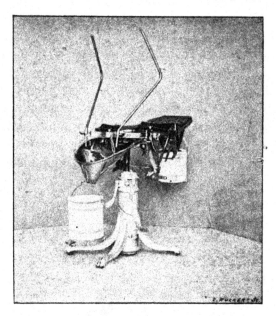

Fig. 127.—Mesa provista de guías para las piernas para la histerotomía vaginal.

con ella son posibles y convenientes para el cirujano, las posiciones más variadas del operado, permitiendo el cambio rápido de una á otra con un mecanismo muy sencillo, como se puede apreciar en las figuras 126 y 127.

Este aparato constituye un auxilio de valor considerable, sobre todo en las grandes operaciones.

EL INDICADOR RÖETGENIANO.

Es un aparato que sirve para determinar exactamente la posición de los cuerpos extraños en el espesor del organismo. Ha sido presentado por el Dr. Ch. Remy, profesor agregado de la Facultad de Medicina de París, merece especial mención por su importancia y por las múltiples aplicaciones que puede encontrar tanto en la medicina como en la cirugía. La novedad de este instrumento, su exactitud, su fácil manejo y los diferentes servicios que puede prestar, justifican su descripción.

El descubrimiento de los cuerpos extraños introducidos en el organismo empleando las propiedades de los rayos X, es antiguo. El Dr. Remy, al construir su aparato, ha perseguido la idea de determinar con exactitud matemática la posición de estos cuerpos y la profundidad á que están situados, para poderlos extraer fácilmente con toda seguridad en los casos operables.

Se compone, como lo indica la fig. 131, de una especie de aro metálico no completo (que llamaremos marco para facilitar la descripción), que lleva en su parte superior un plano de bronce, surcado por una serie de ranuras, en las cuales se deslizan ciertas piezas metálicas provistas de un pequeño tubo que soportan dos varillas de metal y que como más adelante veremos, sirve además de punto de mira para determinar el trayecto de los rayos luminosos. La rama mayor del aro gira, en el conducto de una grapa que fija todo el aparato sobre el borde de una mesa.

La idea fundamental que ha guiado al inventor, es la de creer imposible la reproducción del trayecto de los rayos X por medio de hilos ó varillas de modo á reunir la sombra con el objeto que la proyecta, mientras el sujeto en observación se encuentre colocado entre el foco luminoso y la pantalla sensible. Por lo tanto, dirigió sus investigaciones en el sentido que le permitiera encontrar un medio para el cálculo propuesto tomando como base los rayos comprendidos fuera de esta zona, es decir, los situados entre la placa y el infinito. Al lograr este resultado pensó el Dr. Remy que ya no se vería obligado á mover el sujeto en observación, y que tendría el espacio suficiente para manejar los rayos X *materializados*, utilizándolos como guías de la operación.

Teoría.—Dado un plano rectangular es dable suponer como

posible que el borde superior de éste pase por los dos focos anódicos productores de los rayos X. Si en hipótesis queremos apreciar los rayos emitidos por el primer tubo, los veríamos representados por un haz de líneas divergiendo con regularidad desde un punto del borde superior hasta el borde opuesto y los laterales. Los del segundo tubo formarían un segundo haz idéntico, pero con una dirección diferente. Los rayos de uno de los focos se entrecruzarían con los del otro, sin que esto impidiera reconocer de qué tubo emanaban uno y otro cualquiera fuera nuestra posición con referencia al plano.

Al suprimir toda la parte del plano próximo á los focos luminosos, el trayecto de los rayos quedará reducido á unos pocos centímetros de longitud ciertamente; pero prolongando idealmente este trayecto se llegará al centro del foco de los tubos.

Interponiendo en el espacio libre, entre los tubos y el resto del plano, una pantalla fluorescente sobre la cual se proyecte la sombra de un cuerpo extraño, si este se encuentra en ese plano, su sombra aparecerá forzosamente sobre la prolongación de uno de los trayectos en él trazados. Cada uno de los tubos nos dará una sombra diferente que corresponderá á un trayecto distinto.

De esta manera tendremos dos rayos X diferentes que podremos materializar bajo la forma de varillas metálicas permitiéndonos prolongar estos trayectos; con este mecanismo lograremos apreciar el punto exacto del entrecruzamiento que deseamos averiguar, es decir, el sitio ocupado por el cuerpo extraño.

Cuando éste no se encuentre en el plano sobre el cual nos es conocido el trayecto de los rayos X, será preciso mover el individuo ó variar el plano hasta colocar el cuerpo extraño en el plano conocido.

Práctica de la operación.—Con un cuadro cuyos dos lados opuestos soportan, el uno dos tubos de Crookes y el otro la plancha de bronce descrita, podemos realizar el plano ideal de que hemos hablado. Con el sistema de puntos de mira compuesto por los tubos que sostienen las varillas es posible colocar siempre en la misma posición los dos focos cuyos rayos luminosos pasan por los tubos.

Sobre la plancha de bronce colocada en la parte superior del aparato, el trayecto de todos los rayos X que emanan de los focos situados en la parte inferior, se puede figurar por medio de dos varillas de acero valiéndonos del siguiente mecanismo.

Sobre la plancha se han abierto dos ranuras en la forma de arco de círculo cuyos centros respectivos correspondan á los focos de los tubos de Crookes. En estas ranuras se deslizan unos aros portadores de las varillas cuya prolongación debe pasar por los focos de los tubos sobre la plancha, cualquiera que sea el punto que ocupen.

El marco que representa el plano debe tener grandes dimensio-

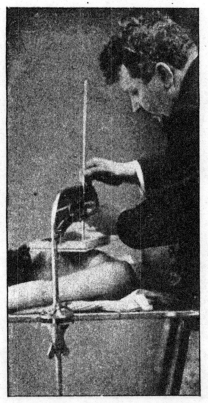

Fig. 128.—Colocación de la varilla que representa los rayos X procedentes del tubo en actividad hasta que la punta toque el centro de la sombra.

nes, lo menos 75 cm. de ancho, para que quepa en él el cuerpo de un hombre. En la fig. 131 se ve de frente el marco compuesto por la plancha en la parte superior, un lado corto é incompleto á la izquierda y el largo á la derecha; este cuadro ha sido transformado en una especie de C echada sobre su concavidad para facilitar las aplicaciones del aparato.

Práctica del manejo.—Supongamos un individuo herido en el pecho por un proyectil. Se le coloca sobre una mesa echado en posición supina. Interpóngase después el tórax entre los tubos. y la pantalla sensible acercando ésta todo lo posible.

Al encender un tubo se producirá la sombra del cuerpo extraño sobre un punto cualquiera de la pantalla; varíese entonces la plancha de manera á colocar esta sombra en su plano. Guíese la varilla que materializa los rayos X que atraviesan el tubo en actividad,

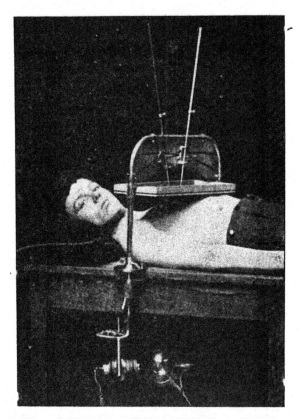

Fig. 129.—Colocación de la segunda varilla que representa
el rayo de luz del otro foco.

hasta que la punta caiga sobre el centro de la sombra proyectada en la pantalla, fig. 128.

Se producirá una segunda sombra con el mismo tubo colocándolo en el segundo foco. Luego se traerá la segunda varilla hasta ponerla en contacto con la sombra del mismo modo que se hizo con la primera, fig. 129.

Después de fijar exactamente la posición del plano se quita la pantalla y se empujan suavemente las dos varillas hasta que toquen la piel del individuo, fig. 130.

En esta posición de las varillas, si se atravesaran con ellas los tejidos se llegaría sobre el proyectil.

Para medir la profundidad á que se encuentre el cuerpo extraño se ofrecen dos medios:

1.º Sin mover el aparato se toma una hoja de papel doblado en dos y se aplica una de sus caras sobre las varillas de modo que el

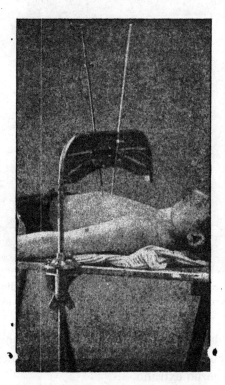

Fig. 130.— Situación de las dos varillas indicando el ángulo que forman estos dos rayos y cuyo vértice se encuentra en el centro del cuerpo extraño.

doblez toque la piel, después con un lápiz se trazan dos líneas sobre el papel, sirviéndose de las varillas como de una regla; hecho ésto se desdobla y prolongando estas líneas én la hoja en blanco se llegará á la intersección de estas líneas ó sea al punto ocupado por el proyectil.

2.º Apartando el aparato del cuerpo del individuo por medio de un movimiento rotatorio sobre su eje fijo, se podrán poner en

contacto las puntas de las dos varillas como representa la fig. 131.
Si en este momento se hace una señal en la parte superior de estas,
al nivel de los aros que las sostienen, al volver el aparato á su primitiva posición sobre el tórax, y al elevar las varillas para ponerlas

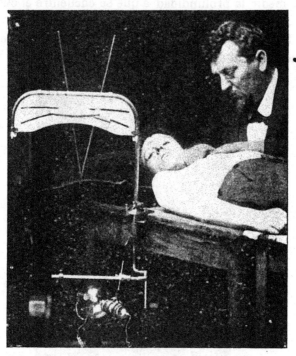

Fig. 131.—Colocación de las varillas en uno de los procedimientos para medir
la profundidad á que se encuentre el cuerpo extraño.

en contacto sobre la piel, la distancia entre la señal de los dos aros
y la hecha sobre los vástagos indicará la profundidad á que se
encuentra el cuerpo extraño.

Las dos siguientes figuras representan modificaciones que permiten el estudio de la cabeza, tronco y miembros.

El Dr. Remy ha practicado con ayuda de este aparato operaciones
muy importantes, que no nos permite exponer la índole de la presente Memoria.

He tenido ocasión de ver funcionar el indicador Röetgeniano y
quedé convencido de la sencillez y fácil manejo de su mecanismo,
que permite localizar un cuerpo extraño en menos de cinco minutos.

El Dr. Remy ha obtenido el premio Barbier en 1900, por este
ingenioso invento.

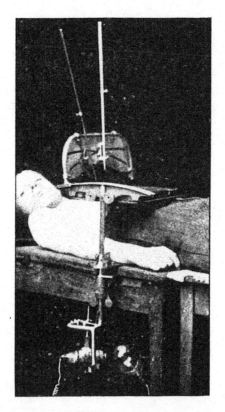

Fig. 132.—Modificación del aparato y disposición para las investigaciones en el tronco y en los miembros.

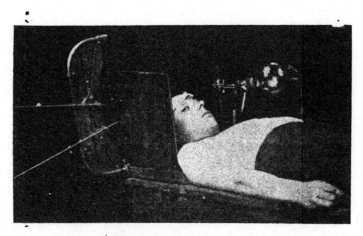

Fig. 133.—Modificación del aparato y su disposición para exploraciones en la cabeza.

ÍNDICE DE MATERIAS.

ÍNDICE DE LÁMINAS

Lightning Source UK Ltd.
Milton Keynes UK
UKOW01f1023090218
317630UK00009B/294/P